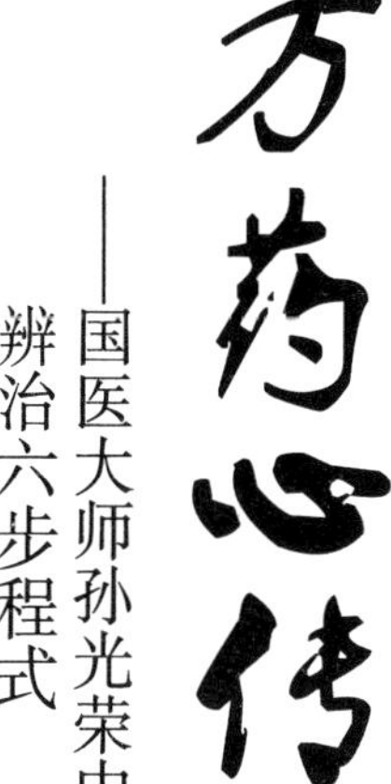

——国医大师孙光荣中医辨治六步程式

名誉主编　孙光荣

主　　编　曹柏龙　苗桂珍　缪　娟

全国百佳图书出版单位
中国中医药出版社
·北　京·

图书在版编目（CIP）数据

方药心传：国医大师孙光荣中医辨治六步程式 / 曹柏龙，苗桂珍，缪娟主编 .— 北京：中国中医药出版社，2021.1（2023.12 重印）
ISBN 978-7-5132-6419-8

Ⅰ . ①方…　Ⅱ . ①曹…　②苗…　③缪…　Ⅲ . ①辨证论治　Ⅳ . ① R241

中国版本图书馆 CIP 数据核字（2020）第 176372 号

中国中医药出版社出版
北京经济技术开发区科创十三街 31 号院二区 8 号楼
邮政编码　100176
传真　010-64405721
山东润声印务有限公司印刷
各地新华书店经销

开本 880×1230　1/32　印张 10.5　字数 184 千字
2021 年 1 月第 1 版　2023 年 12 月第 2 次印刷
书号　ISBN 978-7-5132-6419-8

定价　55.00 元
网址　www.cptcm.com

服 务 热 线　010-64405510
购 书 热 线　010-89535836
维 权 打 假　010-64405753

微信服务号　zgzyycbs
微商城网址　https://kdt.im/LIdUGr
官 方 微 博　http://e.weibo.com/cptcm
天猫旗舰店网址　https://zgzyycbs.tmall.com

如有印装质量问题请与本社出版部联系（010-64405510）

北京中医药大学东直门医院医疗管理集团科研交流与合作项目（2016YLLM09）

《方药心传——国医大师孙光荣中医辨治六步程式》

编委会

自 序

国医大师孙光荣教授，习医、行医近七十年，研习医理，朝夕揣摩，心悟贯通。其创立之中医看病“六步程式”，即“四诊审证→审证求因→求因明机→明机立法→立法组方→组方用药”，大有裨益于中医临床实践。恩师曾言，自晚清至民国，医道衰微，然医理尚存，民间亦多效验之方。新中国重视中医，人才辈出，名老中医之经验处方，亟须整理。若潜心研究，琢石成玉，未尝不造福后世也。于中华民族之伟大复兴，添砖加瓦，乃吾辈之荣耀。恩师之言，吾未敢遗忘。

本书内容为国医大师孙光荣中医辨治六步程式研究，恩师之理法方药多有保存，故本书取名《方药心传》。“心传”意即“心心相传”，昔有尧禹十六字心法曰：“人心惟危，道心惟微；惟精惟一，允执厥中。”医乃仁道，其传在于心，方药浩繁，易学而难精，若欲解其真义，离不开“跟名师、习经方、读经典、做临床”。凡欲成中医大家者，必先谙熟经典及名方，而后临证圆活，化裁加减，于临床中总结提高，日新月异而止于至善是也。恩师临证亦是“尊经方之旨，不泥经方之药”。又云：“胸中有大法，笔下无死方。”经方之方诚可贵也，经方之大法尤其可贵也！

先圣著《神农本草经》《五十二病方》，方剂初步形成，迨至《汤液经法》，方剂之学渐趋成熟。处方范式，玄奥如《辅行诀》之《经法图》，非智慧之士，难以破解。仲景以超然之才俊，著《伤寒论》，六经辨证，尽弃玄虚，严谨务实，字字珠玑，荫及后学，不下千家，活人性命，计以亿万。至金元四家崛起，明清温病名方，蔚然壮观。其源流芳泽，惠及当今。其中又以名老中医脉案验方最为珍贵。昔日孙思邈真人云“千金难求一良方”，故遍访南北名医验方，辑录而成《备急千金要方》《千金翼方》。盖古今名医之脉案验方，失之不可复得，稍不珍惜，便失传于世。然名老中医脉案验方，读懂并非易事，得其心法，则尤其难。清代叶氏《临证指南医案》，常寥寥数语，却内含玄机。若非亲临侍诊，得叶师“口口相授、心心相传”，且天资聪颖，实难尽悟！

且处方之中药难以精准，亦为临证之难事。如蒲公英、野菊花，皆为清热解毒之品；地龙、水蛭，皆为活血通络之虫。临证处方，何药更佳？中药饮片，炮制纷繁，若欲精通，非有数十年功力不能也。加之市井之徒，唯利是图，鱼目混珠，真假难辨。世俗学中药方剂者，曾不留神本草之科目，纵使理法方药案之得宜，患者入口，未必如期。昔神农尝百草，时珍著《纲目》，皆翻山越岭，跋涉千里，以求其真。凡医道之理，不出阴阳，中药概莫能外。欲熟谙中药，不徒以药名强记，须有中药之“象”，方可识别其“阴阳”二字，如蒲公英之花黄入脾胃二经，叶青绿入肝经，此即取类比象之法也。

国医大师孙光荣教授因病处方、辨证施药，凡处方之中，扶正、祛邪、辅助用药，皆以三味中药鼎足成型，形成“三联药组”，又称“角药”。处方列阵，君臣佐使分明，补引纠和俱全，如调兵遣将，其脉案真迹，妙趣不可尽言。已出版之《医道中和》一书，与此书内容互为补充，学者相互参详，必能获益。

夫方药之难学有六：一曰证，如伤寒方证对应之法，须谙熟仲景条文，又有临证之经验，日积月累，用力颇深，才能获顿悟之机会。举例如麻黄汤之证，仲景虽明言以发热恶寒为决断表证之要点，然世人仍不能心领神会，以至于畏麻黄如猛虎，处方不敢用麻黄，致伤寒病表证不能及时医治，迁延多日，轻病至重，重病至危。二曰因，如痰浊之证，多因于膏粱厚味，筋骨疼痛，多因于劳损，若不问病因，但处方药，虽有疗效，病必不除。三曰机，凡五脏生克，六腑藏泻，经络流注，机理微妙，非细心审查，不能格物致知，若病机不明，差之毫厘，失之千里，处方用药，动手便错，至于痼疾，鲜能获效。四曰法，凡扶阳抑阴，健脾疏肝，升清降浊，调和上下，皆是治疗大法，法随证立，方随法出，若明阴阳，病无不愈。五曰方，方有奇偶，剂有大小，青龙白虎，朱雀玄武，四物八珍，十全大补，君臣佐使，排列有序。六曰药，升降浮沉，寒热温凉，卫气营血，宣发肃降，相须相使，相恶相杀，补引纠和，用药如兵。

此次笔者精选国医大师孙光荣教授之中医辨治六步程式、临证脉案验方及常用之经方，略加解读，而成《方药心传》一书。书中或有求于古训，采撷历代名医解说者，或记录弟子研读中医经典及学习经方、验方之难点注解，实为探求师道之遗韵，传承先圣之医道而设也。书末附有国医大师孙光荣教授之脉案真迹百余例，实乃普济之甘露。同道见之，诚为珍惜！笔者学力未及，错误之处，祈望同道斧正！

庚子年戊子月庚子日于北京通州大运河畔

国家中医药管理局·国医大师孙光荣传承工作室

学术秘书曹柏龙谨记

目　录

第一章

传承精华　守正创新

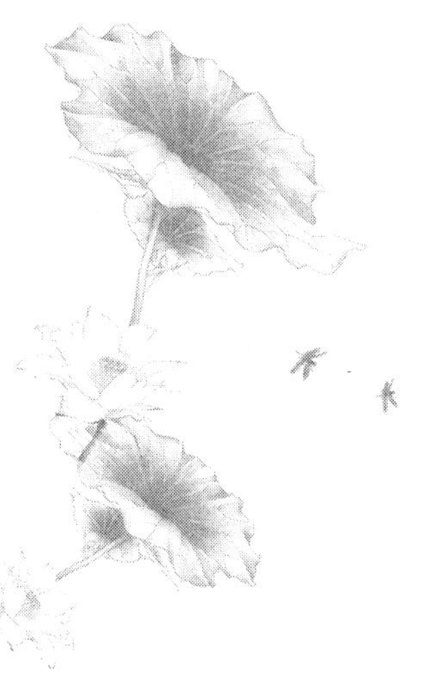

第一节　导　读

吾导师孙光荣教授，乃第二届国医大师，于岐黄之术，用力颇深，能发皇古义，创中医方药辨证之新论，曰“中医辨治六步程式”，即四诊审证、审证求因、求因明机、明机立法、立法组方、组方用药六步也。此六步程式不仅为恩师传授弟子之方法，亦中医辨证论治之总括也，吾特以此书阐释之。

第一步：四诊审证。四诊之法，即望、闻、问、切也。其言望者，首重面之神色，其次重形体，其次视肌肤之润燥，其次视舌与苔色；其言闻者，听其声，闻其言，兼胸腹咽喉之异声也；其言问者，即问其主证、兼证、新旧之因、饮食起居、汗与二便也；其言切者，即脉之三部九候，痛之定处，肌肤骨节之形易，经络孔穴之虚实也。以上四诊之法，当相互参详，俾审察总结其搜集获得有关疾病之各类证据，谓之审证也。

第二步：审证求因。四诊审证之次，当求其因，谓之审证求因也。共因有三，一曰内因，情志所伤；二曰外因，如外感风、寒、暑、湿；三曰不内外因，如饮食、劳倦、跌仆、金刃。凡七情者，喜、怒、忧、思、悲、恐、惊也，外感者，兼时疫也。饮食劳倦者，伤精耗气者也。跌仆金刃者，伤筋骨血脉也。俾通过详细审察，了解病之主证主变，以定主方，而后随症加减可也。若言痰、瘀、虚、郁、毒、火、湿、燥，乃是三因所致也。

第三步：求因明机。若论病机，首责阴阳，以及寒热、虚实、脏腑所系也。次责表里，十二经络、孔穴流注。必明脾胃之升降、五脏六腑之寒热虚实、君火相火之辨别、时行疫气之传变、精室血海之盈亏，了知疾病发生、发展、变化之机理，邪正相争之态势，然后调形神、和气血、平升降、衡出入，使机休归于中和状态也。

第四步：明机立法。病机若明，当言治法。一则立其大要，治病必求于本。疏其血气，令其调达。阳病治阴，阴病治阳。实则泻之，虚则补之。逆者正治，从者反治。散者收之，抑者散之。急者缓之，坚者软之。脆者坚之，衰者补之，强者弱之，壮水之主以制阳光，益火之源以消阴翳。二则明朱丹溪滋阴降火法，李东垣补中益气法，张景岳“八阵”法，程钟龄“汗、吐、下、和、温、清、消、补”八法及诸贤所传治法。三则综合运用时行之方术，调气和血，扶正祛邪，化瘀通络，清热解表，必切于病因病机。

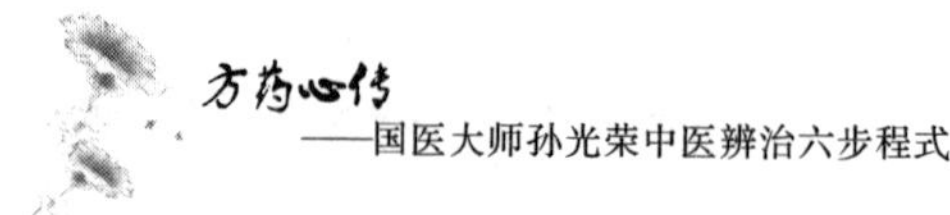

第五步：立法组方。治则一立，便是组方，首当以经方为本，如伤寒方、金匮方、温病名方；次则当娴熟导师传授之方，参考诸名家之方以及民间效验方。仍须尊经方之主旨，尊经方之法度，尊经方之结构，俾使所组之方条理清晰，君臣佐使分明，切中病机，如调兵遣将一般，无一味无用之药，亦不多一味闲杂之药，此乃精兵强将，克敌制胜之保障也。

第六步：组方用药。组方选定，便余中药之选择。凡药有七情，升降浮沉，单行、相须、相使、相畏、相恶、相杀、相反等，皆须一一洞明，如君臣药、佐使药、引经药、调和药、纠偏药、助力药等，俾使胸中有大法、笔下无死方。据主证（症）、兼证（症），临证化裁加减、使机体气血归于中和可也。

以上所列诸论，乃吾导师孙光荣教授所亲传心法。于方药之学实有无限裨益，其中涉及医籍，如《察病指南》《崔氏脉诀》《诊家枢要》《点点金》《敖氏伤寒金镜录》《舌鉴辨正》《丹溪医集》《东垣医集》《脉诀汇辨》《三指禅》《脉义简摩》《濒湖脉学》《四诊抉微》及仲景方、温病诸方，难以一一载明，尤其《中藏经》，乃导师孙光荣教授终生精研之典籍。学者若能寻幽探隐，沿着诸贤所指精进，必能成一代大医也。

第二节 国医大师孙光荣《中医辨治六步程式》原文

中医究竟是怎样看病的？中医怎样辨证论治、怎样明确诊断、怎样制定治疗方案、怎样开具处方？

随着“中医药振兴发展迎来天时、地利、人和的大好时机”，随着《中医药法》的颁布实施，随着中医药五大优势资源的保护、继承、开发、利用，中医药事业已步入大发展的快车道。这类问题就成为业界和社会共同关注的热点：阐明中医诊疗全过程，成为推动中医药事业发展的必然需求；随着现代科学技术进步，揭示中医诊疗思维模式的内涵，也成为巩固和提高中医临床服务水平、能力和促进中医药医疗、保健、教育、科研、文化、产业发展以及国际合作交流工作的必然需求。

中医的生命力在于有确切的临床疗效，而获得确切临床疗效的前提是中医师具有中医临床思维，也就是具有中医对生命和疾病的认知方式，用以认识问题、分析问题、解决问题。这种思维模式是中医固有的、独特的、实用的，也是可复制、可传承、可推广的，这就是自古迄今中医临床应用、业界内外耳熟能详的“辨证论治”，或称为“辨证施治”。然而，辨证论治的内涵究竟是什么？辨证论治究竟是如何进行的？这一规矩值得认真深人总结、研究、揭示。长期以来，对辨证论治有众多释义，但笔者认为，归根结底，其内涵是“中医辨治六步程式”：四诊审证→审证求因→求因明机→明机立法→立法组方→组方用药。

此乃笔者临床体验的一得之愚，基于交流、请教之初衷，不揣冒昧，谨奉达同道先进，尚祁不吝斧正。

一、中医临床思维方法——源远流长

中医药学发展至今已越2000年，这一祖先留给我们的宝贵财富来源于中华传统文化的培植浇灌，来源于历代医家的临床实践经验，来源于先贤后学的传承创新，因而呈现博大精深的理论和汗牛充栋的文献。纵观中医学理论知识体系的产生、发展及演化进程，无论朝代更迭还是文化碰撞，中医学都在不断汲取各个历史时期的观念、文化、理论、技术的多元素滋养，其辨证论治体系都在不断自我充实、自我更新、自我壮大，其出发点都是为维系人类健康服务，其目的都是认识人体生理、病理及探索疾病的防治规律。因此，追本溯源，中医药学理论知识体系的绝大多数内容几乎都是以临床为出发点展开、延伸的。换而言之，中医药学理论知识构建的根基来自临床，临床需求是推动其内涵外延持续发展的不竭动力。

自《五十二病方》辑录100多个病证伊始，到标志着中医理论形成的《黄帝内经》载240多个病证名，到初步确立中医诊疗模式的《伤寒论》六经辨证，乃至《中藏经》脏腑辨证以及后世《诸病源候论》《备急千金要方》所载诊治的理论与方法，金元时期寒凉、攻下、补土、滋阴学派的争鸣，明代温补诸派、清代温病诸家、近代中西医学汇通医家等，都是以临床为出发点阐明独家对生命与疾病的认识观、治疗疾病的方法论以及具体的处方用药心得，都是围绕中医辨治的核心构建：理、法、方、药，都是围绕辨证与论治两个相互关联的环节。于是，明·张景岳创立了以阴阳二纲，表里、寒热、虚实六变为纲领的辨证体系，为八纲辨证奠定了基础。之后，继之产生气血精津辨证、卫气营血辨证、经络辨证等辨证论治方法，直至20世纪50年代初，才正式使用辨证论治予以总结、编入教材，中医临床一直沿用至今。

二、中医临床思维特点——司外揣内

中国古代受“身体发肤，受之父母，不敢毁伤，孝之始也”的儒家传统思想的影响，人体解剖学当然受到限制。在此背景下，历代中医只能望、闻、问、切，只能将“天、地、人”结合起来对病证及其病因病机、治则治法思考、探索。毋庸讳言，人体解剖实际上是离开了生命活体的气机而进行的，没有离开生命活体的气机所产生的病证的病理与解剖所观察的结果不是完全一致的。这样，反而促使中医学逐渐形成了独具特色和优势的“天人合一”、形神合一的“整体观”，扶正祛邪、燮理调平的“中和观”，养生健身、未病先防的“未病观”，因时、因人、因地制定治疗方案的“制宜观”等中医观。

《灵枢·本脏》曰：“视其外应，以知其内脏，则知所病矣。”由于认识到脏腑与体表是内外相应的，通过望、闻、问、切获知体表的表现，就可以揣知到体内的变化。例如，观察到嘴唇发绀、舌质暗绛，就必然可以测知心肺气滞血瘀，再结合是否胸闷、心悸或是否咳嗽气喘以及脉象是细涩还是弦紧，就可以进一步定位病在心还是病在肺。所以，《丹溪心法》曰：“欲知其内者，当以观乎外；诊于外者，斯以知其内。盖有诸内者形诸外。”由于“有诸内必形诸外”，因而通过“司外”就可以“揣内”，了解疾病发生的部位、性质，进而辨析内在的病理本质变化，就可解释显现于外的症状。这就是中医临床思维的特点，即“司外揣内”。

所以，中医临床观察和辨析的维度主要是功能的、动态的、宏观的、整体的，而不是结构的、静止的、微观的、局部的；不是“病”这一生命现象，而是“人”这一生命主体。由此产生中医基于治“人”的思维方式、特色理论、临床经验乃至话语体系，就决定了中医思维模式的独特性。因此，中医看病，主要是凭理论、凭观察、凭思辨，有的人说是“哲学中医”“思辨中医”“象数中医”，实际上应该说是“智慧中医”。

当然，这既需要坚持中医理论的正确指导和拥有自身临床实践的丰富积累，更需要前人的宝贵经验的传承。也正因如此，所以培养中医临床人才强调“读经典、多临床、拜名师”；也正因如此，唯有强化中医思维模式，才能保有中医药学的特色优势；唯有强化中医思维模式，才能保有中华文化的基因与命脉；也正因如此，中西医结合是一条医学发展的正确道路，但从中西医理论认识的结合到中西医理论结合的认识论，从中西医治疗方法的结合到中西医结合的方法论，还有很长的路要走。

三、中医临床思维模式——中医辨治六步程式

“医者易也”。“易”是指《易经》的“易”，意即中医是秉持辨析正邪、燮理阴阳之理济世救人的医生。

究竟中医如何看病?

《伤寒论》第十六条指明：“观其脉证，知犯何逆，随证治之。”这就是中医临床必须遵循的“三确认”：“观其脉证”，是四诊合参确认“主证”；“知犯何逆”，是辨析病因病机确认“主变”；“随证治之”，是针对主证、主变确认“主方”。而其关键又在于前八个字——“观其脉

证”是辨证的切入，“知犯何逆”是审证求因的思辨。

如何切入、如何思辨?

如上所述，前人通过临床的不断探索总结了诸多辨证纲领，为什么没有统一的辨证纲领?是因为疾病谱的不断变化，是因为临床认知不断提升。前一个纲领已经不够用，不能合理解释新病因、新病机、新证候，才倒逼产生新的辨证纲领。

现在，人类已经进入21世纪，新病种不断发生，疾病谱不断演变，各种疾病的致残率、死亡率的升降正在不断变化，中医辨证必须与时俱进，应当举中医药学界的全体之力，重点创新中医健康服务之“理”，包括病因学说、病机学说等，而重点是创建中医新辨证体系，可以通过实验室研究、典型医案大数据分析、临床验证的系列方法，试行提取辨证元素，给出各元素的权重，按病种分类研究、继承、创新，建立精细化、标准化的新辨证体系。

但是，无论采用何种辨证体系，中医临床始终遵循辨证论治思维模式，其内涵是严谨的“中医辨治六步程式”。

第一步：四诊审证——打开病锁之钥匙

四诊，即中医以望、闻、问、切四种方法来了解疾病讯息，为探求病因、病机、病位、病势提供基础资料。

需要中医在临证时充分调动视觉、听觉、嗅觉及触觉来感知人体客观情况，同时通过询问患者或知情人进行全面搜集相关资料，为最终做出正确判断提供依据。四诊是中医必须具备的基本功，就是靠四诊“观其脉证”。当然，X线、磁共振、B超、内窥镜等现代科技手段，可以作为四诊的延伸，也是必不可少的。比如肿瘤等占位性病变，四诊是无法精确定位、定性的。然而，尽管现代医院有着诸多科技诊断仪器，但中医想要宏观、客观、系统地对疾病做出诊断，就不能单纯依靠现代科技检查，否则会陷入一叶障目而舍本逐末之虞。

中医前贤在四诊上付出了大量心血和智慧。自扁鹊滥觞，张仲景综合运用四诊于病、脉、证的分析，王叔和系统总结24种脉象，孙思邈重视望色、脉诊与按诊。宋金元时期，施发用图像形式表述脉象变化而著《察病指南》，崔嘉彦以四言体歌诀形式阐述脉理而著《崔氏脉诀》，滑寿著《诊家枢要》指出脉象变化和气血盛衰之间的关系并阐发小儿指纹三关望诊法，元·敖氏著有《点点金》和《敖氏伤寒金镜录》成为舌诊第一部专著，李东垣还提出了“神精明（即望神），察五色（即望面色），听音声（即闻诊），问所苦（即问诊），方始按尺寸、别浮沉（即切诊）”的四诊具体做法内容。明清以后，李时珍以歌诀描述了27种脉象而著《濒湖脉诀》，张景岳《景岳全书》、李延昰《脉诀汇辨》、周学霆《三指禅》、周学海《脉义简摩》等均对脉诊理论有着详细的阐发论述。其中张景岳所创制的“十问歌”成为经典的问诊模式；清代叶天士以舌象变化结合卫气营血辨证判断病情发展，吴鞠通以舌诊作为三焦辨证用药依据等，同时期还产生了一批如《伤寒舌鉴》《舌苔统志》《舌鉴辨正》《察舌辨证新法》等总结舌诊的著作；清·林之翰《四诊抉微》是四诊合参具体应用的重要著作，汪宏《望诊遵经》、周学海《形色外诊简摩》系统总结了望诊的内容；其后，民国时期直接以诊断学命名的著作开始出现，如张赞臣《中国诊断学纲要》、裘吉生《诊断学》和包识生《诊断学讲义》等，使四诊成为诊断学的重要组成部分。

审证是建立在四诊基础上对于疾病所搜集的各类资料进行审察总结。审证不完全等同于辨证，而是辨证的基础，就是确认“主证”。一直以来，对于证的认识有不同看法：一部分学者认为证就是证候，是证候群，是患者在某病程阶段出现的各个症状和体征；一部分学者则认为证就是证据，是有关患者发病及包括临床表现在内的各种证据。现代著名中医学家方药中先生《辨证论治研究七讲》认为证作为证据而言，是对产生疾病的各方面因素和条件的高度概括。笔者认为，审证是审察总结四诊所搜集获得的关于疾病的各类证据。由此可见，第一步“四诊审证”是打开病锁的钥匙。

病案举例 黄某，女，55岁，干部。2009年3月5

日（农历己丑年二月初九日，惊蛰）就诊。

望诊：面色萎黄，形瘦重装，肃然端坐，精神萎靡，抑郁寡欢，默默俯视，少气懒言，烦躁不安，发枯涩，唇苍白，舌质淡红，舌苔黄厚而腻。

闻诊：气短声弱，偶有低声自语，呼气及言谈时口中有异味。

问诊：约一年前，渐起不能入睡，失眠，惊梦，懒言，淡漠，自责，伤感，烦躁；小便微黄，大便数日一行；49 岁绝经，无脏躁（更年期综合征）病史，患者及家族无精神病史；体检除收缩压偏高外（140/80mmHg），其余理化检查一切正常，心、脑电图亦无明显异常改变。某西医三甲医院诊断为抑郁症，以奥沙西泮片、女性荷尔蒙补充疗法等治疗，罔效。转至某三甲中医院，收治脑病科，以重剂安神定志类等方药治疗亦罔效。追询本病发病之初是否因进食糯米之类食品而致饱胀厌食？经患者及其亲属回忆，确认上年正月元宵节进食汤圆以后数日即发病，亦未引起重视，渐次少与家人交谈，亦厌倦开会发言，日渐病深。

切诊：脉弦细且滑，掌心温热，手背发凉。

审证：气血两虚，脾胃不和，心神失养。

第二步：审证求因——寻求病门之枢

基于“司外”获得的患者信息审察终结，第二步开

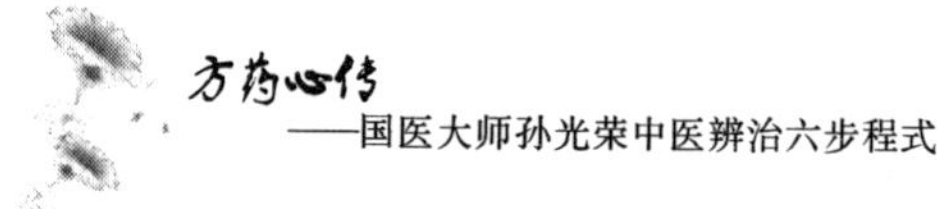

始“揣内”，探求病因。

中医学对于病因的认识早在古代就有了明确的分类，如张仲景在《金匮要略·脏腑经络先后病脉证》中提到：“千般疢难，不越三条。一者，经络受邪入脏腑，为内所因也；二者，四肢九窍，血脉相传，壅塞不通，为外皮肤所中也；三者，房室、金刃、虫兽所伤。以此详之，病由都尽。”后世陈无择在此基础上著《三因极一病证方论》云：“六淫，天之常气，冒之则先自经络流入，内合于脏腑，为外所因；七情，人之常性，动之则先自脏腑郁发，外形于肢体，为内所因；其如饮食饥饱，叫呼伤气……金疮踒折，疰忤附着，畏压溺等，有悖常理，为不内外因。”开始明确了以六淫邪气为外因，情志所伤为内因，而饮食劳倦、跌仆金刃以及虫兽所伤等则为不内外因的三因学说。至今，中医学仍宗此说区别病因。所以，中医看病不只是追究是否细菌、病毒所致，理化检查虽然能够明确许多致病因素，但理化检查提供的结果在中医看来往往是病理产物而非真正的病因。中医必须追究的重要病因是风寒暑湿燥火、喜怒忧思悲恐惊的太过与不及，但目前全世界也没有任何国家、任何人发明相应的检验仪器设备和检验方法。所以，也只能通过“司外揣内”来思辨。

审证求因是辨证的第一环节，需要的是经典理论和临床经验引导的思辨，从而找准“治病必求于本”的门径，故而审证求因是叩推病门的枢轴。

病案举例 黄某（续前案）

审证求因：其证为“气血两虚，脾胃不和，心神失养”，为什么否定了之前的抑郁症诊断？一是观其面色萎黄，形瘦重装，精神萎靡，少气懒言，气短声弱，毛发枯涩，口唇苍白，掌心温热，手背发凉，舌质淡红。望而知之，是气血两虚之象。二是脉来弦细且滑。节气正值惊蛰，春当升发，惊蛰主万物复苏，弦脉是应时正常之脉象，细脉则是气血不足之故，但细而滑，却不是细而涩，则可排除血瘀（冠心病之类），痰饮、食滞、妊娠皆可致脉滑，结合舌苔黄厚而腻、呼气及言谈时口中有异味、大便数日一行，则可断为胃气不和、气滞中焦。三是经过追询，得知确实由进食汤圆起病，而且病情是由难以入睡、到厌食、到失眠、再到淡漠沉默渐次加重。《素问·逆调论》曰：“胃不和则卧不安。”四是患者49岁绝经，无脏躁（更年期综合征）病史，患者及家族无精神病史；体检除收缩压偏高外（140/80mmhg），其余理化检查一切正常，心、脑电图亦无明显异常改变，则可基本排除精神病及更年期综合征。由此，从当前一切信息综合判断，可以排除抑郁症。病因明确：是“不内外因”——食滞。

第三步：求因明机——探究疗病之径

第三步是建立在确认病因的基础上明确病机。病机是疾病发生、发展、变化以及转归的机理，主要包括两方面的内容：一是疾病发生之机理；二是疾病发展、变化与转归之机理。中医学认为，人体患病及其病情发展变化的根源就是人体正气与邪气的抗争。邪正之间斗争的胜负决定了疾病发生、发展以及转归，因此中医学病机理论的核心就在于审查机体正邪相争的状况、态势。笔者体会其关键是要重视“调气血、平升降、衡出入、达中和”，要强调机体的内外形神、阴阳气血、脏腑经络、津液代谢的和谐畅达，必须注重审时度势地明辨病机。

历代医家对于病机十分重视并多有阐发。《素问·至真要大论》病机十九条执简驭繁地将临床常见病证从心、肝、脾、肺、肾五脏和风、寒、暑、湿、燥、火“六气”结合概括，对病机作了系统的阐述。同时《黄帝内经》十分强调正气在发病中的核心作用。如《素问·评热病论》曰：“邪之所凑，其气必虚。”《素问·刺法论》曰：“正气存内，邪不可干。”汉·张仲景《伤寒论》在《素问》及《灵枢》的基础上，结合临床实践阐述了外感病的虚实、寒热、表里、阴阳的病机变化；《中藏经》以脏腑为中心，以虚、实为纲，归纳脏腑病机；隋·巢元方的《诸病源候论》对1729种病候的病因、病机及其临床证候作了阐述；唐·孙思邈《备急千金要方》依据完整的脏腑虚实寒热病机变化进行辨证；金元·刘河间在《素问玄机原病式》中提出“六气皆从火化”和“五志过极，皆为热甚”等病机观点；张元素丰富、发展了从脏腑寒热虚实探求病机的学说，并把药物的使用直接与脏腑病机联系起来，使理法方药呈现了系统一致性；李东垣《脾胃论》治病侧重脾胃阳气升降病机，还在《内外伤辨惑论》中论述“内伤脾胃，百病由生”和“火与元气不两立”的病机；张从正《儒门事亲》论述了“邪气”致病的病机；朱丹溪在《格致余论》中阐释了“阳有余而阴不足”和“湿热相火”等病机；清·叶天士阐发养胃阴的机理；李时珍、赵献可、张景岳、李梴等对命门的论述等，都不断丰富了病机的内容。

笔者认为，在临床过程中依据病因（内因、外因、不内外因）、病位（脏腑、经络）、病性（表、里、虚、实、寒、热）、病势（生、死、逆、顺）、病理产物（痰饮、瘀血、结石等）、体质、病程等因素内容明确病机，才能进一步把握疾病动态、机体现状，最终归结为不同的证候，用以立法处方，治疗中才能有的放矢，故而“求因明机”有如探究疗病之径。

病案举例　黄某（续前案）

求因明机：在立法组方用药之前，必须明确病机。

为什么进食汤圆能导致如此复杂而沉重的病情，甚至误诊为抑郁症？

《素问·逆调论》曰："胃者，六腑之海，其气亦下行。阳明逆不得从其道，故不得卧也。""胃不和则卧不安。"脾胃又为升降之枢纽，为心肾相交、水火交济之处，胃失和降，阳不得入于阴，而卧不安寐。由于患者原本就气血两虚，脾胃少纳难化，进食糯米之类黏腻食物，纳而不化，中焦受阻无疑，故厌食、便难；由是，必然导致气机不畅，心神不守，渐至长期寐难，造成心神失养，加之治疗始终未能针对病因病机，而是着眼于抑郁，盲从于抑郁症的既定治疗方案，于是懒言、烦躁、淡漠等诸证毕至矣。所以，其病机是：气血两虚→食滞胃脘→脾胃不和→气滞中焦→心神失养。"求因明机"必须明晰"标本"，相对而言是：食滞胃脘为本，抑郁寡欢为标；脾胃不和为本，厌食不寐为标；气血两虚为本，气滞中焦为标；心神失养为本，少气懒言为标。

"审证求因""求因明机"都必须运用辨证纲领，至于使用何种辨证纲领，则视病证类型和自身临床经验决定。本案按照《中藏经》脏腑辨证八纲（虚实、寒热、生死、逆顺）辨析，则是本虚标实、表寒里热、脉证相符为顺，方证对应可生。可以说，截止到"求因明机"这一步，才算真正完成了整个辨证的过程，即"知犯何逆"，抓住了"主变"，为立法组方用药指明了方向。

第四步：明机立法——确立治疗之圭

在明确辨证以后，治则治法的确立就能顺理成章。治则治法是根据病机拟定的治疗方案，也是指导处方用药的圭臬，是链接病机与方药的纽带，是论治纲领。《黄帝内经》对中医临床治法提出了许多重要原则，如“治病必求于本”“谨察阴阳所在而调之，以平为期”“疏其血气，令其条达，以致和平”“阳病治阴，阴病治阳”“实则泻之，虚则补之”“逆者正治，从者反治，寒因寒用，热因热用，塞因塞用，通因通用”等。《素问·至真要大论》还针对气机变化提出“散者收之，抑者散之，急者缓之，坚者软之，脆者坚之，衰者补之，强者泻之”等；后世医家中，王冰在注释《素问·至真要大论》时提出“壮水之主，以制阳光；益火之源，以消阴翳”是治疗阴阳虚证的千古名论；金元四大家对治法也多有建树，如张子和善攻，长于汗、吐、下、消、清诸法；朱丹溪确立滋阴降火法，并主张痰郁致病，注重理气化痰；李东垣立补中益气诸法；还有明·张景岳《景岳全书》按补、和、攻、散、寒、热、固、因八法分类方剂，命名为《古方八阵》，开创以法统方之先河；此后，程钟龄《医学心悟》正式提出汗、吐、下、和、温、清、消、补八法。

笔者认为，在病机明确的基础上才能确定治法，而病机是辨证的核心，而辨证是对疾病本质的高度概括，综合反映了当时、当地某人的疾病在一定阶段的病因、病机、病位、病性、病势等各个方面。治法就是基于完整的辨证而采取的针对性施治方法，而依法组方是中医临床所必须遵循的原则，可见“明机立法”是确立治疗之圭臬。

病案举例 黄某（续前案）

明机立法：既然其病机是“气血两虚→食滞胃脘→脾胃不和→气滞中焦→心神失养”，是逐步递进的五个病机，相应的治法是益气活血、消食导滞、调和脾胃、通调中焦、养心安神。按照“治病必求于本”“急则治标”“缓则治本”的原则，治法应当在益气活血的前提下，首先消食导滞、通调中焦治其标，继之调和脾胃、养心安神治其本。这就决定临床分两步走，从而明确了治疗的“主攻战略”：第一步重在脾胃，第二步重在心神。

第五步：立法组方——部署疗疾之阵

第五步是根据确立的治法决定“方”（俗称“汤头”）。历代医家在长期的临床实践中，经过无数临床验证，打磨出针对各种病证的“方”，就是根据治则治法将多味中药按照相须、相使、相畏、相杀的药性，按照君、臣、佐、使的结构配伍，以期最大限度地发挥方药的效能，减低或抵消部分药物的毒副作用。通过不同的制作方式，中医“方”可制成汤、膏、丹、丸、散、酒、栓、软膏等不同剂型，统称“方剂”。张仲景《伤寒论》所载方，被誉为“万法之宗，群方之祖”，是为经方，后世医家之方称为时方，当代中医的有效方称为经验方，由名医传承的经验方称为师传方。立法组方这一步，实际上就是根据确立的治则治法在相应的经方、时方、经验方中选择适合的方。首选经方，次选时方，再次选经验方。随着明机立法这一步的完成，所用方也就呼之欲出了。不论是对证的经方还是熟谙的验方，只要符合治法即可行，但一定要进行加减化裁，切忌千人一方，因为人体病情千差万别，不经化裁而生硬照搬照抄，则“执医书以医病误人深矣”，就必然失去中医个性化辨证论治的诊疗特色，也就失去了中医临床优势。因此，要力求做到“心中有大法，笔下无死方”。

笔者认为，要“师古不泥古”。经方应用，首重“三遵”：遵循经方之主旨、遵循经方之法度、遵循经方之结构。可以说，“立法组方”是部署疗疾之阵。

病案举例 黄某（续前案）

立法组方：根据“两步走”的“主攻战略”，第一步，治标——消食导滞，通调中焦。有李杲《内外伤辨惑论》的枳实导滞丸：大黄、神曲（炒）、枳实（麦炒）、黄芩（酒炒）、黄连（酒炒）、白术（土炒）、茯苓、泽

泻;《御药院方》的导滞丸：黑牵牛（微炒，取头末）、槟榔、青皮（去白）、木香、胡椒、三棱、丁香皮。上方可供选择。本案根据“明机立法”，选定《内外伤辨惑论》的枳实导滞丸。

第二步，调和脾胃，养心安神。有《金匮要略》的黄芪建中汤：黄芪、大枣、白芍、桂枝、生姜、甘草、饴糖；酸枣仁汤：酸枣仁、茯苓、知母、川芎、甘草。可供选择。根据“明机立法”，本案选定黄芪建中汤加酸枣仁汤。

第六步：组方用药——派遣攻守之兵

“用药如用兵”，在立法组方之后，需要对所选定的方剂进行加减化裁。这一过程如同临阵点将、派兵、选择武器，要针对选定的方剂结合证候合理用药，讲究“方证对应”。笔者认为：“今人不见古时景，古人未知今时情。”现代生活，在气候环境、饮食习惯、生活方式、诊疗条件、中药品质以及病种等方面都有很大变异，临床未见有人完全按古方患病者，不同的人体也有着不同的体质，主证之外牵扯多种复杂次证，患病之后接受的治疗方式有中医、西医、中西结合医、少数民族医等，兼证、变证层出不穷，所以决不能生搬硬套固有方药，必须临证化裁。笔者根据临床体会，提倡“中和组方”，即遵经方之旨，不泥经方用药，依据中药功能形成“三联药组”以发挥联合作用、辅助作用、制约作用，按照君臣佐使的结构组方，用药追求“清平轻灵”，力争燮理阴阳、扶正祛邪、标本兼治、达致中和，尽量避免无的放矢和“狂轰滥炸”“滥伐无过”。总之，“组方用药”是保证整个诊疗得以成功的最后一环，一定要按照“布阵”使每一味药“胜任”，堪称派遣攻守之兵。

病案举例 黄某（续前案）

组方用药

第一步“消食导滞、通调中焦”以治标，组方：生大黄 15g，炒六曲 15g，炒枳实 6g，炒黄芩 10g，炒黄连 10g，炒白术 10g，云茯苓 12g，炒泽泻 10g，佩兰叶 6g，大腹皮 10g，谷麦芽各 15g，汤圆 1 枚炒煳为引。生大黄，后下；炒六曲，包煎；枳实，麦麸炒；黄芩、黄连，酒炒；白术，土炒。3 剂，1 日 1 剂，水煎，温服。

疗效：服上方 1 剂 1 次后，大便 1 次，量多秽重，患者感胃部、腹部轻松许多；服 3 剂后，食欲增进，黄腻舌苔已净，基本能按时入睡，但乏力，仍懒言，稍口渴。

第二步“调和脾胃、养心安神”以治本，组方：西洋参 10g，生黄芪 12g，紫丹参 7g，云茯神 12g，炒枣仁 12g，肥知母 10g，炙远志 6g，九节菖蒲 6g，大红枣 10g，杭白芍 10g，乌贼骨 10g，西砂仁 4g，生甘草 5g。西洋参，蒸兑。7 剂，1 日 1 剂，水煎，温服。

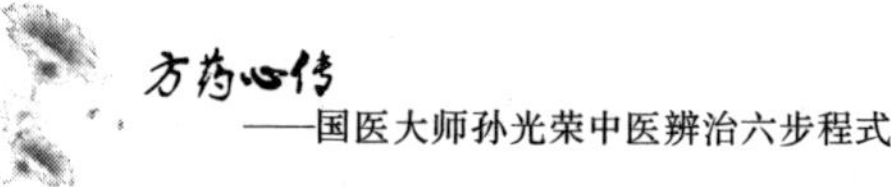

疗效：服上方1剂后，诸症明显缓解；7剂后，寐宁、神清、无自言自语，能赴会发言，感完全恢复，一切正常。

“无规矩不能成方圆”，上述“中医辨治六步程式”是初步总结，但实际上历代中医都在临床实践中运用，是历久而不衰的中医临床思维模式。无论接诊时间是一分钟还是一小时，只要是中医就必然在瞬间自觉不自觉地完成这六步程式，绝对不是看看化验单，根据西医诊断，以消炎、排毒、免疫、补充能量等概念配个中药方。由此可见，“中医辨治六步程式”既是中医独有的，又是中医必须坚持的。

2016年8月19日，习近平总书记在全国卫生与健康大会上的讲话中明确指示：“要着力推动中医药振兴发展，坚持中西医并重，推动中医药和西医药相互补充、协调发展，努力实现中医药健康养生文化的创造性转化、创新性发展。”如何才能实现创造性转化、创新性发展？原国家卫生计生委副主任、国家中医药管理局局长王国强同志要求中医人做到“三个坚持”，即坚持目标导向、坚持不懈努力、坚持基础和临床结合；做到“三个善于”，即善于从中医药这一伟大宝库中寻找创新源泉、善于从传统技术方法上汲取创新灵感、善于从现代科学技术中吸收创新手段。这样，才能实现“创造性转化、创新性发展”。在倡导规范化、标准化的今天，揭示和掌握“中医辨治六步程式”，能促进中医临床思路和方法的现代研究，能有望通过文献、临床、实验、计算机、大数据等研究，联合攻关，产生中医临床新模式、新规范、新标准，提高中医临床能力和水平，推动中医药事业更好、更快发展。

第二章 国医大师孙光荣临证处方及解读

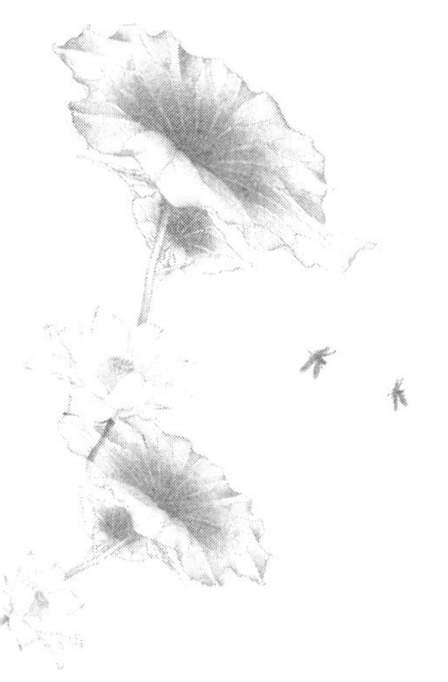

第一节 导 读

国医大师孙光荣教授出生于中医世家，其父亲佛老乃“金元四大家”丹溪医派的传人，在当地声名远誉，后孙光荣拜民国时期著名的中医学家李聪甫教授为师，李老乃“金元四大家”之一的李东垣脾胃派传人也，擅长治疗脾胃疾病。孙光荣跟师抄方七年余，得李老之真传。孙光荣在李老的指导下，重视脾胃和阳气在人体的作用，通过精研华佗《中藏经》并汲取各家学说思想之精华，创造性地提出了“以中药联合的功效区分君臣佐使”，按照“三联药组”的模型进行处方的新型处方模式，打破了传统的按照单味药物的功效进行君、臣、佐、使布局的处方思想，使得处方变得更加严谨和规范。同时，由于“三联药组”的组方思想是在“2+1=3”的“药对”思路下形成的，对于药物的“药对”配伍和加减运用有了进一步提高。这种“三联药组”的组方思想在整个方剂学史上是一个创新，具有强大的生命力和创造力。兹以孙光荣治疗消渴病一则脉案为例，详细介绍孙光荣“三联药组”的组方思想。

莫某，男，42岁，患糖尿病数年，血糖控制差，1月前口干渴多饮，劳累则眩晕、心悸阵作，腰膝酸软，失眠，新加诊断高血压病、高脂血症。近因应酬较多烟酒不离，饮食生活不规律，自觉神疲乏力、口干渴喜饮、失眠、喉中常有黏痰，舌淡苔少，脉弦有力而稍数。

西洋参 10g　　生黄芪 10g　　紫丹参 10g
云茯神 12g　　炒枣仁 10g　　女贞子 10g
玉米须 10g　　干荷叶 10g　　法半夏 10g
广陈皮 10g　　全当归 10g　　杭白芍 10g
麦门冬 10g

7剂，每日1剂，水煎，分2次服。

此方是孙光荣教授在特需门诊为患者莫某诊病之处方，莫某乃某大型企业之老总，平素因应酬较多，常烟酒不离，饮食生活不规律。患糖尿病数年，自觉神疲乏力、口干渴喜饮、失眠、喉中常有黏痰，特请孙光荣教授诊治。孙光荣教授辨证为气阴两虚兼痰浊血瘀，而以益气养阴、活血化瘀、化痰泻浊为法，结合患者的主症“失眠、口干渴”进行处方。方中“西洋参、黄芪、紫丹参”益气活血为君药；“云茯神、炒枣仁、女贞子”滋阴安神为臣药；“玉米须、干荷叶、法半夏”化痰泻浊为佐药，“广陈皮、全当归、杭白芍”化痰活血为使药，补以麦门冬益气养阴加强治疗口干的疗效。形成君、臣、佐、使分明，气血阴阳平和的处方特点。而方中的益气活血之“西洋参、黄芪、紫丹参”，是以“西洋参、黄芪”二味药对益气+“丹参”一味药活血，组成“2+1=3”的新型组合，三角鼎力，称之为“角药”。“对药”由两位药组成，“角药”由三味药组成，“角药”是在“对药”的基础上再增加一味中药，促使药物产生某种功效，孙光荣教授称这种组药方法为“三联药组”。方中“茯神、酸枣仁”安神，女贞子滋肾阴，三味药组合在一起，就叫“滋阴安神”；如果患者因心火上扰而导致失眠，孙光荣教授则易女贞子为灯心草，达到“清心安神”的功效；如果患者因肝阳上亢（或肝火上炎）而导致失眠，孙光荣教授则易女贞子为生磁石（或生龙齿），达到“清肝安神（或平肝潜阳而安神）”的功效。方中玉米须、干荷叶二味药对泻浊，配伍半夏化痰，组成“2+1=3”的新型组合，实现“化痰降浊”的功效。方中当归、白芍养血活血，配伍陈皮化痰，实现“化痰活血”的功效。当以上“君、臣、佐、使”的药物安置完毕后，针对患者当前的“主证”再增加补充某些药物；或针对药物的功效，增加引经药物；或针对药物的毒副作用，增加“减毒增效”的药物，或因为药物的性味不和，增加调和的药物（如甘草），这就是孙光荣教授所用的“补、引、纠、和”理论，“补药味之不足，引药达于病所，纠药性之偏，使药归于中和”是也。

第二节 国医大师孙光荣“三联药组”处方精选

一、上静方

(一)孙光荣九味益气清瘟饮及治无名发热方

1. 九味益气清瘟饮

(1)病因病机:急性上呼吸道感染是鼻腔、咽或喉部急性炎症的概称,为全球常见病、多发病。一般病情较轻,病程较短,预后良好。其发病无年龄、性别、职业和地区差异,全年皆可发病,以冬春季节为高发。其属中医学“感冒”“伤风”“时行病”等范畴。

感冒因六淫、时行疫毒之邪侵袭人体而致病,以风邪为主因。但在不同季节,往往夹时令之邪伤人,如冬季多风寒,春季多风热,梅雨季节多夹湿,夏季多夹暑湿,秋季多夹燥气。若四时六气失常,非其时而有其气,非时之邪伤人,则更易发病,且不限于季节性,病情多重,往往互为传染。病理变化为正气不足,卫外功能减弱,肺卫调节疏懈,六淫之邪夹杂病毒乘袭,邪毒由口鼻、皮毛入侵,肺卫首当其冲,迅速出现卫表不和及肺失宣肃的证候;或因生活起居不当,寒温失调,以及过度劳累,而致肌腠不密,外邪侵袭为病;若体质虚弱,卫外不固，吹风受凉之后，则可见虚体感邪。其他如肺经素有痰热、伏火，或痰湿内蕴，肺卫失于调节，则易感受外邪。又因四时六气不同，以及人体素质的差异，故证候表现上有风寒、风热和暑湿兼夹之证，以及素体阳虚者易受风寒，阴虚者易受风热、燥热，痰湿偏重者易受外湿。普通感冒无流行病病史，流行性感冒有流行病病史。临床表现以鼻塞流涕，喷嚏，咳嗽，头痛，恶寒发热，全身不适为特征。流行性感冒全身中毒症状明显，可有高热、呕吐、腹泻等症状。

（2）方剂来源：此方出自孙光荣经验方，孙光荣常用此方加减治疗病毒性流感、甲型流感初期，中医辨证素体气虚、外感风热而见发热咽痛等症者。

（3）药物组成

党　参 10g	黄　芪 15g	丹　参 10g
板蓝根 15g	蒲公英 12g	金银花 12g
桑　叶 10g	麦　冬 10g	生甘草 5g

（4）配伍诠释：此方孙光荣应用了中医扶正祛邪之方法。方中党参、黄芪、丹参为君药益气养血以扶正；板蓝根、蒲公英、金银花为臣药疏风解表、清热解毒以祛邪；桑叶、麦冬为佐药止咳、利咽、养阴生津；甘草为使药清热解毒兼调和诸药。

（5）难点注解：此方适合于体虚外感证之初期。清代名医叶天士曾以卫气营血辨证治疗温热病，“在卫汗之可也，到气才可清气，入营犹可透热转气，入血就恐耗血动血，直须凉血散血”。在温病初起阶段，邪热在表，以疏散风热、清热解毒之品即可。代表性的方药如银翘散等，其中金银花具有清热解毒、疏散风热之功效，用于治疗痈肿疮疡、外感风热、温病初起、热毒血痢等疾病。现代药理研究认为，金银花具有清热解毒、抑菌、抗病毒、抗氧化、调节免疫等功效。

2. 治无名发热方

（1）病因病机：不明原因发热是一组重要疾病，由于其病因庞杂、常缺乏特征性的临床表现及实验室异常，已成为医学实践中极富挑战性的问题。内伤发热主要由劳倦、饮食、情志等因素而引起，少数始为外感，久则导致脏腑亏虚而引起。其共同病机为脏腑功能失调，气血阴阳亏虚。过度劳累、饮食失调致脾胃气虚，气虚而虚阳外越，或气虚而阴火上冲；久病心肝血虚，或脾虚不生血，或因失血过多致营血亏虚，血属阴，阴血不足以敛阳而发热；素体阴虚，热病日久伤阴，或误用、过用燥药致阴精亏虚、阳亢乘阴而发热；寒证日久或脾肾阳虚，火不归元，虚阳外越而发热；外感热病，正虚邪恋，邪留半表半里，正邪相争而发热；脾虚不运，水湿内停，久则郁而化热；情志郁结，恼怒过度致气郁化火，肝火炽盛发热；情志、劳倦、外伤、出血致瘀血产生，阻滞经络而发热，亦有疮毒内炽，郁而发热，或湿热蕴而生毒，聚而不散，发为瘰疬、癥瘕等。以上病因病机中，气、血、阴、阳诸虚所致均属虚证，而邪留半表半里、气郁、血瘀、湿滞、疮毒等属实证。部分患者可由两种病机同时引起发病，或互相转化，治疗中不可拘泥。

（2）方剂来源：此方出自孙光荣经验方，为孙光荣在大青龙汤的基础上加减化裁而来。以此方为基础加减化裁，可用于治疗成年人不明原因的发热。

（3）药物组成

生石膏 30g　黄　芩 10g　黄　连 10g　黄　柏 10g
蝉　蜕 10g　葛　根 15g　炒栀子 10g　北柴胡 10g
法半夏 10g　大　枣 10g　连　翘 10g　淡竹叶 10g
生甘草 5g　知　母 15g　石　斛 10g

（4）配伍诠释：方中石膏为君药清热解毒；黄芩、黄连、黄柏为臣药，清三焦之热；柴胡、连翘、法半夏、知母、栀子为佐药清热、泻火、凉血；葛根、蝉蜕、淡竹叶、石斛为使药疏风、清热、养阴；生甘草、大枣调和诸药。

（5）难点注解

石膏:《本草衍义补遗》言，石膏本阳明经药，阳明主肌肉，其甘也，能缓脾益气，止渴去火。其辛也，能解肌出汗，上行至头，又入手太阴、少阳，而可为三经之主者。可研为末，加醋做丸如绿豆大，以泻胃火、痰火、食积。

柴胡：柴胡具升发之气，直上云霄，与升麻配伍，最能提气。其用药，一钱、二钱入上焦，升阳；三钱、四钱入中焦，疏肝解郁；五钱、六钱入下焦，清热也，故小柴胡汤用柴胡八两。

连翘：清热、解毒、散结、消肿。治温热，丹毒，斑疹，痈疡肿毒，瘰疬，小便淋闭。

法半夏：健脾化痰，降逆止呕。

栀子：清热、泻火、凉血。治热病，虚烦不眠，黄疸，淋病，消渴，目赤，咽痛，吐血，衄血，血痢，尿血，热毒疮疡，扭伤肿痛。可清三焦之火。

蝉蜕：疏散风热、利咽、透疹、明目退翳、息风止痉，更善于清温病发热之热在气分。

淡竹叶：清热除烦，生津利尿。

石斛：益胃生津，滋阴清热，泻热存阴，养护阴液。

（二）孙光荣安神抗郁方

1. 安神抗郁基础方

（1）病因病机：抑郁症是以显著而持久的抑郁情感或心境改变为主要特征，同时伴有头晕、心悸、恶心、腹胀等症状，是与应激密切相关的一类精神病。抑郁症属于中医学“郁证”范畴，主要有情志不舒、气机不畅而引起的情绪抑郁、思绪不宁等多种症状。孙光荣教授认为，郁证与心、肝、脾关系最为密切，注重清心安神

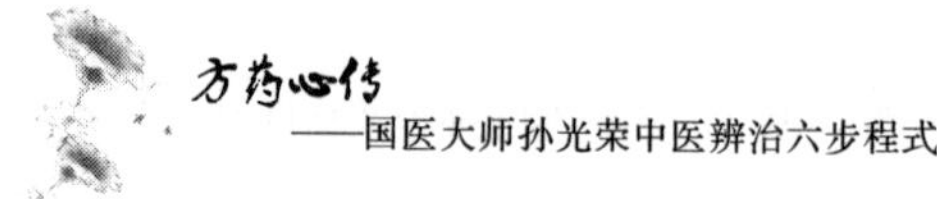

定志。心藏神、主神明，郁证的主要病因是心神失养。根据子母补泻，心属火，肝属木，木生火，肝为心之母，肝气条达、疏泄功能正常，推动血液在脉内运行，则心有所主。心属火，脾属土，火生土，脾胃为心之子，脾主运化，脾运化正常，化生水谷精微，濡养心脉。

（2）方剂来源：此方出自孙光荣经验方，临床用于治疗抑郁症，中医辨证心脾两虚、心神失守者。

（3）药物组成

西洋参 10g　生黄芪 10g　紫丹参 10g　炙远志 10g
石菖蒲 10g　灵磁石 5g　云茯神 10g　炒枣仁 10g
龙眼肉 10g　浮小麦 15g　当　归 15g　大　枣 10g
生甘草 5g

（4）配伍诠释：孙光荣教授认为，郁证与心、脾关系最为密切，注重补益心脾、清心安神。方中西洋参、生黄芪、紫丹参为君药益气养血；云茯神、炒枣仁、灵磁石、龙眼肉为臣药养心安神；炙远志、石菖蒲为佐药开窍解郁；浮小麦、大红枣、当归为使药调理气血；生甘草调和诸药。

（5）难点注解：此方为归脾汤合甘麦大枣汤化裁，全方体现了孙光荣教授治疗抑郁症清心、安神、定志之大法，以及重形神、调气血、化痰降浊的治疗思想。此外，孙光荣认为抑郁症属于中医学的“郁证”范畴，与心、肝二脏关系密切，属气血失和所致。由于“心主血”“心主神明”“肝藏血”“肝主疏泄”，心之气血不足，不能荣养脏腑，或肝失疏泄，可导致心脉失养、肝气郁滞，久则化火，而成“郁证”，其治疗上以益气养血、宁心安神、疏肝开郁，使气机调达通畅，气血调和。必要时可根据病情加入桂枝振奋阳气，柴胡、香附、郁金疏肝解郁。对于心火上炎，痰火上扰，难以入睡者。可在原方的基础上加入珍珠母、灵磁石、灯心草清心安神，瓜蒌、半夏、陈皮清热化痰，形成如下化裁方：

西洋参 10g　生黄芪 10g　紫丹参 10g　炙远志 10g
石菖蒲 10g　灵磁石 5g　云茯神 10g　炒枣仁 10g
龙眼肉 10g　浮小麦 15g　当　归 15g　大　枣 10g
生甘草 5g　全瓜蒌 10g　法半夏 10g　广陈皮 10g
灯心草 3g　珍珠母 5g

如患者出现眩晕还可加入天麻、何首乌安神补脑，合欢皮、夜交藤养心安神。其中西洋参补气养阴，清热生津。生黄芪专补气，入手太阴、足太阴、手少阴之经；其功用甚多，而其独效者，尤在补血。紫丹参善治血分，去滞生新，补心定志，安神宁心，益气养血。云茯神宁心、安神。炒枣仁主烦心不得眠，心气不足，惊悸怔忡，神明失守。龙眼肉益智宁心，养血安神，益智敛汗，和胃益脾。灵磁石善治恐怯怔忡。炙远志养心血，镇惊，宁心，散痰涎。石菖蒲辛开苦燥温通，芳香走窜，具有开窍醒神、化湿、豁痰、辟秽的功效。浮小麦补益心气，且能敛汗，取其散皮腠之热也。大枣主心腹邪气，安中养脾，助十二经；平胃气，通九窍，治疗少气、少津液、身中不足、大惊、四肢重，能和百药。当归味甘而重，故专能补血，其气轻而辛，故又能行血，补中有动，行中有补，诚血中之气药，亦血中之圣药也。

2. 安神方

（1）方剂来源：此方出自孙光荣经验方，临床常用于治疗气血虚兼痰火上扰导致的心神不安、失眠。

（2）药物组成

西洋参 5g　生黄芪 5g　紫丹参 10g　云茯神 10g
炒枣仁 10g　灯心草 5g　法半夏 10g　广陈皮 10g
淡竹叶 6g　连翘壳 6g　夜交藤 10g　生甘草 5g

（3）配伍诠释：方中西洋参、生黄芪、紫丹参为君药益气养血；云茯神、炒枣仁、淡竹叶、灯心草为臣药宁心安神；法半夏、陈皮为佐药行气化痰；连翘壳、夜交藤为使药交通心肾；生甘草调和诸药。

（三）孙光荣治疗咳嗽类方

1. 治疗咳嗽基础方

（1）病因病机：机体由于肺气不清，失于宣肃，上逆作声而引起咳嗽为本病的证候特征。咳嗽、咯痰是本证的主要症状。由于病因和身体反应性的不同，会出现相应的症状和特征。外感引起的咳嗽、咯痰大多伴有发热、头痛、恶寒等，起病较急，病程较短；内伤所致咳嗽，一般无外感症状，起病慢，病程长，常伴有脏腑功能失调的证候。

（2）方剂来源：此方出自孙光荣经验方，临床常用于气虚兼痰热型咳嗽。

（3）药物组成

西党参 10g　生黄芪 10g　紫丹参 10g　北柴胡 10g

荆芥穗 10g　矮地茶 15g　麦门冬 15g　法半夏 7g

广陈皮 7g　全瓜蒌 10g　款冬花 10g　蜜紫菀 10g

蒲公英 15g　金银花 15g　冬桑叶 10g　生甘草 5g

（4）配伍诠释：方中西党参、生黄芪、紫丹参为君药益气养血；法半夏、全瓜蒌、广陈皮、北柴胡为臣药化痰止咳；麦门冬、蜜紫菀、款冬花、冬桑叶、矮地茶为佐药止咳平喘；蒲公英、金银花为使药养阴生津；甘草调和诸药。

（5）难点注解：此方乃二陈汤化裁。以半夏、瓜蒌、陈皮化痰止咳为核心。其中紫菀温肺，下气，消痰，止咳；治风寒咳嗽气喘，虚劳咳吐脓血，喉痹，小便不利。款冬花化痰止咳，有镇咳下气、润肺祛痰的功能。冬桑叶疏散风热，清肺润燥，清肝明目；主要用于风热感冒，或肺部有郁热燥咳，或肝经郁热所致的头晕头痛、目赤昏花、目涩迎风流泪等。

2. 治久咳方

（1）方剂来源：此方出自孙光荣经验方，临床常用于痰湿阻滞型慢性支气管炎。

（2）药物组成

西洋参 10g　生黄芪 10g　紫丹参 10g　矮地茶 10g
法半夏 10g　广陈皮 10g　南杏仁 10g　麦门冬 10g
佩兰叶 10g　冬桑叶 10g　桑白皮 10g　百部根 10g
蜜紫菀 10g　蒲公英 10g　生甘草 5g

（3）配伍诠释：方中西洋参、生黄芪、紫丹参为君益气养血；矮地茶、广陈皮、法半夏为臣药清化痰浊；佩兰叶、麦门冬、南杏仁、冬桑叶、紫菀、百部、桑白皮、蒲公英为佐使清热解毒、化痰止咳；生甘草化痰止咳、调和诸药。

（4）难点注解：痰湿的特点是黏滞，其咳嗽常迁延不愈。藿香叶、佩兰叶、冬桑叶是孙光荣治疗痰湿咳嗽的常用中药药组，称之为“三叶汤”，具有健脾化湿的功效。

3. 治风咳方

（1）方药来源：此方出自孙光荣经验方，临床常用于治疗咳嗽，尤善于治疗风咳。

（2）药物组成

荆芥穗 10g　南杏仁 10g　麦门冬 12g　冬桑叶 10g
紫丹参 7g　法半夏 7g　广陈皮 7g　枇杷叶 10g

炙紫菀 10g　炙冬花 10g　矮地茶 10g　蒲公英 10g
金银花 10g　生甘草 5g

（3）配伍诠释：方中荆芥穗、南杏仁、麦门冬、紫丹参为君疏风清热、养血滋阴润燥；冬桑叶、炙冬花、炙紫菀为臣疏风清热、宣肺止咳；半夏、陈皮、矮地茶、枇杷叶为佐清热化痰止咳；蒲公英、金银花为使药清热滋阴；生甘草调和诸药。

（4）难点注解：风为阳邪，其性就燥，易于化热伤津。以祛风止咳、养血润燥、清热养阴为法。荆芥穗解表散风、透疹，常用于感冒、头痛、麻疹、风疹、疮疡初起，鼻塞流涕者尤宜。枇杷叶善降肺胃气逆而止咳、止呕，为痰热咳嗽及胃热呕逆所常用。

4. 治久咳夜间加重方

（1）方药来源：此方出自孙光荣经验方，临床常用于慢性支气管炎，尤善于治疗咳嗽夜间加重，甚至哮喘。

（2）药物组成

西洋参 10g　生黄芪 7g　紫丹参 10g　桑白皮 10g
法半夏 7g　广陈皮 7g　南杏仁 10g　炙冬花 10g
炙紫菀 10g　炙麻黄 5g　川杜仲 12g　刀豆子 10g
制龟板 12g　生甘草 5g

（3）配伍诠释：方中西洋参、生黄芪、紫丹参为君药益气养血；桑白皮、法半夏、广陈皮为臣药化痰止咳平喘；炙冬花、炙紫菀、南杏仁、炙麻黄为佐药宣肺止咳、化痰平喘；川杜仲、刀豆子、制龟板为使药补肾纳气；生甘草调和诸药。

（4）难点注解：在中医学阴阳理论中，太阳为阳，月亮为阴，肾兼具阴阳之气，是为肾阴肾阳。夜间咳嗽者，多因气血不足、肾精不能纳气所致。日间得太阳之阳气辅助，其不足之气血尚可勉力维持，夜间月光为阴，阴气盛，其不足之气血，发为咳嗽气喘，故以川杜仲、刀豆子、制龟板补肾纳气。亦可酌加阿胶珠，补养气血。

5. 治痰热咳喘方

（1）方药来源：此方出自孙光荣经验方，临床常用于治疗痰热咳喘。

（2）药物组成

生晒参 10g　生黄芪 10g　紫丹参 10g　炙冬花 10g
炙紫菀 10g　矮地茶 7g　炙麻绒 6g　法半夏 10g
化橘红 6g　漂射干 6g　南杏仁 10g　蒲公英 15g
麦门冬 12g　生甘草 5g

（3）配伍诠释：方中生晒参、生黄芪、紫丹参为君药益气活血；炙冬花、炙紫菀、矮地茶、炙麻绒、法半夏、化橘红为臣药止咳化痰；漂射干、南杏仁为佐药宣肺行气平喘；蒲公英、麦门冬为使药清热养阴；生甘草调和诸药。

（4）难点注解：肺为娇脏，主宣发肃降。咳喘多与痰热相关。炙麻绒止咳平喘。化橘红散寒、燥湿、利气、消痰，属理气药。漂射干主咳逆上气，喉痹咽痛，散结气。

6. 治小儿咳喘方

（1）方剂来源：此方出自孙光荣经验方，临床常用于小儿痰热咳喘。

（2）药物组成

西洋参 7g　生黄芪 7g　紫丹参 7g　荆芥穗 7g

南杏仁 7g　矮地茶 10g　法半夏 7g　广陈皮 7g

百部根 7g　桑白皮 7g　生百合 7g　麦门冬 10g

蒲公英 10g　生甘草 3g

（3）配伍诠释：方中西洋参、生黄芪、紫丹参为君药益气养血；荆芥穗、南杏仁、矮地茶、法半夏、广陈皮、百部根为臣药化痰止咳；桑白皮、生百合、麦门冬、蒲公英为佐使药清热解毒、养阴利咽；生甘草调和诸药。

（4）难点注解：小儿咳喘，较成人急迫，且稚嫩之体，不堪重负，故用药宜轻，须参考体重计算用药剂量。

（四）孙光荣治焦虑方

1. 病因病机

焦虑症，中医学将其归于“情志病”范畴。其临床表现为心神不宁、惊恐不安、精神紧张、失眠等，与“惊悸”“不寐”“郁证”等相关。其病因病机主要与中医学心、肝、肾相关，肝郁化火是病机关键，气血不足、阴虚火旺是病理转归。治疗应以肝、肾二脏为要，以疏肝、清心和滋肾为基本法则，重视气郁、痰凝、血瘀等病理变化。

2. 方剂来源

此方出自孙光荣经验方，临床用于治疗焦虑症。

3. 药物组成

生晒参 10g　生黄芪 7g　紫丹参 12g　石菖蒲 10g
炙远志 10g　石决明 15g　云茯神 12g　炒枣仁 12g
川郁金 10g　连翘壳 12g　灯心草 3g　法半夏 10g
广陈皮 10g　淡竹茹 6g　生甘草 5g

4. 配伍诠释

方中生晒参、生黄芪、紫丹参为君药益气养血；云茯神、炒枣仁、连翘壳、灯心草、石决明为臣药清心安神；石菖蒲、炙远志为佐药开窍益智；川郁金、广陈皮、法半夏、淡竹茹为使药化痰解郁；生甘草调和诸药。

（五）孙光荣治目眩方

1. 病因病机

目眩多由肝肾精血不足，或肝经风火、痰浊上扰所致。《诸病源候论·目病诸候·目眩候》曰："目者五脏六腑之精华，宗脉之所聚也。筋骨血气之精，与脉并为目系，系上属于脑，若腑脏虚，风邪乘虚随目系入于脑，则令脑转而目系急，则目眴而眩也。”

2. 方剂来源

此方出自孙光荣经验方，临床常用于治疗目眩。

3. 药物组成

西洋参 10g　生黄芪 10g　紫丹参 10g　制首乌 15g

明天麻 10g　粉葛根 10g　谷精草 10g　木贼草 10g

云茯神 10g　炒枣仁 10g　龙眼肉 10g　佩兰叶 6g

北枸杞 15g　女贞子 15g　生甘草 5g

4. 配伍诠释

方中西洋参、生黄芪、紫丹参为君药益气养血；制首乌、明天麻、粉葛根为臣药清利头目；谷精草、木贼草、北枸杞、女贞子为佐药清肝明目；云茯神、炒枣仁、龙眼肉、佩兰叶为使药调理心脾；生甘草调和诸药。

5. 难点注解

谷精草：清肝明目，善治目翳、雀盲、头痛、齿痛、喉痹、鼻衄。李时珍《本草纲目》言凡治疗目疾诸方“得谷精草者良”。

木贼草：清肝明目。主风热感冒、咳嗽、目赤肿痛、云翳。

女贞子：补肝肾，强腰膝。治阴虚内热、头晕目花、耳鸣、腰膝酸软、须发早白。可滋补肝肾、明目乌发。用于眩晕耳鸣、腰膝酸软、须发早白、目暗不明等症。

（六）孙光荣治脑萎缩方

1. 病因病机

中医学认为，脑萎缩病机有二。

（1）肾精亏损：年老体衰，阴精亏耗，肾水枯涸，髓失充养，脑海空虚，发为本病。

（2）痰浊血瘀：年老之人，气虚痰盛。气虚则运血无力，精微失运，痰湿内停，经络不畅，瘀血内停。气血失其畅达，髓海无以充养，反受痰浊蒙蔽，而发脑萎缩。

2. 方剂来源

此方出自孙光荣经验方，临床常用于治疗脑萎缩，记忆力下降。

3. 药物组成

生晒参 10g	生黄芪 10g	紫丹参 10g
法半夏 7g	广陈皮 7g	制首乌 12g
明天麻 10g	粉葛根 10g	炙远志 10g
石菖蒲 10g	阿胶珠 10g	巴戟天 7g
云茯神 10g	炒枣仁 10g	生甘草 5g

4. 配伍诠释

方中生晒参、生黄芪、紫丹参、阿胶珠为君药益气养血；法半夏、广陈皮、制首乌、明天麻、粉葛根为臣药化痰醒脑、清利头目；炙远志、石菖蒲、云茯神、炒枣仁为佐药宁心安神；巴戟天为使药滋补肾阳；生甘草调和诸药。

5. 难点注解

巴戟天：可补肾阳，壮筋骨，祛风湿，补脑益智，且善治阳痿、少腹冷痛、小便不禁、子宫虚冷、风寒湿痹、腰膝酸痛。《神农本草经》言其主大风邪气、阴痿不起、强筋骨、安五脏、补中增志益气。《名医别录》言其疗头面游风、小腹及阴中相引痛、下气、补五劳、益精。

（七）孙光荣治心悸类方

1. 治疗心悸基础方

（1）病因病机：心悸是指人体自觉心跳或心慌伴心前区不适感，最常见病因为心律失常。心悸一般无危险性，但少数由严重心律失常所致者可发生猝死。心悸可以分为以下五种证型：

1）气血不足：表现为心悸不安，善惊易恐，活动后易发生气短，神倦怠，面色白，头晕目眩，舌质淡红，脉细弱。

2）阴虚火旺：表现为心悸不宁，多思多虑，头晕目眩，耳鸣，手足心热，面赤口干，舌质红，少苔或无苔，脉细数。

3）心阳不振：表现为心悸不安，胸闷气短，畏寒，四肢末梢冷，面色苍白，舌质淡白，脉细弱而数。

4）水饮凌心：表现为心悸眩晕，胸脘痞满，肢冷，尿少，下肢浮肿，口渴不欲饮，恶心吐涎，舌苔白滑，脉弦滑。

5）心血瘀阻：表现为心悸不安，胸闷，阵发性心前区疼痛，口唇、指甲紫绀，舌质紫黯或有瘀斑，脉涩或结代。

（2）方剂来源：此方出自孙光荣经验方，临床常用于治疗心气不足、心阳虚导致的心悸。

（3）药物组成

西洋参 12g	生黄芪 10g	紫丹参 10g
麦门冬 12g	五味子 3g	川桂枝 5g
云茯神 15g	炒枣仁 15g	龙眼肉 10g
灵磁石 5g	连翘壳 6g	灯心草 3g
川杜仲 10g	益智仁 10g	生甘草 5g

（4）配伍诠释：方中西洋参、生黄芪、紫丹参益气养血为君。麦门冬、五味子、川桂枝益气养阴、振奋心阳为臣；云茯神、炒枣仁、龙眼肉养心安神，共为臣药。灵磁石、连翘壳、灯心草清心降火为佐。川杜仲、益智仁补益肾气为使药，协助振奋心肾之阳。生甘草调和诸药。

（5）难点注解：心气不足、心阳不守是导致心悸的根本原因。

2. 治疗心悸兼眩晕方

（1）方剂来源：此方出自孙光荣经验方，临床常用

于治疗心悸伴眩晕者。

（2）药物组成

西洋参 10g　生黄芪 12g　紫丹参 10g　云茯神 10g

炒枣仁 10g　龙眼肉 10g　制首乌 15g　明天麻 10g

麦门冬 10g　浮小麦 15g　大红枣 10g　全当归 10g

生甘草 5g

（3）配伍诠释：方中西洋参、生黄芪、紫丹参为君益气养血；云茯神、炒枣仁、麦门冬、龙眼肉为臣药养心安神；制首乌、明天麻为佐滋补肝肾，平肝养肝，清利头目；浮小麦、大红枣、全当归为使养血补虚；生甘草调和诸药。

（4）难点注解

麦门冬：养阴润肺，清心除烦，益胃生津。

首乌：归肝肾经，养血滋阴。主血虚头昏目眩，心悸，失眠以及肝肾阴虚之腰膝酸软，须发早白，耳鸣，遗精。

天麻：天麻润而不燥，主入肝经，长于平肝息风。凡肝风内动、头目眩晕之症，不论虚实均为平肝息风之要药。天麻质润多液，能养血息风，可治疗血虚肝风内动的头痛、眩晕，亦可用于小儿惊风、癫痫。

浮小麦：除虚热、止汗。主治阴虚发热、盗汗、自汗。

3. 治心悸方（室性早搏）

（1）方剂来源：此方出自孙光荣经验方，临床常用

于治疗心悸，尤其善于治疗室性早搏引起的心悸症状。

（2）药物组成

西洋参 10g　生黄芪 12g　紫丹参 10g　云茯神 12g
炒枣仁 10g　龙眼肉 10g　麦门冬 15g　五味子 3g
灵磁石 10g　川桂枝 3g　灯心草 3g　连翘壳 6g
炙甘草 5g

（3）配伍诠释：西洋参、生黄芪、紫丹参为君益气养血活血；云茯神、炒枣仁、龙眼肉为臣宁心安神；麦门冬、五味子、灵磁石为佐；川桂枝为使振奋心阳，补加灯心草、连翘壳清心降火；炙甘草调和诸药。

4. 治心悸兼头痛方

（1）方剂来源：此方出自孙光荣经验方，尤善于治疗心悸兼头痛症状。

（2）药物组成

西洋参 10g　生黄芪 10g　紫丹参 10g　云茯神 12g
炒枣仁 10g　明天麻 10g　川杜仲 12g　浮小麦 15g
大红枣 10g　全石斛 10g　炒山栀 10g　麦门冬 15g
蔓荆子 10g

（3）配伍诠释：西洋参、生黄芪、紫丹参为君益气养血；云茯神、炒枣仁、麦门冬、大红枣、浮小麦、全石斛为臣益气养阴、宁心安神；明天麻、川杜仲为佐滋补肝肾；炒山栀、蔓荆子为使清利头目。

（八）孙光荣治牙痛方

1. 病因病机

中医学认为，牙痛的病因病机为阳明积热上壅，阴虚火热上炎、湿聚热腐，或肾气不足、肾髓不充及先天禀赋薄弱和外伤直接伤及牙龈牙齿等，或长期恣食辛辣厚味，过食甜食又食后不漱口，酸甘日蚀，日久积热，内外合邪，结于阳明之络，或素体阴虚又兼湿热内盛，虚火夹湿热上攻胃络，偶触风、寒、湿、热、虫、外伤而发。

2. 方剂来源

此方出自孙光荣经验方，临床常用于治疗气阴不足、阴虚火旺引起的牙龈肿痛。

3. 药物组成

太子参 10g　生黄芪 7g　紫丹参 10g　锁　阳 10g
北枸杞 12g　延胡索 10g　金银花 12g　炒山楂 10g
蒲公英 15g　田三七 6g　生甘草 5g

4. 配伍诠释

方中太子参、生黄芪、紫丹参为君药益气活血；锁阳、北枸杞为臣药滋阴补肾；金银花、炒山楂、蒲公英为佐药清热解毒；延胡索、田三七为使药行气止痛；生甘草调和诸药。

5. 难点注解

方中金银花、炒山楂、蒲公英清热解毒；延胡索、田三七行气止痛；锁阳补肾阳、益精血、润肠通便，可用于腰膝痿软、阳痿滑精、肠燥便秘。北枸杞滋阴补肾，用于肾阴虚火旺导致牙龈肿痛。

孙光荣教授在临床实践中常嘱咐患者三餐后均以清水漱口，保持口腔清洁，必要时可于每晚临床前咀嚼少量食盐后再清水漱口，并予中药金银花 5g、佩兰 5g 泡水代茶饮，治疗牙周炎湿热内蕴引起的口腔异味。

（九）孙光荣消瘿散结类方

1. 消瘿散结基础方

（1）病因病机：瘿瘤是因情志内伤，痰湿内生，上逆于颈部所致，以甲状腺单侧或双侧肿块、坚硬如石、高低不平、推之不移为主要临床表现。乳痈是乳房红肿疼痛，乳汁排出不畅，以致结脓成痈，多发于产后哺乳的产妇，尤其是初产妇更为多见，俗称奶疮。根据发病时期，乳痈有不同的名称，发生于哺乳期者，称外吹乳痈；发生于妊娠期者，名内吹乳痈；在非哺乳期和非妊娠期发生者，名非哺乳期乳痈。西医学之急性化脓性乳腺炎属于“乳痈”范畴。

（2）方剂来源：此方出自孙光荣经验方，常用于治疗各种类型的瘿瘤，以及乳痈肿痛等。

（3）药物组成

西洋参 10g　生黄芪 15g　紫丹参 10g　山慈菇 15g

猫爪草 15g　半枝莲 10g　醋三棱 10g　醋莪术 10g

田三七 6g　珍珠母 10g　炒枳壳 10g　法半夏 10g

丝瓜络 10g　生甘草 6g　夏枯草 10g　广陈皮 10g

（4）配伍诠释：方中西洋参、生黄芪、紫丹参益气养血为君；山慈菇、猫爪草、半枝莲、珍珠母为臣药，清热解毒、软坚散结；夏枯草、法半夏、丝瓜络为佐药，化痰散结通络；田三七、醋三棱、醋莪术、炒枳壳为佐药，破坚散结；再加陈皮、甘草调和诸药。

（5）难点注解

半枝莲：既可清热解毒，又可软坚散结，与山慈菇、猫爪草、蒲公英配伍，凡无名肿毒，多可用之，亦用于肠炎、白带等热毒内蕴者，内服、外洗皆可。

猫爪草：散结、消肿，用于瘰疬未溃、淋巴结结核。

山慈菇：味甘、微辛，性寒，有小毒，归肝、胃、脾经。其体坚质重，力峻降散，具有清热解毒、消痈散结的功效。

2. 治甲状腺结节伴失眠方

（1）病因病机：甲状腺结节的主要病因是情志内伤、饮食及水土失宜导致肝脾功能受损，肝郁气滞，脾失健运，水湿运化失常，聚而成痰；气机郁滞、痰浊内停引起血行不畅，凝滞成瘀。气滞、痰浊、瘀血随经络而行，留注于喉，聚而成形，乃成瘿瘤。

（2）方剂来源：此方出自孙光荣经验方，常用于治疗甲状腺结节（瘿瘤）伴失眠症状。

（3）药物组成

西洋参 10g　生黄芪 15g　紫丹参 10g　云茯神 12g

炒枣仁 10g　龙眼肉 10g　猫爪草 10g　山慈菇 10g

菝葜根 10g　制鳖甲 15g　蒲公英 15g　生甘草 5g

（4）配伍诠释：方中西洋参、生黄芪、紫丹参为君，益气养血；云茯神、炒枣仁、龙眼肉为臣，养心安神；猫爪草、山慈菇、菝葜根、制鳖甲、蒲公英为佐，清热解毒、软坚散结；生甘草调和诸药。

（5）难点注解：菝葜根又名金刚藤，功效祛风利湿、解毒消肿，主治风湿痹痛，肌肉麻木，消渴，淋浊，带下，泄泻，痢疾，黄疸，痈肿疮毒，瘰疬，顽癣，癌瘤。

3. 消瘿散结外用方

（1）病因病机：痄腮是因感受风温邪毒，壅阻少阳经脉引起的时行疾病，以发热、耳下腮部漫肿疼痛为临床主要特征。本病民间亦称为“鸬鹚瘟”“蛤蟆瘟”，西医学称为流行性腮腺炎。本病一年四季都可发生，冬春易于流行。学龄儿童发病率高，常在儿童群体中流行。本病一般预后良好，少数儿童由于病情严重，可出现昏迷、惊厥等变证，年长儿如发生本病，可见少腹疼痛、睾丸肿痛等症。

（2）方剂来源：此方出自孙光荣经验方，常用于治疗流行性腮腺炎（痄腮）。

（3）药物组成

夏枯草 10g　金银花 10g　蒲公英 10g　板蓝根 10g

连翘壳 5g　干马勃 5g　紫丹参 5g　干地龙 5g

外敷。一日一剂，研末，以浓墨汁调敷红肿部位。

（4）配伍诠释：夏枯草、金银花为君药，能清热解毒、软坚散结；蒲公英、板蓝根为臣药，能清热解毒、养阴；连翘壳、干马勃为佐药，能消痈散结、凉血；紫丹参、干地龙能活血化瘀。

（5）难点注解：此类病证宜内服中药加外敷治疗。方中连翘壳味苦性寒，能入心经和小肠经，善清热解毒、消肿止痛。儿童痄腮若口服中药不便，亦可单予新鲜蒲公英捣烂，局部外敷治疗。

（十）孙光荣治风心病方（风湿性心脏瓣膜病变）

1. 病因病机

风湿性心脏瓣膜病变简称风心病，属于中医学“心痹”“心悸”“怔忡”“水肿”“喘证”范畴。本病初起，以外感风寒、湿热之邪而致病，邪气久羁，内舍于心而成心痹，发为本病。

（1）外邪致病：风、寒、湿、热之邪是引起本病的外在因素，体质虚弱者，易遭受外邪的侵袭，但体壮之人由于久居湿地，或保暖失宜，或冒雨涉水，或汗出当风，外感风寒湿邪，或邪入日久化热也可发为本病。

（2）体虚感邪：患者先天不足或病后体质虚弱，气血不足，卫外不固，易感受外邪。病后又无力驱邪外出，以致风、寒、湿、热之邪，逐渐深入，流连于筋骨血脉而为痹证。阳虚者卫外不固，易为风、寒、湿邪所伤，故患者多为风寒湿痹；阴虚者阳气相对偏盛，脏腑经络先有蓄热，故即使感受风、寒、湿邪，侵入人体后也会从阳化热，故成为风热湿痹。

（3）邪气归心：邪客于脉日久，或脉痹不已，复感于邪，内舍于心，则心悸、胸闷。

2. 方剂来源

此方出自孙光荣经验方，临床用于治疗风心病。

3. 药物组成

西洋参 15g　生黄芪 10g　紫丹参 10g　五味子 10g
麦门冬 10g　灵磁石 5g　连翘壳 6g　云茯神 12g
炒枣仁 10g　路路通 10g　生薏米 15g　芡实仁 15g
菝葜根 10g　珍珠母 15g　生甘草 5g　净水蛭 3g
川桂枝 5g

4. 配伍诠释

方中西洋参、生黄芪、紫丹参为君，以益气养血；五味子、麦门冬、灵磁石、连翘壳、云茯神、炒枣仁为臣，以养心安神；路路通、芡实仁、生薏米、净水蛭为佐药，以化痰祛湿、活血通络；菝葜根、珍珠母为佐药，以软坚散结；川桂枝为使药，以振奋心阳；生甘草调和诸药。

（十一）孙光荣治发热咽痛方

1. 病因病机

咽喉是气道、谷道之门户，与肺之息道和胃之食道直接通连，许多脏腑、经络都和咽喉相联系。如大肠、心、肾的经络与肺直接相联，胃、肝的经络沿喉咙，脾的经络连舌下，膀胱经通过肺俞穴与肺相通，故脏腑经络发生异常，都可能反应到咽喉，咽喉的疾患也会影响不同的脏腑。咽痛的病机复杂，一般急性者多风火、热毒，但也有寒毒凝结者。内伤或慢性者病机多样，虚中夹实，有寒有热。

2. 方剂来源

此方出自孙光荣经验方，临床常用于治疗寒热往来之咽痛。

3. 药物组成

西党参 10g　生黄芪 10g　紫丹参 10g　北柴胡 10g
法半夏 7g　广陈皮 7g　淡黄芩 10g　木蝴蝶 10g
苦桔梗 6g　佩兰叶 6g　车前仁 10g　蒲公英 12g
金银花 12g　生甘草 5g　大红枣 10g

4. 配伍诠释

方中西党参、生黄芪、紫丹参为君药，能益气养血；北柴胡、法半夏、广陈皮、淡黄芩为臣药，能清热泻火、化痰行气；木蝴蝶、苦桔梗为佐药，能保肺利咽；佩兰叶、车前仁、蒲公英、金银花为使药，能利湿化浊、滋阴降火；加入大红枣、生甘草调和诸药，养护胃气。

5. 难点注解

发热咽痛者，多与热毒有关。方中木蝴蝶能利咽润肺、疏肝和胃、敛疮生肌，可用于肺热咳嗽、喉痹、音哑。苦桔梗能宣肺祛痰、利咽排脓，主治咳嗽痰多、咽喉肿痛、肺痈、口舌生疮、口赤肿痛。

另外，咽痛可予中药咽喉饮代茶，频服。组成：金银花、玄参、麦冬、胖大海、青果、射干、甘草、木蝴蝶、桔梗各3g。

（十二）孙光荣治惊悸方

1. 病因病机

惊悸多因平素体质虚弱，心虚胆怯，遇险临危，感受惊恐，使心神不能自主，发为心悸；或心血不足，阴血亏损，心失所养，致神志不宁；或忧思过度，劳伤心脾，气血亏损，不能上奉；或肾阴亏损，水火不济，虚火妄动，上扰心神；或脾肾阳虚，不能蒸化水液，停聚为饮，上犯于心，心阳被遏，心脉痹阻，而发本病。

2. 方剂来源

此方出自孙光荣经验方，临床常用于治疗惊悸。

3. 药物组成

生晒参 10g　生黄芪 10g　紫丹参 10g　炙远志 10g

石菖蒲 10g　法半夏 7g　广陈皮 7g　淡竹茹 7g
灯心草 3g　川郁金 10g　云茯神 12g　炒枣仁 10g
制首乌 12g　蔓荆子 10g　生甘草 5g

4. 配伍诠释

方中生晒参、生黄芪、紫丹参为君，能养血活血；法半夏、广陈皮、淡竹茹、川郁金、灯心草为臣，能清热祛火、化痰开窍；炙远志、石菖蒲、云茯神、炒枣仁为使，能养心安神；制首乌、蔓荆子为佐药，能清利头目；甘草调和诸药。

5. 难点注解

惊悸总因气血不足引起，故补益气血是治疗的基础。心主神明，由于痰蒙心窍，所以须养心安神、清热化痰以开窍醒神。方中竹茹清热止呕，涤痰开郁。灯心草其质轻通，性寒，味甘、淡，归心经和小肠经，小肠为心之腑，故通利小肠热气，引火下行从小便而出，除心经热也。

（十三）孙光荣治慢性咽炎方

1. 病因病机

本病的病因与感受邪毒、五志过极、先天禀赋不足等有关。病机有三。

（1）阴虚火旺：反复感受外邪，或邻近器官被邪毒染及，或热病之后致阴液耗损，肺肾阴亏，津不上承，咽失濡养，或因虚火内生，上灼于咽而生，或因烟酒过度，燥热内蕴，灼津烁液，加之房劳伤肾，水不济火，或素体阴虚，郁而化火，循经上灼咽部，发为咽病。

（2）肝郁痰阻：因情志抑郁，思虑过度，致肝失疏泄，脾失健运，水津不行，聚湿成痰，壅阻咽嗌而成。

（3）气滞血瘀：邪毒久留，气郁而滞，延宕不散，遏血而瘀，阻于咽内，气血瘀滞，郁而化热，发为喉痹。

2. 方剂来源

此方出自孙光荣经验方，临床用于治疗慢性咽炎咳嗽伴失眠者。

3. 药物组成

西洋参 10g　生黄芪 10g　紫丹参 10g　云茯神 12g
炒枣仁 10g　生龙齿 15g　漂射干 6g　木蝴蝶 6g
麦门冬 10g　矮地茶 10g　蒲公英 15g　法半夏 10g
广陈皮 10g　桑白皮 10g　生甘草 5g

4. 配伍诠释

方中西洋参、生黄芪、紫丹参益气养血，为君；漂射干、木蝴蝶、麦门冬清热利咽，为臣；云茯神、炒枣仁、生龙齿养心安神，为佐；矮地茶、蒲公英、法半夏、广陈皮、桑白皮化痰利咽，为使；生甘草调和诸药。

5. 难点注解

慢性咽炎其本质是肾阴不足，虚火上炎，或感受热毒引起。方中木蝴蝶利咽润肺、疏肝和胃，用于肺热咳嗽、喉痹、音哑、咽喉肿痛。

桑白皮，《神农本草经》言其“主伤中，五劳六极羸瘦，崩中，脉绝，补虚益气”。《名医别录》言其“去肺中水气，止唾血，热渴，水肿，腹满胪胀，利水道，去寸白，可以缝金疮”。《药性论》言其“治肺气喘满，水气浮肿，主伤绝，利水道，消水气，虚劳客热，头痛”。

（十四）孙光荣治垂体微腺瘤方

1. 病因病机

垂体肿瘤是指垂体腺细胞发生的肿瘤，大多为良性肿瘤，恶性少见。本病好发年龄为 30 ～ 50 岁，病因至今不明，西医学认为，与外伤、射线、化学物质、病毒有关，亦认为与家族遗传有关。依据不同类型、大小及生长方向，其临床表现不同，主要表现为内分泌激素水平紊乱及神经功能障碍。垂体微腺瘤属于中医学“脑瘤”范畴，多与肝肾不足、痰瘀阻滞等有关，治疗宜滋补肝肾、清利头目、化痰开窍。

2. 方剂来源

此方出自孙光荣经验方，临床用于治疗垂体微腺瘤。

3. 药物组成

西洋参 10g　生黄芪 10g　紫丹参 10g　制首乌 10g
明天麻 10g　西藁本 10g　法半夏 10g　广陈皮 10g
炙远志 10g　石菖蒲 10g　天葵子 10g　山慈菇 10g
夏枯草 10g　蒲公英 15g　生甘草 5g　浮小麦 15g

4. 配伍诠释

方中西洋参、生黄芪、紫丹参活血养血、滋阴益气，为君药；制首乌、明天麻、西藁本滋补肝肾、清利头目、平肝益精，为臣；法半夏、广陈皮、炙远志、石菖蒲化痰开窍，为佐；天葵子、山慈菇、夏枯草、蒲公英软坚散结，为使；最后加上浮小麦养阴润燥、止汗，生甘草调和诸药。

5. 难点注解

制首乌：补益精血，养肝安神，强筋骨，固肾乌须，用于血虚而见头昏目眩、心悸失眠健忘、萎黄乏力等，肝肾精血亏虚的眩晕耳鸣、腰膝酸软、遗精崩带、须发早白等症。

明天麻：味甘、辛，性平，有息风、止痉、祛风除痹等功效。

西藁本：祛风止痛，散寒除湿，用于感冒风寒所致的头痛，颠顶痛，头风头痛，风湿痹痛。

炙远志：养心血，镇惊，宁心，散痰涎。

石菖蒲：化湿和胃，开窍豁痰，醒神益智。

天葵子：清热解毒，消肿散结，用于痈肿疔疮，乳痈，瘰疬，毒蛇咬伤，尤其善于治疗脑部肿瘤。

（十五）孙光荣治脑胶质瘤后遗症方

1. 病因病机

脑胶质瘤是源于神经上皮组织的恶性肿瘤，是中枢神经系统最常见的恶性肿瘤。依据 WHO 分级，本病分为Ⅰ～Ⅳ级，等级越高，恶性程度越高。恶性胶质瘤一般指Ⅲ级及以上的胶质瘤，复发率高，预后较差。脑胶质瘤属于中医学“脑瘤”范畴，多与气虚血瘀、痰浊阻滞有关。

2. 方剂来源

此方出自孙光荣经验方，临床常用于治疗脑胶质瘤后遗症。

3. 药物组成

西洋参 10g　生黄芪 10g　紫丹参 10g　天葵子 10g
山慈菇 10g　菝葜根 10g　石决明 15g　川杜仲 12g
川牛膝 12g　生山楂 10g　干荷叶 10g　蒲公英 15g
桑寄生 15g　嫩桑枝 10g　生甘草 5g

4. 配伍诠释

方中西洋参、生黄芪、紫丹参益气养血，为君；天葵子、山慈菇、菝葜根软坚散结，为臣；石决明、川杜仲、川牛膝、桑寄生平补肝肾，为佐；生山楂、蒲公英、干荷叶清热化痰，为使；最后加上嫩桑枝通络，生甘草调和诸药。

5. 难点注解

干荷叶：清心火，平肝火，泻脾火，降肺火，以及清热养神，降压利尿，敛阴止汗，止血固精等。

（十六）孙光荣治囊肿方

1. 病因病机

囊肿是一种良性病变，可以生长在体表，也可以发生在内脏。其病因病机主要为气滞血瘀、痰凝、浊毒内蕴。

2. 方剂来源

此方出自孙光荣经验方，临床常用于治疗各种外部囊肿。

3. 药物组成

生晒参 10g　生黄芪 12g　紫丹参 10g　蒲公英 15g
金银花 15g　紫花地丁 10g　夏枯草 10g　川牛膝 12g
生甘草 5g　山慈菇 10g　生薏米 15g

4. 配伍诠释

方中生晒参、生黄芪、紫丹参益气活血，为君；蒲公英、金银花、紫花地丁、川牛膝、生薏米化湿行气、清热解毒，为臣；山慈菇、夏枯草软坚散结、化瘀止痛，为佐；生甘草调和诸药。

5. 难点注解

本病治疗原则是益气养血、清热解毒、软坚散结。方中金银花性寒味甘，具有清热解毒、凉血化瘀之功效，主治外感风热、温病初起、疮疡疔毒、红肿热痛、便脓血等。紫花地丁清热解毒、凉血消肿。川牛膝味苦重于甘，攻破之力较胜，活血通经、祛瘀止痛，治瘀血实证多用川牛膝。

（十七）孙光荣治乳腺肿块方

1. 病因病机

乳腺肿块单发或多发，可生于单侧或双侧，大多表面光滑，与皮肤不粘连，推之可移，皮色不变，不痛或稍有胀痛。乳腺肿块大多由肝郁不舒、冲任不和、痰凝气滞而成，如乳核、乳癖，预后良好，亦有兼见阴虚火旺（如乳痰），或正虚毒盛（如乳癌）等。

2. 方剂来源

此方出自孙光荣经验方，临床用于治疗各型乳腺肿块。

3. 药物组成

西洋参 10g　生黄芪 10g　紫丹参 10g　北柴胡 10g
川郁金 10g　丝瓜络 6g　山慈菇 10g　菝葜根 10g
夏枯草 10g　制鳖甲 15g　蒲公英 12g　生甘草 5g

4. 配伍诠释

方中西洋参、生黄芪、紫丹参为君药，以益气养血；柴胡、郁金、丝瓜络以疏肝解郁、理气通络；山慈菇、菝葜根、夏枯草、制鳖甲以软坚散结；蒲公英清热解毒、滋阴凉血；生甘草调和诸药。

5. 难点注解

本病治疗原则是益气养血、清热解毒、软坚散结。

丝瓜络：通络，活血，祛风，用于痹痛拘挛，胸胁胀痛，乳汁不通。

制鳖甲：滋阴潜阳，软坚散结，退热除蒸，用于阴虚发热，劳热骨蒸，虚风内动，经闭，癥瘕。

（十八）孙光荣治胸痹方

1. 病因病机

胸痹是指因胸部经脉痹阻不通引起的以胸闷、胸痛，甚则胸背引痛为主要表现的一类疾病。本病病机如下。

（1）气滞血瘀：情志致病，郁怒日久伤肝，肝郁而气滞，致胸胁不利，气机不畅，气血失和甚或凝滞，引起胸痹。

（2）痰瘀阻络：一方面久咳、久喘可引起肺的宣降失常，肺气壅滞，胸部经脉不利；另一方面，伏于肺间的寒饮流溢于胸部经脉，进一步加重了胸部经脉闭塞，导致胸肺同病，引发胸痹。

（3）中焦虚寒：素体中焦虚寒，影响脾胃运化，中焦气机不利，加之脾失健运，不能运化水湿，饮邪停留，而成饮阻气滞，此时若有郁怒则气上，中焦寒饮上逆，胸部经脉气机不畅，闭塞不通，遂成胸痹。

2. 方剂来源

此方出自孙光荣经验方，临床用于治疗胸痹。

3. 药物组成

西洋参 10g 生黄芪 10g 紫丹参 10g 生蒲黄 12g

全瓜蒌 10g 薤白头 10g 云茯神 12g 炒枣仁 10g

龙眼肉 10g 麦门冬 15g 五味子 3g 连翘壳 6g

炙甘草 5g

4. 配伍诠释

方中西洋参、生黄芪、紫丹参为君，可益气养血；生蒲黄、全瓜蒌、薤白头为臣，可化痰清心；云茯神、龙眼肉、炒枣仁为佐，可养心安神；麦门冬、五味子、连翘壳为使，可滋阴降火；炙甘草调和诸药，同时振奋心阳。

5. 难点注解

胸痹范围比较宽广，可由心、肺、纵隔、胸椎、神经软组织病变等引起，其中主要是指以胸部闷痛，甚则胸痛彻背，喘息不得卧为主要表现的一种疾病。轻者感觉胸闷，呼吸欠畅；重者则有胸痛，严重者心痛彻背，背痛彻心。其中的胸痹、心痛相当于西医学的冠心病心绞痛，而心肌梗死属于中医学“真心痛”的范畴。胸痹部分由瘀血引起，部分与寒痰有关。方中生蒲黄止血化瘀、通淋，用于吐血、衄血、咯血、崩漏、外伤出血、经闭、痛经、脘腹刺痛、跌打肿痛、血淋。

（十九）孙光荣治脑萎缩方

1. 病因病机

中医学认为，脑萎缩病机主要有以下两个方面。

（1）肾精亏损：年老体衰，阴精亏耗，肾水枯涸，髓失充养，脑海空虚，发为本病。

（2）痰浊瘀血：年老之人，气虚痰盛，气虚则运血无力，精微失运，痰湿内停，经络不畅，瘀血内停；气血失其畅达，髓海无以充养，反受痰浊蒙蔽，形成脑萎缩。

2. 方剂来源

此方出自孙光荣经验方，临床常用于治疗脑萎缩记忆力下降。

3. 药物组成

生晒参 10g　生黄芪 10g　紫丹参 10g　法半夏 7g
广陈皮 7g　制首乌 12g　明天麻 10g　粉葛根 10g
炙远志 10g　石菖蒲 10g　阿胶珠 10g　巴戟天 7g
云茯神 10g　炒枣仁 10g　生甘草 5g

4. 配伍诠释

方中生晒参、生黄芪、紫丹参、阿胶珠为君，能益气活血补血；法半夏、广陈皮、制首乌、明天麻、粉葛根为臣，能化痰开窍、解肌醒脑；炙远志、石菖蒲、云茯神、炒枣仁为佐，能宁心安神；巴戟天为使，能滋补肾阳；生甘草调和诸药。

5. 难点注解

巴戟天：补肾阳，壮筋骨，祛风湿，可治阳痿，少腹冷痛，小便不禁，子宫虚冷，风寒湿痹，腰膝酸痛。《神农本草经》言其“主大风邪气，阴痿不起，强筋骨，安五脏，补中增志益气”。《名医别录》言其“主治头面游风，少腹及阴中相引痛，下气，补五劳，益精”。

（二十）孙光荣治癫痫方

1. 病因病机

中医学对癫痫病因病机的认识，多归因于外感六淫，内伤情志，先天不足，饮食不节，劳累过度，或受惊恐，致痰浊上扰，蒙蔽清窍，扰动心神，阻遏经络而发，常概括为风、痰、食、瘀、虚、惊几大病因，而尤以惊为著。各代医家对此颇为重视，论述较多，认为痰邪瘀积是癫痫发作的物质基础，素体虚弱，先天不足，病为痰邪，或与风、惊、食、瘀、虚互结而发。

2. 方剂来源

此方出自孙光荣经验方，常用于治疗癫痫。

3. 药物组成

生晒参 10g　生黄芪 10g　紫丹参 10g　法半夏 7g

广陈皮 7g　紫浮萍 7g　石菖蒲 10g　炙远志 10g

佩兰叶 6g　云茯神 10g　炒枣仁 10g　蒲公英 12g

蔓荆子 10g　西藁本 10g　生甘草 5g

4. 配伍诠释

方中生晒参、生黄芪、紫丹参益气养血，为君。法半夏、广陈皮、石菖蒲、炙远志化痰开窍，为臣药。云茯神、炒枣仁安神宁心；佩兰叶、蒲公英芳香化湿、阳中育阴、养阴生津，共为佐药。紫浮萍、蔓荆子、西藁本清利头目，载药上行颠顶，为使。生甘草调和诸药。

5. 难点注解

石菖蒲：化湿和胃，开窍豁痰，醒神益智，可用于脘痞不饥，噤口下痢，神昏癫痫，健忘耳聋。

蔓荆子：疏散风热，清利头目，除湿利关节，主治外感头痛，偏正头风，昏晕目暗，赤眼多泪，目睛内痛，齿龈肿痛，湿痹拘挛。

（二十一）孙光荣息风止痉汤（治疗小儿抽动症、脑瘫方）

1. 病因病机

小儿抽动秽语综合征是一种慢性神经精神障碍的疾病，又称多发性抽动症、多发性抽动–秽语综合征、慢性多发性抽动等，以不自主的、突然的、多部位抽动，在抽动的同时伴有暴发性发声和秽语为主要表现。本病以行为障碍最常见，某些病例行为障碍比抽动症状更突出。本病男性多见，大部分患儿于 4 ～ 12 岁之间起病，常存在多种共病情况，如注意缺陷多动障碍、强迫障碍、行为问题等。本病的危险因素是男性、有家族史。该病常缓慢进展，可持续至成年，部分患者经过药物治疗能控制或缓解，但仍有许多患儿的症状波动，迁延不愈，其智力和寿命一般不受影响。

小儿脑性瘫痪又称小儿大脑性瘫痪，俗称脑瘫，是指从出生后一个月内脑发育尚未成熟阶段，由于非进行性脑损伤所致的以姿势异常及运动功能障碍为主的综合征，是小儿时期常见的中枢神经障碍综合征，病变部位在脑，累及四肢，常伴有智力缺陷、癫痫、行为异常、精神障碍及视、听觉、语言障碍等症状。

2. 方剂来源

此方出自孙光荣经验方，孙光荣常用此方治疗小儿抽动症、脑瘫等。

3. 药物组成

西洋参 8g　生黄芪 7g　紫丹参 7g　云茯神 10g
炒枣仁 7g　龙眼肉 7g　炙远志 7g　石菖蒲 7g
白僵蚕 7g　净全蝎 3g　石决明 12g　老钩藤 10g
珍珠母 10g　生甘草 5g　法半夏 5g　广陈皮 7g

4. 配伍诠释

此方孙光荣依然使用三联药组的方法，西洋参、生黄芪、紫丹参益气养血，为君；云茯神、酸枣仁、龙眼肉养心安神，为臣；炙远志、石菖蒲、白僵蚕、法半夏开窍醒脑，为佐；净全蝎、石决明、老钩藤、珍珠母同用息风止痉，广陈皮健脾化痰，共为使；生甘草调和诸药。

5. 难点注解

净全蝎：该品主入肝经，性善走窜，既平息肝风，又搜风通络，有良好的息风止痉之效，为治痉挛抽搐之要药。

石决明：味微咸，性微凉，为凉肝镇肝之要药。《圣济总录》言其治风毒气攻入头，眼目昏及头目不利。

老钩藤：清热平肝，息风定惊，治小儿惊痫瘛疭，成人血压偏高，头晕、目眩，妇人子痫。

二、中和方

（一）孙光荣中和调胃类方

脾胃病是一种常见、多发病，临床主要表现为胃脘痛、恶心、呕吐、腹胀、泄泻等。脾胃病主要涉及三个脏器，即脾、胃、肝，多因肝胃失和，阻滞气机，气机升降失常，肝气失于疏泄，肝郁气结；或寒湿内停；或寒热错杂；或饮食不节，起居不时，五脏阴血受损；或脾气亏虚，无力运化；或工作压力大，生活节奏快，过食生冷，又加劳倦，脾气损伤；或辛辣油腻损伤脾胃，导致脾气虚而胃阴伤，成脾胃虚弱之态。

1. 调胃基础方

（1）方剂来源：此方出自孙光荣经验方。

（2）药物组成

生晒参 10g	生黄芪 10g	紫丹参 10g
乌贼骨 12g	西砂仁 4g	瓦楞子 10g
大腹皮 10g	炒枳壳 10g	延胡索 10g
蒲公英 15g	鸡内金 6g	降真香 5g

（3）配伍诠释：方中生晒参、生黄芪、紫丹参益气活血，为君；乌贼骨、西砂仁、鸡内金、瓦楞子抑酸和胃，行胃中之积滞，为臣；延胡索、大腹皮、炒枳壳行气止痛，为佐；蒲公英清胃热、养胃阴，降真香导气下行，共为使。

（4）难点注解

生晒参：治肺胃阳气不足，肺气虚促，短气少气，可补气缓中，止渴生津液。

生黄芪：补气，入手太阴、足太阴、手少阴之经。其功用甚多，而其独效者，尤在补血。

紫丹参：善治血分，去滞生新，调经顺脉之药也，亦可补心定志，安神宁心。

乌贼骨：为和胃制酸药，对胃酸过多、胃溃疡有效。

西砂仁：治脾胃气结滞不散；气味辛温而芬芳，香气入脾，辛能润肾，故为开脾胃之要药，和中气之正品。《本草汇言》谓其为温中和气之药也。若上焦之气横逆而不下，下焦之气抑遏而不上，中焦之气凝聚而不舒，用砂仁治之，奏效最捷。

鸡内金：宽中健脾，消食和胃。

延胡索：行气止痛，不论是血是气，积而不散者，服此力能通达，以其性温，则于气血能行能畅，味辛则于气血能润能散，所以理一身上下诸痛。

大腹皮：下气宽中，和胃气。《本经逢原》言："槟榔性沉重，泄有形之积滞；大腹皮性轻浮，散无形之滞气。"

炒枳壳：理气宽中，行滞消胀。

蒲公英：入阳明胃、厥阴肝，乃凉血解热之要药。

降真香:《本草再新》言其"治一切表邪，宣五脏郁气，利三焦血热，止吐，和脾胃"。《本经逢原》言："降真香色赤，入血分而下降，故内服能行血破滞，外涂可止血定痛。"

2. 治胃脘痛方

（1）方剂来源：此方出自孙光荣经验方，临床用于治疗气滞血瘀型胃脘痛。

（2）药物组成

太子参 15g　生黄芪 10g　紫丹参 10g　乌贼骨 12g

西砂仁 4g　广橘络 7g　荜澄茄 4g　延胡索 10g

田三七 6g　鸡内金 6g　大红枣 10g

（3）配伍诠释：方中太子参、生黄芪、紫丹参为君药，能行气活血养阴；乌贼骨、西砂仁、广橘络为臣药，能和胃制酸；荜澄茄、延胡索、田三七行气止痛，为佐药；鸡内金健脾消积，为使药；大红枣调和诸药。

（4）难点注解

荜澄茄：温中散寒，行气止痛，暖脾胃，治呕吐哕逆、消化不良、胃痛。

田三七：《本草纲目》言其“止血散血定痛，金刃箭伤、跌扑杖疮、血出不止者，嚼烂涂，或为末掺之，其血即止；亦主吐血衄血，下血血痢，崩中经水不止，产后恶血不下，血瘀疼痛，赤目痈肿，虎咬蛇伤诸病”。

3. 治胃脘胀痛方

（1）方剂来源：此方出自孙光荣经验方，临床用于治疗气滞血瘀型胃脘胀痛。

（2）药物组成

太子参 15g　生黄芪 10g　紫丹参 10g　乌贼骨 12g
西砂仁 4g　广橘络 7g　川郁金 10g　大腹皮 10g
酒青皮 7g　制川朴 6g　炒枳壳 6g　生山楂 6g
鸡内金 6g

（3）配伍诠释：方中太子参、生黄芪、紫丹参为君，能益气养阴、活血化瘀；乌贼骨、西砂仁、广橘络为臣药，能和胃止酸；川郁金、大腹皮、酒青皮、制川朴、炒枳壳行气止痛、活血祛瘀，为佐；生山楂、鸡内金健脾和胃，为使。

（4）难点注解

川郁金：行气化瘀，清心解郁，利胆退黄，可用于经闭痛经，胸腹胀痛、刺痛，热病神昏，癫痫发狂，黄疸尿赤。

酒青皮：可用于肝郁气滞之胁肋胀痛、乳房胀痛、乳核、乳痈、疝气疼痛、食积气滞之胃脘胀痛，以及气滞血瘀所致的癥瘕积聚。

4. 治慢性糜烂性胃炎方

（1）方剂来源：此方出自孙光荣经验方，临床常用于治疗胃脘疼痛不舒，尤善于治疗浅表糜烂性胃炎。

（2）药物组成

太子参 15g　生黄芪 10g　紫丹参 10g　乌贼骨 10g
西砂仁 4g　瓦楞子 10g　鸡内金 6g　广橘络 6g
制川朴 6g　大腹皮 10g　炒枳壳 6g　降真香 10g
蒲公英 15g　生甘草 5g

（3）病因病机：慢性糜烂性胃炎是一种由于各种病因导致的胃黏膜病变。幽门螺旋杆菌感染是慢性胃炎伴糜烂的主要病因。胆汁、胰液和肠液大量反流入胃，使胃黏膜遭到消化液损伤。长期食用粗糙或刺激性食物、酗酒、高盐饮食，长期服用非甾体消炎药等均可以导致疾病的发生。中医学认为，其主要病因有五个方面：①寒湿之邪侵袭人体，壅遏胃气；②外受湿热，困扰胃腑；③饮食不节，饥饱失常，日久损伤胃腑；④情志不节，忧思恼怒致气结于胃；⑤胃部手术后，损伤胃络，耗伤气血，胃失其职。临床根据不同的病因，采取不同的调理方法。

（4）配伍诠释：方中太子参、生黄芪、紫丹参益气养血，为君；乌贼骨、瓦楞子、西砂仁和胃止酸，为臣；鸡内金、广橘络、制川朴、大腹皮、炒枳壳、降真香化痰行气除胀，为佐；蒲公英清热解毒（胃炎属于中医“内疡”范畴，与火毒有关），为使药；生甘草调和诸药。若有痰饮者可加入薤白头和川郁金化痰。

5. 治胃疡方

（1）方剂来源：此方出自孙光荣经验方，临床常用于治疗慢性胃炎、胃溃疡。

（2）药物组成

太子参 15g　生黄芪 10g　紫丹参 7g　乌贼骨 10g
西砂仁 4g　广橘络 6g　荜澄茄 4g　制香附 10g
炒六曲 15g　大红枣 10g　猫爪草 10g　山慈菇 10g

（3）配伍诠释：方中太子参、生黄芪、紫丹参行气活血养阴，为君；乌贼骨、西砂仁、广橘络、荜澄茄、制香附和胃制酸、行气止痛，为臣；六神曲、大红枣益气和胃，为佐；猫爪草、山慈菇针对疮疡，清热解毒、软坚散结，为使。

6. 治儿童胃脘痛方

（1）方剂来源：此方出自孙光荣经验方，临床常用

于治疗小儿胃脘不适。

（2）药物组成

太子参 15g 生黄芪 10g 紫丹参 7g 乌贼骨 12g
西砂仁 4g 高良姜 10g 藿香叶 10g 炒扁豆 12g
炒六曲 15g 鸡内金 6g 大红枣 10g 佩兰叶 6g
炒谷芽 15g 炒麦芽 15g

（3）配伍诠释：方中太子参、生黄芪、紫丹参行气活血养胃阴，为君；乌贼骨、西砂仁、高良姜制酸止痛、温胃散寒，为臣；六神曲、鸡内金、炒谷芽、炒麦芽、大红枣调胃健脾、消食除积，为佐；藿香叶、佩兰叶、炒扁豆行气化湿，为使药。

（二）孙光荣治脏躁方

1. 病因病机

脏躁多属内伤虚证，因精血不能营养五脏，阴阳失去平衡，虚火妄动，上扰心神，或灼伤肺金，或心肾不交，或心肝火旺，肝阴受损，或素体有痰，痰火交炽而致。本病常见烦躁，情智失控，神情恍惚，哈欠频作，不能自主等。

2. 方剂来源

此方出自孙光荣经验方，临床常用于治疗脏躁。

3. 药物组成

西洋参 12g 生黄芪 10g 紫丹参 10g 川郁金 10g

大红枣 12g　浮小麦 15g　银柴胡 10g　地骨皮 10g

制鳖甲 15g　云茯神 12g　炒枣仁 12g

4. 配伍诠释

方中西洋参、生黄芪、紫丹参、大红枣珠益气养血，为君；银柴胡、地骨皮、制鳖甲滋阴清热，为臣；云茯神、炒枣仁、川郁金、滋补肝肾、养心安神，为佐使。

5. 难点注解

银柴胡：清虚热，除疳热，用于阴虚发热，骨蒸劳热，小儿疳热，为清虚热的要药，常与青蒿、地骨皮等药配伍。

地骨皮：清热，凉血，滋补肝肾，治虚劳潮热盗汗，肺热咳喘，吐血，衄血，腰痛。

（三）孙光荣治湿疹外洗方

1. 病因病机

湿疹的病因病机可归纳为以下几个方面。

（1）外邪袭表：腠理素虚，加之经常涉水浸湿，湿性黏滞，聚于肌腠，影响卫气宣发，营卫失和，血行不畅，外卫不固，易受风热之邪入侵，湿、风、热三邪互相搏结，充于肌腠，浸淫肌肤，发为湿疹。

（2）湿热内蕴：素体阳盛，嗜食厚味、酒、烟、浓茶、辛辣之品，脾胃受伐，运化失常，水湿内停，郁久化热，湿热互结壅于肌肤，影响气血运行，而发湿疹。

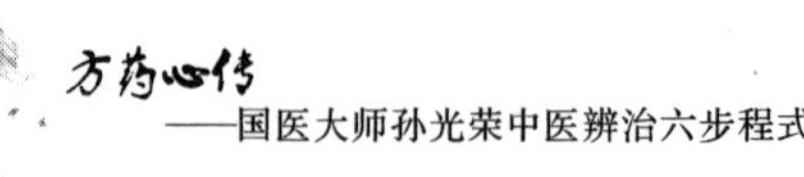

（3）血燥风胜：向为血热之躯，因七情过度，致心火炽盛，内扰心营，暗耗心血，血虚风胜，交织于肌肤，致肌腠失荣，疮疹叠起。

（4）脾虚湿阻：脾胃素虚，或因饮食失节，戕伐脾胃，致脾失健运，津液不布，水湿蓄积，停滞于内，浸淫肌肤，而发湿疹。

2. 方剂来源

此方出自孙光荣经验方，临床常外用治疗湿疹（外洗方）。

3. 药物组成

蛇床子 10g	百部根 10g	土茯苓 30g
蒲公英 15g	白鲜皮 15g	地肤子 15g
生薏米 15g	芡实仁 15g	生甘草 5g
白花蛇舌草 10g	金银花 15g	蝉蜕衣 10g

4. 配伍诠释

方中蛇床子、百部根、白花蛇舌草、金银花、蒲公英清热解毒，为君；土茯苓、白鲜皮、地肤子燥湿止痒，为臣；生薏米、芡实仁清热利湿，为佐；蝉蜕衣疏风通络，为使；生甘草调和诸药。

5. 难点注解

蛇床子：温肾壮阳，燥湿，祛风，杀虫。

（四）孙光荣治糖尿病肾病方

1. 病因病机

糖尿病肾病患者多伴有高血压、高脂血症、蛋白尿等疾病，中医学认为其属于“消渴病肾病”范畴。消渴病经久不愈，肾阴亏虚日久，阴损及阳；或久病不愈，阳气虚衰，终至阴阳俱虚。临床常见小溲频多，入夜尤甚，浑浊如膏，甚至饮一溲一，面色㿠白，形神困顿，腰膝酸软，形寒肢冷；或见下肢浮肿，舌质淡胖，苔白滑或干，脉沉细，尺脉无力。此病与脾、肾、肝关系密切。肾为先天之本，脾为后天之本，先天禀赋不足、元阴亏乏，后天调摄失宜、脾失运化，均可造成气机不利、津液运行不畅，日久可使痰浊内生。若复受于惊，惊则气乱，痰随气逆，上蒙心窍则神昏；横窜经络，引动肝风则抽搐、眩晕。治宜滋水涵木、平肝潜阳、清热解毒、利水祛湿。

2. 方剂来源

此方出自孙光荣经验方，临床常用于治疗糖尿病肾病早期，伴有高血压、蛋白尿的患者。

3. 药物组成

西洋参 10g　生黄芪 10g　紫丹参 10g　石决明 10g
川杜仲 10g　川牛膝 10g　蒲公英 15g　川萆薢 10g
芡实仁 10g　生薏米 15g　鱼腥草 10g　车前仁 10g

潼蒺藜 10g　玉米须 6g　粉葛根 10g　生山楂 10g

4. 配伍诠释

方中西洋参、生黄芪、紫丹参益气养血，为君药；芡实仁、川杜仲、潼蒺藜、石决明、川牛膝补脾、肾、平肝息风，为臣药；鱼腥草、蒲公英、川萆薢清热解毒祛湿，为佐药；生薏米、玉米须、粉葛根养阴生津，为使药；最后加上车前仁利水通淋，生山楂活血化瘀以降脂。

5. 难点注解

芡实仁:《药品化义》言其“入脾、胃、肝三经。治遗精，淋浊，带下，小便不禁，大便泄泻”。

川杜仲：补肝肾，强筋骨，安胎，治腰脊酸疼，足膝痿弱，小便余沥，阴下湿痒，胎漏欲堕，胎动不安。

潼蒺藜:《本草再新》言其“镇肝风，泻肝火，益气化痰，散湿破血，消痈疽，散疮毒”。

（五）孙光荣健脾止泻方

1. 病因病机

中医学认为，腹泻常见病因病机包括以下 5 点。

（1）感受外邪：在外邪致泻中，以湿邪致泻多见。风、寒、暑热之邪亦多夹湿邪而致病，如寒湿内侵，困遏脾运，清浊不分而致泻；如兼夹风、寒，又可有外感表证；夏秋暑湿当令，湿热伤中，脾胃受病，邪热下迫大肠，可致泄泻。

（2）饮食所伤：饮食过量、宿食内停、过食肥甘、多食生冷、误食不洁之物或饮酒过度，致脾胃失运，水谷不化，水反为湿，谷反为滞，精华之气不能输化，升降失调而为泄泻。

（3）情志失调：脾胃素虚，又因忧郁思虑、情绪激动，以致肝气郁逆，乘脾犯胃，脾胃运化受制而发生泄泻，是肝、脾二脏之病，为肝木克土，脾气受伤之故。

（4）脾胃虚弱：脾虚则运化不及，胃虚则少纳不化，水谷不能受纳，精微不能运化，水谷停滞，清浊不分，混杂而下，遂成泄泻。

（5）脾肾阳虚：年老体衰，阳气不足；素体阳虚，失于温煦；泄泻日久，脾阳不振，日久脾病及肾，命门火衰，肾阳虚不能助脾胃运化水湿，腐熟水谷，清浊不分而为泄泻。

总之，泄泻主要由脾胃运化不调、小肠受盛和大肠传导失常所致，脾虚不运而湿浊内生，湿盛脾虚互为因果，若迁延日久，又受湿食所伤，亦可引起急性发病，表现为虚中夹实。

2. 方剂来源

此方出自孙光荣经验方，临床用于治疗脾胃虚弱型腹泻。

3. 药物组成

太子参 15g　生黄芪 10g　紫丹参 10g　炒白术 10g
车前仁 10g　佩兰叶 10g　炒扁豆 10g　炒六曲 15g
焦山楂 10g　炒谷芽 10g　炒麦芽 10g　鸡内金 5g

4. 配伍诠释

方中太子参、生黄芪、紫丹参益气养血、养阴生津，为君药；车前仁、炒白术、佩兰叶、炒扁豆芳香化浊、利水渗湿、健脾止泻，为臣药；炒六曲、焦山楂、炒麦芽、炒谷芽健脾和胃，为佐药；鸡内金健脾助运、和胃，为使药。

5. 难点注解

炒白术：除湿益燥，和中益气，温中，去脾胃中湿，除胃热，强脾胃，进饮食，止汗，安胎。

佩兰叶：芳香理脾，健胃，发汗，利尿，可用于头痛，鼻塞，神经性头痛。

炒扁豆：健脾和中，消暑化湿，治暑湿吐泻，脾虚呕逆，食少久泄，水停，消渴，赤白带下，小儿疳积。

炒六曲：六神曲具消食和胃之功，适用于饮食积滞，消化不良等症，常与山楂、麦芽等配伍应用。

炒麦芽：行气消食，健脾和胃，退乳消胀。

炒谷芽：消食和中，健脾和胃，用于食积不消，腹胀口臭，脾胃虚弱，不饥食少。

（六）孙光荣调脂方

1. 病因病机

中医学认为，肥胖是由于饮食不节、七情内伤、久卧久坐、先天禀赋、体质差异、年老体衰等原因导致肺、脾、肝、胆、肾功能失调，水谷精微不能正常化生，水液代谢异常，从而致使膏脂、水湿、痰瘀积于体内，发于肌肤腠理，而为肥胖。

2. 方剂来源

此方出自孙光荣经验方，临床用于化痰降浊，减肥调脂。

3. 药物组成

太子参 15g　生黄芪 12g　紫丹参 10g　云茯神 12g
炒枣仁 12g　龙眼肉 10g　干荷叶 6g　生山楂 10g
炒山楂 10g　炒六曲 15g　大腹皮 10g　鸡内金 6g
生甘草 5g

4. 配伍诠释

方中太子参、生黄芪、紫丹参益气养血，为君；云茯神、炒枣仁、龙眼肉养心安神，为臣；干荷叶、生山楂、炒山楂化痰降浊，为佐；六神曲、大腹皮、鸡内金健脾和胃，为使；生甘草调和诸药。

5. 难点注解

干荷叶：清热解暑，升发清阳，凉血止血，用于暑热烦渴，暑湿泄泻，脾虚泄泻，血热吐衄，便血崩漏。荷叶炭收涩化瘀止血，用于多种出血症及产后血晕。

生山楂：消食健胃，行气散瘀，用于肉食积滞证，胃脘胀满，泻痢腹痛，产后瘀阻，心腹刺痛，疝气疼痛等。

炒山楂：活血化瘀，健胃消食。

（七）孙光荣治皮下脂肪瘤方

1. 病因病机

中医学认为，肺主皮毛，脾主肉，此类疾病的产生与脾肺功能失调有关。在水液代谢中，肺气失于宣发肃降，脾气失于运化，痰湿之邪停聚于经络，经气郁滞，痰湿久聚成核，发于肌表，而致皮下脂肪瘤。

2. 方剂来源

此方出自孙光荣经验方，临床常用于治疗皮下脂肪瘤。

3. 药物组成

西洋参 10g　生黄芪 10g　紫丹参 10g　法半夏 10g
广陈皮 10g　生山楂 10g　干荷叶 7g　紫花地丁 5g
白鲜皮 10g　净水蛭 3g　上肉桂 1g　生甘草 5g

4. 配伍诠释

方中西洋参、生黄芪、紫丹参益气活血，为君药；法半夏、广陈皮、生山楂、干荷叶化痰降浊，为臣药；

紫花地丁、白鲜皮清热解毒、祛湿，为佐药；净水蛭活血化瘀通络，为使药；上肉桂、生甘草调和诸药。若有局部疼痛者，加蝉蜕衣、山慈菇化痰散结、通络止痛。

5. 难点注解

紫花地丁：能清热解毒，凉血消肿，清热利湿，主治疔疮，痈肿，瘰疬，黄疸，痢疾，腹泻，目赤，喉痹，毒蛇咬伤。

三、下畅方

（一）孙光荣调月经方

1. 病因病机

中医学认为，月经与肝、脾、肾关系密切，肾气旺盛，肝脾调和，冲任脉盛，则月经按时而下。月经先期，或因素体阳盛，过食辛辣，助热生火；或情志急躁或抑郁，肝郁化火，热扰血海；或久病阴亏，虚热扰动冲任；或饮食不节，劳倦过度，思虑伤脾，脾虚而统摄无权。月经后期，或因外感寒邪，寒凝血脉；或久病伤阳，运血无力；或久病体虚，阴血亏虚；或饮食劳倦伤脾，使化源不足，而致月经后期。月经先后无定期，或因情志抑郁，疏泄不及则后期，气郁化火，扰动冲任则先期；或因禀赋素弱，重病久病，使肾气不足，行血无力；或精血不足，血海空虚则后期，若肾阴亏虚，虚火内扰则先期。

2. 方剂来源

此方出自孙光荣经验方，临床常用于治疗月经不调，尤其善于治疗月经来潮时尿道淋痛，白带增多。

3. 药物组成

西洋参 10g　生黄芪 10g　紫丹参 10g　益母草 10g
制香附 10g　紫河车 7g　月季花 10g　阿胶珠 10g
大生地 10g　赤芍药 10g　全当归 12g　生甘草 5g

4. 配伍诠释

方中西洋参、生黄芪、紫丹参益气养血，为君；制香附、月季花、赤芍药、益母草疏肝解郁养血，为臣药；紫河车、阿胶珠、大生地、全当归滋补精血，为使药；生甘草调和诸药。

5. 难点注解

赤芍药：主温毒发斑、吐血衄血、肠风下血、目赤肿痛、痈肿疮疡、闭经、痛经、崩带淋浊、瘀滞胁痛、疝瘕积聚、跌扑损伤。

（二）孙光荣治妇科崩漏类方

崩漏是指妇女非周期性、非正常行经而阴道下血如崩或淋漓不尽，以月经周期紊乱，子宫出血如崩似漏为主要表现的月经类疾病。经血非时而下，且量多如注，谓之崩、崩中或经崩；淋漓不断谓之漏、漏下或经漏。崩与漏虽出血情况不同，但在发病过程中两者常互相转化，故临床多以崩漏并称。崩漏多由血热、湿热、肾虚、脾虚、血瘀、外伤等导致冲任不能制约经血所致。漏下多因肾虚、血瘀，冲任失约所致。崩中多因血热迫血妄行，或瘀血阻滞，血不循经，或气虚冲任不固所致。

1. 治崩漏基础方

（1）方剂来源：此方出自孙光荣经验方，临床常用于治疗崩漏下血。

（2）药物组成

生晒参 10g　生黄芪 10g　紫丹参 5g　益母草 5g

制香附 10g　阿胶珠 10g　川杜仲 12g　制首乌 10g

蒲黄炭 15g　地榆炭 15g　生地炭 15g　生甘草 5g

（3）配伍诠释：方中生晒参、生黄芪、紫丹参益气养血，为君药。中医学理论认为“离经之血即是瘀”，崩漏患者可以使用活血化瘀之品，但药量不宜过大，主要是达到活血以养血的目的。蒲黄炭、地榆炭、生地炭凉血止血，为臣药。益母草、制香附、阿胶珠调经行气，为佐药，其中阿胶珠主要善于治疗出血性贫血。益母草、制香附行气养血，川杜仲、制首乌滋补肝肾，共为使药（肾主二阴、生殖，故要滋补肾气）。生甘草调和诸药。

（4）难点注解

川杜仲：《神农本草经》谓其主治“腰膝痛，补中，益精气，坚筋骨，强志，除阴下痒湿，小便余沥。久服，轻身耐老”。

2. 治崩漏失眠方

（1）方剂来源：此方出自孙光荣经验方，临床常用于治疗妇科崩漏下血兼失眠。

（2）药物组成

西洋参 10g　生黄芪 10g　紫丹参 10g　全当归 10g
阿胶珠 10g　生地炭 10g　侧柏炭 10g　地榆炭 10g
川杜仲 10g　云茯神 10g　炒枣仁 10g　生甘草 5g

（3）配伍诠释：方中西洋参、生黄芪、紫丹参、全当归益气养血，为君药。四药用量均不大，达到养血的作用。阿胶珠主要用于出血性贫血；生地炭、侧柏炭、地榆炭凉血止血，共为臣药。云茯神、炒枣仁宁心安神，为佐药。川杜仲滋补肾气，为使药。最后加入生甘草调和诸药。

（三）孙光荣治产后发热方

1. 病因病机

产后发热的中医病机主要为产后体虚，感染邪毒，正邪交争，或败血停滞，营卫不通。如热毒不解，极易传入营血或内陷心包。

2. 方剂来源

此方出自孙光荣经验方，临床常用于治疗产后发热。

3. 药物组成

西洋参 15g　生黄芪 10g　紫丹参 10g　北防风 6g

北柴胡 10g　蒲公英 10g　蝉蜕衣 10g　大生地 10g

地骨皮 10g　大红枣 10g　浮小麦 15g　生甘草 5g

4. 配伍诠释

方中西洋参、生黄芪、紫丹参益气养血为君；蒲公英、大生地、地骨皮、大红枣、浮小麦为臣，清热滋阴，止汗；北防风、北柴胡、蝉蜕衣为佐，疏风清热，解毒利咽；生甘草为使，调和诸药。

5. 难点注解

地骨皮:《名医别录》言其“主治风湿，下胸胁气，客热头痛，补内伤大劳虚极，坚筋骨，强阴，利大小肠，久服耐寒暑”。

北防风：解表祛风，胜湿，止痉，用于感冒头痛，风湿痹痛，风疹瘙痒，破伤风。

蝉蜕衣：散风热，宣肺，定痉，治外感风热，咳嗽音哑，麻疹透发不畅，风疹瘙痒，小儿惊痫，目赤，翳障，疔疮肿毒，破伤风。

（四）孙光荣治肝囊肿方

1. 病因病机

肝囊肿是常见的肝脏良性病变，西医学将其分为寄生虫性与非寄生虫性两大类，寄生虫性以肝包虫病为多见。肝囊肿一般不会影响肝功能，也不会发展为肝癌，所以较小的肝囊肿通常不必治疗，只要定期复查即可。但如果囊肿较大，且患者有不适症状时，可以治疗。

本病的治疗一般有两种方法。

（1）肝囊肿穿刺法：即在超声波的引导下，用针将囊肿内的液体抽出来，然后再注入无水酒精。

（2）手术治疗：将囊肿连同囊肿的膜一起摘除。在中医学上，肝囊肿属“癥瘕”“积聚”的范畴，病程较长，多因肝郁气滞、湿浊虫积日久，导致气滞血瘀。

2. 方剂来源

此方出自孙光荣经验方，临床用于治疗肝囊肿。

3. 药物组成

生晒参 12g　生黄芪 12g　紫丹参 10g　北柴胡 10g
川郁金 10g　夏枯草 10g　山慈菇 10g　菝葜根 12g
蒲公英 15g　珍珠母 15g　制鳖甲 15g　生甘草 5g

4. 配伍诠释

方中生晒参、生黄芪、紫丹参益气养血，为君药；北柴胡、川郁金、珍珠母、制鳖甲疏肝解郁、滋阴潜阳，为臣；夏枯草、山慈菇、菝葜根、蒲公英清热解毒、软坚散结为佐药；生甘草为使药，兼调和诸药。若患者有腹胀症状，可加大腹皮、制川朴行气除胀。

5. 难点注解

益气养血、疏肝解郁、软坚散结、行气除胀是治疗肝囊肿的基本方法。

（五）孙光荣治卵巢囊肿方

1. 病因病机

卵巢囊肿根据其发病特征及临床表现，当属中医学“癥瘕”“积聚”等范畴。《景岳全书·妇人规》提出：“瘀血留滞作，惟妇人有之。其证则或由经期，或由产后，凡内伤生冷，或外受风寒，或恚怒伤肝，气逆而血留，或忧思伤脾，气虚而血滞，或积劳积弱，气弱而不行，总由血动之时，余血未净，而一有所逆，则留滞日积而渐成矣。”基本概括了妇女癥瘕的病因病机。

2. 方剂来源

此方出自孙光荣经验方，常用于治疗卵巢囊肿。

3. 药物组成

生晒参 10g　生黄芪 12g　紫丹参 10g　益母草 10g
醋香附 10g　阿胶珠 10g　山慈菇 12g　菝葜根 12g
制川朴 6g　蒲公英 15g　半枝莲 12g　珍珠母 15g
全当归 10g　生甘草 5g　夏枯草 5g　白花蛇舌草 12g

4. 配伍诠释

方中生晒参、生黄芪、紫丹参、全当归、阿胶珠益气养阴、行气活血，为君；益母草、醋香附、珍珠母养血调经，为臣；山慈菇、菝葜根、白花蛇舌草、半枝莲、蒲公英、夏枯草清热解毒、软坚散结，为佐；制川朴行气除胀，为使；生甘草调和诸药。

5. 难点注解

益母草：辛散苦泄，性寒清热，既能活血散瘀以止痛，又能清热解毒以消肿，善于治疗热壅血瘀所致的疮痈肿毒、皮肤红肿等。

菝葜根：祛风湿，利小便，消肿毒，软坠散结，止痛，常用于肿瘤治疗。

（六）孙光荣治偏瘫类方

1. 治偏瘫基础方

半身不遂为中风后遗症，即西医学所说的脑卒中。患者多数为中老年人。《类证治裁·中风》中说："半身不遂，因气血不至，故痛痒不知。经曰，营虚则不仁，卫虚则不用，营卫俱虚，则不仁且不用。"亦有先觉手足麻木，逐渐形成者，多由营卫先衰，络脉空虚，邪气乘虚而入，或因气虚血虚，或肾虚精气不足等所致。

（1）方剂来源：此方出自孙光荣经验方，临床常用于治疗中风偏瘫、半身不遂。

（2）药物组成

西洋参 10g　生黄芪 10g　紫丹参 10g　制首乌 10g
明天麻 10g　西藁本 10g　粉葛根 10g　桑寄生 12g
川杜仲 10g　老钩藤 12g　络石藤 12g　路路通 10g
川牛膝 12g　嫩桑枝 10g　生甘草 5g

（3）配伍诠释：方中西洋参、生黄芪、紫丹参益气活血，为君药。此方中臣药分为两组，第一组是制首乌、明天麻、西藁本、粉葛根解肌发表、清利头目；第二组是桑寄生、川杜仲滋补肝肾、清相火。老钩藤、络石藤、路路通、川牛膝、嫩桑枝疏风通络，为佐药。生甘草调和诸药。

（4）难点注解

西藁本：祛风，散寒，除湿，止痛，用于风寒感冒，颠顶疼痛，风湿肢节痹痛。

老钩藤：平肝息风，主治热盛动风、肝阳上亢、肝火上炎，头胀痛。

络石藤：祛风通络。《神农本草经》言其“主风热死肌痈伤，口干舌焦，痈肿不消，喉舌肿，水浆不下”。

路路通：《本草纲目拾遗》言其“明目，除湿，舒筋络拘挛，周身痹痛，手脚及腰痛”。《名医别录》言其“主大惊入腹，除邪气，养肾，主腰髋痛，坚筋骨，利关节”。

2. 治中风方

（1）病因病机：脑梗死称缺血性脑卒中，是指局部脑组织因血液循环障碍，缺血、缺氧而发生的软化坏死，属中医学“卒中”“中风”“类中风”“偏枯”“半身不遂”等范畴。本病多因素体禀赋不足，年老正衰，肝肾不足，阳亢化风，或劳倦内伤致气血内虚，血脉不畅；或因嗜饮酒浆，过食肥甘，损伤脾胃，内生湿浊，进而化热，阻滞经脉，复加情志不遂、气候剧烈变化等诱因，致脏腑功能失调，气血逆乱，风夹痰瘀，扰于脑窍，窜犯经络，发为中风。

（2）方剂来源：此方出自孙光荣经验方，临床常用于治疗脑梗死。

（3）药物组成

西洋参 10g　生黄芪 10g　紫丹参 10g　紫浮萍 10g
净水蛭 3g　制首乌 10g　明天麻 10g　老钩藤 12g
络石藤 12g　云茯神 12g　炒枣仁 12g　龙眼肉 10g
川杜仲 12g　川牛膝 12g　生甘草 5g

（4）配伍诠释：方中西洋参、生黄芪、紫丹参益气活血，为君药；明天麻、制首乌清利头目，老钩藤、络石藤、净水蛭活血祛风通络，共为臣药；云茯神、炒枣仁、龙眼肉养心安神，为佐药；川杜仲、川牛膝滋补肝肾、平肝潜阳，为使药；紫浮萍载药上行，生甘草调和诸药。

（5）难点注解

紫浮萍：清代黄元御《玉楸药解》言其辛凉发表，治瘟疫斑疹，疗肌肉麻痹，中风㖞斜，瘫痪。

3. 祛风止痉方

（1）病因病机：中风病之肢体痉挛多与痰有关，痰为百病之源。其根本在于脾胃之运化乏力，致使清浊不分，流注经络。且痰饮性黏滞，与风邪相裹，阻滞经络，而致肢体拘挛疼痛，恢复困难。

（2）方剂来源：此方出自孙光荣经验方，临床常用于治疗中风痰饮证之肢体痉挛。

（3）药物组成

生晒参 10g　生黄芪 10g　紫丹参 10g　法半夏 10g

广陈皮 10g　桑寄生 10g　老钩藤 12g　路路通 10g

嫩桑枝 10g　净水蛭 3g　白僵蚕 6g　蝉蜕衣 6g

紫浮萍 10g　佩兰叶 6g　川杜仲 10g　生甘草 5g

（4）配伍诠释：方中生晒参、生黄芪、紫丹参益气活血，为君药；法半夏、广陈皮祛痰行气，为臣药；白僵蚕、净水蛭、蝉蜕衣、路路通、老钩藤、嫩桑枝祛风通络、活血止痉，为佐药；川杜仲、桑寄生滋补肝肾、平肝息风，紫浮萍载药上行，佩兰叶芳香醒脾为使药；生甘草调和诸药。

（5）难点注解

桑寄生：其功效补肝肾，强筋骨，除风湿，通经络，养血，安胎，治腰膝酸痛、筋骨痿弱、偏枯、脚气、风寒湿痹、胎漏血崩、产后乳汁不下、久咳、舌纵、眩晕。

4. 治缺血性中风后遗症方

（1）方剂来源：此方出自孙光荣经验方，临床常用于治疗脑梗死后遗症。

（2）药物组成

生晒参 12g　生黄芪 12g　紫丹参 12g　石决明 20g
川杜仲 12g　川牛膝 12g　制首乌 12g　明天麻 10g
粉葛根 10g　净水蛭 3g　肉　桂 1g　大伸筋 10g
路路通 10g　生甘草 5g

（3）配伍诠释：方中生晒参、生黄芪、紫丹参益气活血，为君药；石决明、川杜仲、川牛膝平肝潜阳，为臣药；制首乌、明天麻、粉葛根清利头目，为佐药；净水蛭、伸筋草、路路通疏通经络，为使药；肉桂在方中作为调味药使用，去虫类药物水蛭之腥臊；生甘草调和诸药。

（七）孙光荣治痛经类方

1. 治痛经基础方

（1）病因病机：子宫内膜异位症是指有活性的内膜细胞种植在子宫内膜以外的位置而形成的一种女性常见妇科疾病。子宫内膜细胞本该生长在子宫腔内，但由于子宫腔通过输卵管与盆腔相通，因此使得其内膜细胞可经输卵管进入盆腔异位生长。目前对此病发病的机制有多种说法，其中被普遍认可的是子宫内膜种植学说。本病多发生于生育年龄的女性，青春期前不发病，绝经后异位病灶可逐渐萎缩退化。子宫内膜异位症的主要病理变化为异位内膜周期性出血及其周围组织纤维化，形成异位结节，痛经、慢性盆腔痛、月经异常和不孕是其主要症状。病变可以波及所有的盆腔组织和器官，以卵巢、子宫直肠陷凹、宫骶韧带等部位最常见，也可发生于腹腔、胸腔、四肢等处。痛经是子宫内膜异位症最典型的症状，呈继发性，伴进行性加重，常于月经来潮前 1 ～ 2 天开始，经期第 1 天最剧，以后逐渐减轻，至月经干净时消失。严重阶段疼痛难忍，甚至止痛剂加量亦无效。其疼痛是由于子宫内膜异位症病灶内部出血刺激局部组织炎性反应引起。同时子宫内膜异位症病灶分泌前列腺素增加，导致子宫平滑肌挛缩，痛经加剧。

中医学认为，月经期间抵抗力减低，易受致病因素的影响，如情志不舒，饮食所伤，湿热下注，气血虚弱，肝肾虚损，也有因子宫发育不良或畸形，或子宫位置过度不正等而发生痛经的。痛经的治疗原则，以调理冲任气血为主。月经期调血止痛以治标，平时辨证求因而治本。而对于子宫发育不良、畸形或位置过度倾曲等所致的痛经，应当根据不同情况选择治疗方法。

（2）方剂来源：此方出自孙光荣经验方，用于治疗妇人痛经，尤其治疗子宫内膜异位导致的痛经。

（3）药物组成

西洋参 10g　生黄芪 10g　紫丹参 10g　全当归 10g
制香附 10g　延胡索 10g　益母草 10g　山慈菇 10g
菝葜根 10g　夏枯草 10g　姜半夏 10g　广陈皮 10g
炒六曲 15g　车前子 10g　炮干姜 7g　生甘草 5g

（4）配伍诠释：方中西洋参、生黄芪、紫丹参、全当归益气活血、养血滋阴，为君药；制香附、延胡索、益母草行气止痛，为臣药；山慈菇、菝葜根、夏枯草软坚散结，为佐药；姜半夏、广陈皮、炒六曲、车前子、炮干姜化痰除湿行气，为使药；生甘草调和诸药。

（5）难点注解

炒六曲：主治饮食停滞，胸痞腹胀，呕吐泻痢，产后瘀血腹痛，小儿腹大坚积。

车前子：有利水消肿、清热解毒的作用，一般用于水肿，还有化痰、明目的作用，可治疗肺热咳嗽、目赤肿痛、咽喉肿痛等。

2. 调经安神方

（1）方剂来源：此方出自孙光荣经验方，临床常用于治疗痛经失眠。

（2）药物组成

生晒参 10g　生黄芪 10g　紫丹参 10g　全当归 10g
益母草 10g　制香附 10g　阿胶珠 10g　云茯神 10g
炒枣仁 10g　龙眼肉 10g　川杜仲 10g　蒲公英 10g
延胡索 10g　大红枣 10g　生甘草 5g

（3）配伍诠释：方中生晒参、生黄芪、紫丹参、全当归、阿胶珠益气养血，为君药；益母草、制香附、延胡索行气止痛，为臣药；云茯神、炒枣仁、龙眼肉宁心安神，为佐药；川杜仲滋补肝肾，蒲公英、大红枣养阴生津，共为使药；生甘草调和诸药。

3. 调经助孕方

（1）方剂来源：此方出自孙光荣经验方，临床常用于治疗育龄期女性停经不孕。

（2）药物组成

西洋参 10g　生黄芪 10g　紫丹参 10g　全当归 10g
阿胶珠 10g　制香附 10g　益母草 12g　菟丝子 7g
覆盆子 10g　川红花 10g　月季花 10g　生甘草 5g

（3）配伍诠释：方中西洋参、生黄芪、紫丹参、全当归、阿胶珠益气养血，为君；制香附、益母草、川红花、月季花行气化瘀止痛，为臣；覆盆子、菟丝子滋补肾之阴阳，为佐；生甘草为使，调和诸药。

（4）难点注解

覆盆子：补肾阴，有一定助孕作用。

菟丝子：《本草汇言》言其“补肾养肝，温脾助胃。但补而不峻，温而不燥，故入肾经，虚可以补，实可以利，寒可以温，热可以凉，湿可以燥，燥可以润”。

4. 补肾助孕方

（1）病因病机：不孕不育的病因，主要是先天不足，肾气虚弱，冲任失调或寒凝，或劳伤气血；其次是内伤七情而使肝气郁结，外感六淫而邪伤冲任，以及瘀血停积，阴阳气血失调，致使月经紊乱而难以受孕。

（2）方剂来源：此方出自孙光荣经验方，临床常用

于女性肾虚不孕。

（3）药物组成

潞党参 15g　生黄芪 12g　紫丹参 12g　益母草 12g
阿胶珠 10g　全当归 10g　路路通 10g　月季花 10g
延胡索 10g　川杜仲 12g　刀豆子 10g　覆盆子 10g
鸡内金 6g　大生地 10g　生甘草 5g

（4）配伍诠释：方中潞党参、生黄芪、紫丹参、益母草、阿胶珠、全当归益气养血、补血生血，为君药；路路通、月季花、延胡索疏肝行气、通络止痛，为臣药；川杜仲、刀豆子、覆盆子、大生地补肾益气，鸡内金健脾助孕，共为佐药；生甘草调和诸药。

（5）难点注解

覆盆子：补肾助孕、固精缩尿、益肝肾、明目，主治肝肾不足，遗精滑精，遗尿尿频，目暗不明。

（八）孙光荣治男子不育方

1. 治男子不育基础方

（1）病因病机：中医学认为，引起男性不育的主要病因：一相火盛，二精稀少，三气郁，四精寒，五气衰，六痰多。

①命门火旺：由于阴虚火旺，出现火迫精泄的病变。肾为真脏，内藏水火（肾阴、肾阳），生理上水火必须保持相对平衡。若肾水亏损，则肾火偏亢，出现性欲太过、

遗精、早泄等情况，影响男性生育。

②精稀少：在《诸病源候论·虚劳病诸候》中称“精稀少”为虚劳精少，指性交时泄精少，甚至只一二滴，影响生育，是由于先天不足，或房室不节，劳心过度，以致耗损精气。

③气郁：由于情志郁结，肝气不舒所致，气郁可导致血瘀，造成阳痿、不射精等症而致不育。

④精寒：所谓精寒是指下焦虚寒，命门火衰，排出精液温度低，有的形容为“冷如冰铁”，难以使女方受孕。

⑤气衰：泛指脏腑机能不强，或指体内富有营养的精微物质不足，此外尤其是指肾气不足，肾气衰则肾精产生的内在动力不足，影响生育。

⑥痰多：痰多与脾、肺脏有关。中医学认为，“脾为生痰之源，肺为贮痰之器”“脾为气血生化之源”，若痰湿蕴郁脾胃，必定导致真气不足，精气亏耗，同样影响生育。

（2）方剂来源：此方出自孙光荣经验方，临床常用于治疗阳痿不育。

（3）药物组成

生晒参 10g　生黄芪 20g　紫丹参 10g　龟板胶 15g
真阿胶 15g　鹿角胶 6g　川杜仲 12g　菟丝子 7g
淫羊藿 7g　干仙茅 10g　生甘草 5g　刀豆子 12g

（4）配伍诠释：方中生晒参、生黄芪、紫丹参益气活血，为君药；龟板胶、真阿胶、鹿角胶补肾填精，为臣药；川杜仲、菟丝子、淫羊藿、干仙茅、刀豆子补肾助阳，为佐药；生甘草调和诸药。

（5）难点注解

龟板胶：治阴虚血亏，劳热骨蒸之吐血、衄血、烦热惊悸，肾虚腰痛、脚膝痿弱、崩漏、带下。

鹿角胶：温补肝肾，益精养血，用于阳痿滑精，腰膝酸冷，虚劳羸瘦，崩漏下血，便血尿血，阴疽肿痛。

菟丝子：滋补肝肾，固精缩尿，安胎，明目，止泻，用于阳痿遗精，尿有余沥，遗尿，尿频，腰膝酸软，目昏耳鸣，肾虚胎漏，胎动不安，脾肾虚泻。

干仙茅：温肾阳壮，祛除寒湿，主阳痿精冷，小便失禁，脘腹冷痛，腰膝酸痛，筋骨软弱，下肢拘挛。

刀豆子：补肾助阳。

2. 治男子无精方

（1）病因病机：从中医学的角度来说，无精子症多由于先天不足，禀赋薄弱，肾精亏损，命火衰微；或由于后天失调，虚损太过，脾失运化，精血乏源；湿热瘀阻，闭塞精道；或先患痄腮，少阳之疫毒下流厥阴，余毒留恋，精虫难生而导致。

（2）方剂来源：此方出自孙光荣经验方，临床常用于治疗男子无精子症。

（3）药物组成

生晒参 10g　生黄芪 10g　紫丹参 10g　全当归 10g
川杜仲 12g　鹿角胶 10g　金樱子 10g　菟丝子 5g
大生地 10g　路路通 7g　干黄精 10g　生甘草 5g

（4）配伍诠释：方中生晒参、生黄芪、紫丹参、全当归益气养血，为君；川杜仲、鹿角胶、金樱子补肾填精，为臣；菟丝子、大生地、干黄精阴阳双补，为佐；路路通化瘀通络，为使；生甘草调和诸药。对于肾虚盗汗或自汗者，可加黑桑葚、地骨皮补肾填精、敛阴止汗。

（5）难点注解

菟丝子：补肾益精，养肝明目，安胎，用于肝肾亏虚，腰膝酸痛，阳痿遗精，尿频遗尿，两目昏暗，胎动不安等症。

（九）孙光荣治胆结石方

1. 病因病机

中医学认为，胆结石病机有三。

（1）饮食不节：饥饱无常，过食肥甘厚味、辛辣醇酒等，致使脾胃运化功能失常，湿浊内生，阻碍气机，郁而化热，郁热和湿浊相蕴蒸，胆腑失于通降而发病。

（2）蛔虫上扰："蛔厥"与胆道蛔虫病相似。蛔虫上扰，使肝胆气郁，疏泄失职，胆汁排泄不畅，久而化热，湿热蕴蒸，形成胆石。

（3）情志失调：肝主疏泄，性喜条达，疏利气机，使胆汁的分泌、输送、贮存、排泄正常进行，以助脾胃纳化水谷。过度忧思郁怒、情志不畅，致使肝气郁结，疏泄失常，从而使胆汁化生、输送、排泄失常而致病。

2. 方剂来源

此方出自孙光荣经验方，可用于治疗胆结石、痛风性关节炎伴失眠者。

3. 药物组成

西洋参 10g　生黄芪 10g　紫丹参 10g　云茯神 12g
炒枣仁 10g　生龙齿 15g　川郁金 10g　海金沙 12g
金钱草 12g　车前仁 10g　蒲公英 15g　田三七 6g
生甘草 5g

4. 配伍诠释

方中西洋参、生黄芪、紫丹参益气养血，为君；川郁金、海金沙、金钱草、车前仁、蒲公英清热解毒、疏肝解郁、消肿止痛、行气散结，为臣；云茯神、炒枣仁、生龙齿平肝潜阳、宁心安神，为佐；田三七行气活血，为使；生甘草调和诸药。

痛风性关节炎急性期湿热血瘀证可加“四妙勇安汤”之金银花 30 ～ 90g、玄参 20 ～ 60g、当归 20 ～ 60g，以清热解毒、活血化瘀止痛。

5. 难点注解

海金沙：《本草纲目》言其治“湿热肿满，小便热淋、膏淋、血淋、石淋，茎痛，解热毒气”。《嘉祐本草》

言其“通利小肠”。

金钱草：利水通淋、清热解毒、散瘀消肿、清利湿热，主治沙淋、尿涩作痛、黄疸尿赤、痈肿疔疮以及肝胆及泌尿系结石。

（十）孙光荣治肠易激综合征方

1. 病因病机

肠易激综合征为一种与胃肠功能改变有关，以慢性或复发性腹痛、腹泻、排便习惯和大便性状异常为主要症状而又缺乏胃肠道结构或生化异常的综合征，常与胃肠道其他功能性疾病，如胃 - 食管反流性疾病和功能性消化不良同时存在。中医辨证多与脾虚、气滞血瘀等因素有关。治疗则考虑健脾止泻，行气止痛。

2. 方剂来源

此方出自孙光荣经验方，临床常用于治疗肠易激综合征。

3. 药物组成

太子参 15g　生黄芪 12g　紫丹参 10g　乌贼骨 10g
西砂仁 4g　高良姜 7g　怀山药 10g　煨诃肉 10g
大腹皮 10g　炒六曲 15g　车前仁 10g　大红枣 10g
蒲公英 12g

4. 配伍诠释

太子参、生黄芪、紫丹参益气活血滋阴，为君药；

乌贼骨、西砂仁、高良姜温胃散寒、制酸止泻，为臣药；怀山药、煨诃肉、炒六曲、大腹皮健脾和胃，为佐药；车前仁、蒲公英清热利湿，为使药；大红枣益气生津兼调和诸药。

5. 难点注解

乌贼骨：收敛止血，制酸止痛，收湿敛疮，主治溃疡病胃酸过多、吐血衄血、胃痛吞酸。

西砂仁：化湿行气，安胎，温中止泻，温肾下气。

高良姜：温胃止呕，散寒止痛。

煨诃肉：补益脾肺，主治久泻久痢、便血脱肛、肺虚喘咳、久咳不止、咽痛音哑。

大腹皮：下气宽中，行水消肿，主治湿阻气滞所致之胸腹胀闷、大便不爽、水肿、脚气、小便不利。

（十一）孙光荣治多囊卵巢综合征方

1. 病因病机

多囊卵巢综合征是以持续不排卵和雄激素分泌过多为临床主要特征的一种妇科常见内分泌疾病，常见临床表现有月经不调、不孕、多毛、肥胖。中医历代文献无多囊卵巢综合征病名记载，根据多囊卵巢综合征的临床表现，可归于“月经后期”“闭经”“经量过少”“不孕”等范畴。

2. 方剂来源

此方出自孙光荣经验方，临床常用于治疗多囊卵巢综合征，同时有安神助孕的作用。

3. 药物组成

生晒参 10g　生黄芪 10g　紫丹参 10g　益母草 10g

制香附 10g　全当归 10g　月季花 10g　山慈菇 10g

夏枯草 10g　阿胶珠 10g　云茯神 10g　炒枣仁 10g

延胡索 10g　生甘草 5g

4. 配伍诠释

方中生晒参、生黄芪、紫丹参、全当归益气活血为君药；益母草、制香附、月季花、阿胶珠、延胡索为臣药，消肿活血，行气止痛；山慈菇、夏枯草为佐药，软坚散结；云茯神、炒枣仁养心安神为使药；最后生甘草调和诸药。

5. 难点注解

生晒参：补气缓中，止渴生津液，治肺胃阳气不足，肺气虚促，短气少气。

生黄芪：本草对于黄芪的论述：专补气，入手太阴、足太阴、手少阴之经。其功用甚多，而其独效者，尤在补血。

紫丹参：《本草汇言》言其善治血分，去滞生新，调经顺脉之药。《滇南本草》言其补心，生血，养心，定志，安神宁心。

月季花：活血调经，散毒消肿。花：用于月经不调，痛经，痈疖肿毒，淋巴结结核（未溃破）。叶：淋巴结结核，跌打损伤。根：跌打损伤，白带，遗精。

延胡索：活血散瘀，理气止痛，主心腹腰膝诸痛，月经不调，癥瘕崩中，产后血晕，恶露不尽，跌打损伤。

（十二）孙光荣治子宫肌瘤类方

1. 治子宫肌瘤基础方

（1）病因病机：本病的形成，多与正气虚弱，血气失调有关，或由经期产后，内伤生冷，或外受风寒，或恚怒伤肝，气逆而血留，或忧思伤脾，气虚而血滞，或积劳积弱，气弱而不行所致，常以气滞血瘀，痰湿内阻等因素结聚而成。且正气虚弱为形成本病的主要病机，一旦形成，邪气愈甚，正气愈伤，故后期则形成正气虚，邪气实，虚实错杂之痼疾。

（2）方剂来源：此方出自孙光荣经验方，临床常用于治疗子宫肌瘤。

（3）药物组成

西洋参 10g　生黄芪 10g　紫丹参 10g　全当归 10g
山慈菇 10g　菝葜根 10g　珍珠母 15g　益母草 7g
制香附 10g　延胡索 10g　月季花 10g　上肉桂 5g
小茴香 10g　夏枯草 10g　生甘草 5g　田三七 5g

（4）配伍诠释：方中西洋参、生黄芪、紫丹参、全当归为君，益气活血；山慈菇、菝葜根、珍珠母、夏枯草，软坚散结为臣；益母草、制香附、月季花行气活血调经为佐；延胡索、小茴香、上肉桂、田三七为使，行气止痛；生甘草调和诸药。

（5）难点注解

小茴香：温肾散寒，和胃理气，治寒疝，少腹冷痛，肾虚腰痛，胃痛，呕吐，干、湿脚气。《开宝本草》言其治膀胱、肾间冷气，调中止痛。

田三七:《本草纲目》言其止血散血定痛。

2. 治子宫肌瘤崩漏方

（1）方剂来源：此方出自孙光荣经验方，临床常用于治疗子宫肌瘤造成的崩漏。

（2）药物组成

西洋参 10g　生黄芪 10g　紫丹参 5g　益母草 5g
制香附 10g　阿胶珠 10g　地榆炭 10g　生地炭 10g
侧柏炭 10g　川杜仲 10g　刀豆子 10g　全当归 10g
夏枯草 10g　山慈菇 10g　菝葜根 10g

（3）配伍诠释：方中西洋参、生黄芪、紫丹参、全当归、阿胶珠、益母草、制香附养血调经为君；地榆炭、生地炭、侧柏炭凉血止血为臣；夏枯草、山慈菇、菝葜根软坚散结为佐；川杜仲、刀豆子益肾补元为使。

（4）难点注解

刀豆子:《本草纲目》言其温中下气，利肠胃，止呃逆，益肾补元。

（十三）孙光荣治慢性前列腺炎方

1. 病因病机

慢性前列腺炎是成年男性的多发病。它是泌尿系统常见病之一，其发病因素复杂多样，病性为本虚标实，本虚为肾精亏虚、心脾两虚，标实为湿热、血瘀、肝郁。

2. 方剂来源

此方出自孙光荣经验方，临床用于治疗慢性前列腺炎。

3. 药物组成

生晒参 12g　生黄芪 15g　紫丹参 7g　甘草梢 10g
延胡索 10g　车前仁 10g　鱼腥草 15g　白花蛇舌草 15g
赤小豆 10g　蒲公英 12g　路路通 10g　浮小麦 15g
大生地 10g　珍珠母 15g

4. 配伍诠释

方中生晒参、生黄芪、紫丹参益气养血为君；鱼腥草、白花蛇舌草、蒲公英、赤小豆、蒲公英、大生地、甘草梢、车前仁为臣，清热解毒、利湿化瘀；浮小麦、珍珠母养心安神为佐；延胡索、路路通化瘀通络、行气止痛为使。

5. 难点注解

白花蛇舌草：清热解毒，消痈散结，利尿除湿。

赤小豆：性平，味甘、酸，能利湿消肿、清热退黄、解毒排脓。

甘草梢：治热淋，小便短少，阴茎中疼痛。

珍珠母：平肝，潜阳，定惊，止血，治头眩，耳鸣，心悸，失眠，癫狂，惊痫，吐血，衄血，妇女血崩。

（十四）孙光荣治霉菌性阴道炎方

1. 病因病机

霉菌性阴道炎常由白色念珠菌引起。念珠菌是阴道内常驻菌种，是一种条件致病菌，其发病主要取决于阴道内环境的变化。当阴道内糖原增多，酸度增高时，念珠菌可快速繁殖而引起炎症。妊娠、避孕药、抗生素、激素和免疫抑制剂等因素可加速白色念珠菌繁殖。阴道和子宫颈有病理改变时，发病率亦增高。此外，本病亦与大量雌激素应用、糖尿病、性交过频、偏嗜甜食有关。霉菌性阴道炎属于中医学“带下病”“白带”等范畴，多与气虚、血瘀、热毒、湿热有关。若伴失眠等症者，可加减化裁治疗。

2. 方剂来源

此方出自孙光荣经验方，临床用于治疗霉菌性阴道炎。

3. 药物组成

西洋参 10g　生黄芪 10g　紫丹参 10g　云茯神 10g

炒枣仁 10g　灯心草 5g　川杜仲 12g　金毛狗脊 10g
蒲公英 15g　金银花 10g　山慈菇 10g　川萆薢 10g
生甘草 5g

4. 配伍诠释

方中西洋参、生黄芪、紫丹参为君，益气活血；云茯神、炒枣仁、灯心草为臣，清心安神；蒲公英、金银花、山慈菇、川萆薢清热解毒为佐；川杜仲、金毛狗脊为使，补肾益气；生甘草调和诸药。

5. 难点注解

金毛狗脊：补肝肾，强腰脊，祛风湿，用于腰膝酸软，下肢无力，风湿痹痛。

川萆薢:《神农本草经》言其主腰背痛，强骨节，风寒湿周痹，恶疮不瘳，热气。

（十五）孙光荣治脱发方

1. 病因病机

中医学对于脱发的病因病机及诊治均有较为详尽的论述。

（1）肾精不足：肾藏五脏六腑之精华，肾虚使精血不足，精血不足导致头发缺少营养供应，引起头发脱落。肾藏精，主生长、发育与生殖，其华在发。肾气衰，发脱落。肾精亏虚，无以滋润与濡养，则毛发焦黄脱落，发为本病。如体衰、久病、房劳过度等多种原因引起肾虚，使精血不足，精血不足可引起脱发。

（2）脾气亏虚：脾胃阳气衰落，不能化生气血，毛发失于濡养，则可见脱发。

（3）瘀血阻络：瘀血阻于头部血络，阻塞血路，瘀血不去，新血不生，发失所养，故脱落。

（4）血虚不荣：头发的生长需要气血荣养，故有“发为血之余”之说。

2. 方剂来源

此方出自孙光荣经验方，临床常用于治疗脱发。

3. 药物组成

西洋参 12g　生黄芪 10g　紫丹参 10g　川郁金 10g
炙远志 10g　石菖蒲 10g　莲子心 10g　灯心草 3g
制首乌 10g　云茯神 12g　炒枣仁 10g　车前仁 10g
蒲公英 15g　生甘草 5g

4. 配伍诠释

方中西洋参、生黄芪、紫丹参益气养血为君；制首乌、炙远志、石菖蒲补肾益脑为臣；云茯神、炒枣仁、川郁金、莲子心、灯心草清心安神为佐；车前仁、蒲公英清热利湿，引心火从小便而解为使；生甘草调和诸药。

若肾虚自汗、盗汗明显者，可加黑桑椹、熟地黄滋阴敛汗。心火热甚者，可加水牛角清泻心火。肝火甚者，加白头翁清肝泻火。

5. 难点注解

脱发的原因，多与气血亏虚、肾虚、脑髓失养、心火扰神、焦虑失眠等有关，故以益气养血、补肾益脑、清心安神为治疗原则。

莲子心：清代叶桂《本草再新》言其清心火，平肝火，泻脾火，降肺火，消暑除烦，生津止渴，治目红肿。

（十六）孙光荣治阴囊潮湿外用方

1. 病因病机

本病多由饮食不节、情志失调、房事不节等诱发，其根本则在于脏腑、经络的病变，基本病机为阴阳失调，水湿不化，与肝、胆、脾、肾、心、肺等脏腑和经络的功能失调关系密切。“诸湿肿满，皆属于脾”，脾失健运则水湿停聚。脾气亏虚，脾阳不足，则清阳不升，气机枢纽失调，水湿下流，故治疗时当燥湿健脾。

2. 方剂来源

此方出自孙光荣经验方，临床用于治疗阴囊潮湿。

3. 药物组成

煅龙骨 60g　煅牡蛎 60g　金樱子 10g　生薏米 30g

上药共为末以纱布包袋，分为 4 袋，交替使用，扑患处，20 分钟后洗干净。

4. 配伍诠释

方中煅龙骨、煅牡蛎为君药，燥湿敛汗；臣药生薏米健脾化湿；金樱子为佐使药，补肾祛湿。

5. 难点注解

凡中药外治法，须明外用之理，凡外用之理，即是内用之理；外用之药，即是内用之药。所不同者，剂量有所分别也。

金樱子：补肾，涩精，用于遗精滑精，遗尿尿频，崩漏带下，久泻久痢。

第三章

国医大师孙光荣临证常用经方方药探微

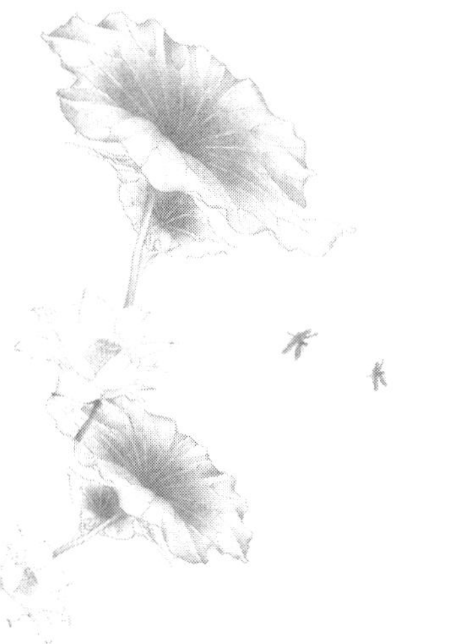

国医大师孙光荣教授从中华民族传统文化出发，对中医辨治体系进行了重新梳理，守正、创新、融合、发展，形成了独特的“中医辨治六步程式”；同时对于中医方剂处方模式进行了创新尝试，发展形成了新的认知，以中药的功能组合形成“三联药组”，替代传统的中药君臣佐使配伍理论，形成新的方剂君臣佐使排列方法，构建、创新了中医方剂处方新模式和新体系——“三联药组”之“方剂兵法”。而这种理论的提出，具有深层次的哲学思维过程。

笔者在临床跟师学习的过程中，在导师孙光荣教授的指导下，勤奋专研中医四大经典，深刻体会到孙光荣教授创制的“孙氏益气活血安神汤”“孙氏扶正祛邪中和汤”“孙氏化痰降逆汤”“孙氏涤痰镇眩汤”“孙氏益气温中汤”“孙氏建中和胃汤”“孙氏清热利肠汤”“孙氏益肾振阳汤”等授徒系列方和效验方，无一不是从《伤寒论》《金匮要略》《温病条辨》等经典中化裁而来。

为了进一步深入探索孙光荣教授的学术思想，理解其“中医辨治六步程式”的精髓，笔者在完成本书内容《国医大师孙光荣临证处方及解读》内容之后，选取《伤寒论》《金匮要略》《温病条辨》等中医经典中的方剂，从全新的角度对这些方剂进行解读，意图获得新的领悟。

本章内容为笔者临证发挥之作，在方剂的君臣佐使诠释方面仅代表笔者观点，非求尽善，其目的是抛砖引玉，激发年轻同道对于经典方剂的探讨和学习兴趣。由于笔者水平有限，错误在所难免，欢迎各位同道指正！

第一节 《伤寒论》方药探微

一、麻黄汤

1. 经方来源

麻黄汤出自张仲景《伤寒论》，代表条文为第35、36、37条。《伤寒论》第35条云："太阳病，头痛发热，身疼腰痛，骨节疼痛，恶风，无汗而喘者，麻黄汤主之。"《伤寒论》第36条云："太阳与阳明合病，喘而胸满者，不可下，宜麻黄汤主之。"《伤寒论》第37条云："太阳病，十日以去，脉浮细而嗜卧者，外已解也。设胸满胁痛者，与小柴胡汤；脉但浮者，与麻黄汤。"

2. 病因病机

第35条：太阳病，有头痛、发热、身体疼痛、腰痛、关节疼痛、怕风、无汗而气喘、脉浮紧等症状的，属太阳伤寒证，用麻黄汤主治。第36条：太阳经与阳明经同时感受外邪而发病，出现气喘而胸部胀闷者，说明表邪郁闭较甚，病情较重，不可使用攻下之法，宜用麻黄汤发汗解表。第37条：太阳病，已经过去十日，表证已不明显，但患者脉浮细，困倦无力而嗜卧，并假设发生有胸部胀满，两胁疼痛，宜用小柴胡汤治疗；但只有脉浮而无其他症状时，应为表证未解，无汗，应与麻黄汤治疗。

3. 药物组成

麻　黄（三两，去节）　桂　枝（二两，去皮）

甘　草（一两，炙）　杏　仁（七十个，去皮尖）

4. 配伍诠释

麻黄汤中，麻黄为君药，是此方中解表之主力，同时具有发汗、止咳、利水之功。桂枝为臣药，协助麻黄，使麻黄发汗之功更强。杏仁为佐药，具有肃降肺气、止咳平喘的功效。甘草在此方中为使药，兼调和诸药，缓和麻黄汤峻烈之性。

5. 难点注解

有一分恶寒便有一分表证，临证时须用麻黄，应注意麻黄的八大证：太阳病，发热，恶寒，身痛，腰痛，骨节疼痛，恶风，无汗而喘。此八大证为麻黄汤治疗主要特点。

麻黄汤临床中确实是治疗发热最得心应手的方子，一般的风寒外感，一剂麻黄汤加减，即可热退神清。麻黄汤临床运用有几个重要的体会。

（1）必须是外感发热，有表证。判断标准：恶寒。

（2）麻黄必须先煎，去掉上沫，否则可能会引起心慌（心动过速）。

（3）服药必须一口一口喝，不可一碗灌下去。

（4）注意保温、保暖出汗。

（5）成人：麻黄10g、杏仁10g、桂枝10g、生甘草6g，水煎2次，分次频服，一般半剂就退烧了，所以实际退烧剂量：麻黄5g、杏仁5g、桂枝5g、生甘草3g。

（6）儿童：麻黄5g、杏仁10g、桂枝5g、生甘草5g，水煎2次，分次频服，一般喝20～50mL水煎药汁就退烧了，所以实际退烧剂量：麻黄1～3g、杏仁1～5g、桂枝1～5g、生甘草1～3g。

二、桂枝汤

1. 经方来源

桂枝汤出自《伤寒论》，代表条文为第12、13、15条。《伤寒论》第12条云："太阳中风，阳浮而阴弱。阳浮者，热自发；阴弱者，汗自出。啬啬恶寒，淅淅恶风，翕翕发热，鼻鸣干呕者，桂枝汤主之"。《伤寒论》第13条云："太阳病，头痛发热，汗出恶风者，桂枝汤主之。"《伤寒论》第15条云："太阳病，下之后，其气上冲者，可与桂枝汤，方用前法；若不上冲者，不可与之。"

2. 病因病机

第12条云："阳浮而阴弱"，阳浮说明病在表，所以发热；阴弱，说明津液虚了，为汗出所导致。“恶寒”“发热”是太阳病的主证；“汗出”“恶风”表明津液已虚。这两个条件合在一起就是太阳中风，也就是桂枝汤的主证。第13条：太阳病，若头痛发热，汗出恶风者，宜使用桂枝汤，是因为邪在太阳经，营卫不和。第15条：气上冲，为气自小腹上冲胸的一种自觉证。太阳病在表，宜汗不宜下，误下后，其气上冲者，知病未因误下而内陷，还在表也，仍为太阳之气，故可与桂枝汤，用前食稀粥，温覆取微汗的方法解之。若不气上冲者，即病已去表内陷，不能给服桂枝汤。

3. 药物组成

桂　枝（去皮，三两）　　芍　药（三两）

甘　草（炙，二两）　　生　姜（切，三两）

大　枣（擘，十二枚）

4. 配伍诠释

桂枝汤中君药为桂枝，臣药为芍药，佐药为生姜，使药为大枣，调和药为甘草。桂枝辛温，辛能散邪，温从阳而扶卫，故为君药。芍药酸寒，酸能敛汗，寒走阴而益营。桂枝君芍药，是于发散中寓敛汗之意；芍药臣桂枝，是于固表中有微汗之道。生姜之辛，佐桂枝以解肌表；大枣之甘，佐芍药以和营里。甘草甘平，有安内攘外之能，用以调和中气，既能调和表里，又能调和诸药。

5. 难点注解

桂枝汤属于上古名方之一，为仲景群方之冠，据陶弘景《辅行诀脏腑用药法要》一书记载，桂枝汤原名“小阳旦汤”，由桂枝、芍药、生姜、大枣、炙甘草五味中药组成。张仲景摈弃玄学内容，而更名为桂枝汤。此方被后世医家尊称为“群方之冠”，影响极其深远。《伤寒论》中的黄芩汤、桂枝加人参汤、小柴胡汤、小建中汤均由此方化裁而成。

据《辅行诀脏腑用药法要》记载，阴旦汤、阳旦汤共有五个。

（1）小阳旦汤：桂枝三两、芍药三两、生姜二两、大枣十二枚、炙甘草二两，治天行发热，自汗出而恶风，鼻鸣干呕者。

（2）小阴旦汤：黄芩三两、芍药三两、生姜二两、炙甘草二两、大枣十二枚，与桂枝汤比较，君药易桂枝为黄芩，治天行身热，汗出，头目痛，腹中痛，干呕，下利者。

（3）大阳旦汤：黄芪五两、人参三两、桂枝三两、生姜三两、炙甘草二两、芍药六两、大枣十二枚，治凡病汗出不止，气息惙惙，身劳力怯，恶风凉，腹中拘急，不欲饮食，脉虚大者。与桂枝汤比较，增加了中药人参、黄芪，并且黄芪剂量用至五两，《金匮要略》中的“黄芪桂枝五物汤”与之比较无人参，而“桂枝加人参汤”则无黄芪。

（4）大阴旦汤：柴胡八两，人参、黄芩、生姜各三两，炙甘草二两，芍药四两，大枣十二枚，半夏（洗）一升，此方近似《伤寒论》中的小柴胡汤，治凡病头目眩晕，咽中干，每喜干呕，食不下，心中烦满，胸胁疼痛，往来寒热。

（5）正阳旦汤：即小阳旦汤加饴糖一升，为正阳旦汤，治虚劳腹冷。

三、桂枝麻黄各半汤与桂枝二麻黄一汤

1. 经方来源

桂枝麻黄各半汤与桂枝二麻黄一汤出自《伤寒论》一书，代表条文为第23、24、25条。第23条云："太阳病，得之八九日，如疟状，发热恶寒，热多寒少，其人不呕，圊便欲自可，一日二三度发。脉微缓者，为欲愈也；脉微而恶寒者，此阴阳俱虚，不可更发汗、更下、更吐也；面色反有热色者，未欲解也，以其不能得小汗出，身必痒，宜桂枝麻黄各半汤。"第24条云："太阳病，初服桂枝汤，反烦不解者，先刺风池、风府，却与桂枝汤则愈。"第25条云："服桂枝汤，大汗出，脉洪大者，与桂枝汤，如前法。若形似疟，一日再发者，汗出必解，宜桂枝二麻黄一汤。"

2. 病因病机

《伤寒论》第23条所说如疟状，是说像疟疾定时发

寒热的症状。圊便欲自可，即大便通调如常。

本条可分三段解释。

（1）太阳病已经八九日，其人不呕，病还未传少阳；圊便欲自可，则亦未传阳明。只是如疟症状，一日二三次发寒热，而且热多寒少，外邪已有欲罢之象。脉微缓更为邪衰正复之候，故肯定此为欲愈也。

（2）太阳病八九日，虽不见少阳和阳明证，但脉微无热而恶寒者，此表里俱虚，已陷于阴证，应依据治阴证的方法随证救之，不可更发汗、更下、更吐也。

（3）再就上之如疟状的欲愈证来分析，假如其面反有热色者，这是郁热在表不能自解的证候，其人身痒，即是得不到小汗出的确证，宜与桂枝麻黄各半汤，使小汗出即止。（按：恶寒，为太阳病的重要特征，邪之轻重，往往要看寒热或多或少，尤其脉微缓，为邪衰正复的反映。热多寒少见此脉，大都为病衰欲愈之兆。时发热汗出者，为桂枝汤证，今虽时发热而不得小汗出，又有麻黄汤证，因此用桂枝麻黄各半汤治之）第 24、25 条说，太阳病，已经服用过桂枝汤后，心烦没有缓解，应针刺风池、风府，开鬼门、洁净腑，之后再服桂枝汤可愈。这里所说的“形似疟”，是指发热恶寒发作的情况，而不是真正的疟疾。大凡先发热后恶寒，或发热恶寒同时并存，寒热一天发作两次或数次，大都属于太阳病变，往往是由于表证发汗太过，既损伤营卫正气，又未能使邪气彻底外解，这是辨证时需要注意的。正如曹颖甫所说："少阳病之所以异于太阳者，以其有间也。若日再发或二三度发，则为无间矣。"无论伤寒或中风，只要是表邪稽留日久不解，而且病情较轻，寒热如疟者，都可以用本方治疗。临床上这类病证多见于儿童或老人，以及久病体弱的患者。

3. 药物组成

桂枝麻黄各半汤

桂　枝（一两十六铢）　芍　药　生　姜（切）

甘　草（炙）　麻　黄（各一两，去节）

大　枣（四枚，擘）　杏　仁（二十四枚）

桂枝二麻黄一汤

桂　枝（一两十七铢，去皮）　芍　药（一两六铢）

麻　黄（十六铢，去节）　生　姜（一两六铢，切）

杏　仁（十六个，去皮尖）　甘　草（一两二铢，炙）

大　枣（五枚，擘）

4. 配伍诠释

桂枝麻黄各半汤与桂枝二麻黄一汤属于《伤寒论》桂枝汤与麻黄汤的合方，其君臣佐使可分别参照桂枝汤与麻黄汤理解。桂枝麻黄各半汤与桂枝二麻黄一汤两方配伍原则基本一致，但侧重点稍有不同。

5. 难点注解

（1）桂枝麻黄各半汤：此方治伤寒表欲解，仍微有郁热之证，身必痒乃主证之一也，方后云：上七味以水五升，先煮麻黄一二沸，去上沫，纳诸药，煮取一升八合，去滓，温饮六合；或又云：桂枝汤三合，麻黄汤三合，并为六合，顿服。

（2）桂枝二麻黄一汤：桂枝汤二分，麻黄汤一分，合为二升，分再服。此方乃治表邪解，身有郁热也。故麻黄乃振奋阳气，解郁热之药。桂枝汤乃温阳益气之方，麻黄汤乃发汗解表之方。

二者均有表证未清但本体已虚，故应当用扶正祛邪的治法，同时又均有邪气闭郁，故也具有“火郁发之”思想的应用，麻黄发汗，桂枝滋阴扶阳，先提升人体正气再发汗以去表邪。简单理解便是有条件则发汗，没有条件则创造条件，待条件具备了再行发汗。

四、麻黄连翘赤小豆汤

1. 经方来源

麻黄连翘赤小豆汤出自张仲景《伤寒论》第262条。《伤寒论》第262条云：“伤寒瘀热在里，身必黄，麻黄连轺赤小豆汤主之。”

2. 病因病机

第262条：伤寒证，内有郁热，必然出现皮肤发黄，表证及内热均存在，不可只清热或只解表，故用麻黄连翘赤小豆汤治疗，表里双解。

3. 药物组成

麻黄（二两，去节） 赤小豆（一升）

连轺（二两） 杏仁（四十个，去皮尖）

大枣（十二枚） 生梓白皮（一升）

生姜（二两，切） 甘草（二两，炙）

4. 配伍诠释

方中麻黄解表，利尿消肿；杏仁味甘温，宣肺以解表。麻黄配杏仁，加强辛温宣发之功。连翘入肺、心经，味苦寒，具有清心火、祛湿热的良效；梓白皮苦寒利湿，若湿下行则热解，现代多用桑白皮代替；赤小豆利湿兼活血，用此三药旨在清热利湿，但若弃麻黄、杏仁之解表不用，则湿热之邪亦难以消散。生姜、大枣、甘草调和诸药。

5. 难点注解

《伤寒论》中所讲，麻黄连翘赤小豆汤为治疗湿热内蕴阳黄之代表方，但在应用时不局限于治疗黄疸上，还可广泛运用于咳喘及银屑病、毛囊炎、疖、湿疹等皮肤病治疗，应当始终抓住湿热火毒蕴于肌表的核心病机辨证论治，则临证处方必可取效。临证在清热的同时须注重安神与养阴，三管齐下，提高临床疗效。尤其对于皮肤瘙痒的患者，可在基础方上增加茯神、酸枣仁，增加安神之功，去火的同时，心神得安，瘙痒症状可以减轻。若遇到火热伤津耗气，致气阴两伤者，则在原方中增太子参、麦冬，在清火的同时益气滋阴。

五、麻杏甘石汤

1. 经方来源

麻杏甘石汤出自张仲景《伤寒论》第63、162条。《伤寒论》第63条云："发汗后，不可更行桂枝汤，汗出而喘，无大热者，可与麻黄杏仁甘草石膏汤。"《伤寒论》第162条云："下后，不可更行桂枝汤，若汗出而喘，无大热者，可与麻黄杏仁甘草石膏汤。"

2. 病因病机

由《伤寒论》第63条可知，发汗后，不可更行桂枝汤，意思为已经经过发汗治疗后，患者体内仍有热，不能再用桂枝汤治疗。假如患者有汗而且喘、低热，说明患者体内有湿，此为外感风寒入里，湿热内蕴致喘才会有的表现，这时可用麻杏甘石汤治疗。由《伤寒论》第162条我们可以了解到，用过下法后，不能再使用桂枝汤，道理同第63条。因为无论下、汗、吐哪种方法治疗后都会伤津耗气，如再用桂枝发汗会导致阳气虚脱，阴液枯竭。此时病机依旧为湿热内蕴，郁热致喘，可用麻杏甘石汤治疗。

3. 药物组成

麻　黄（四两）　　杏　仁（五十个）

甘　草（二两，炙）　　生石膏（半斤，碎，绵裹）

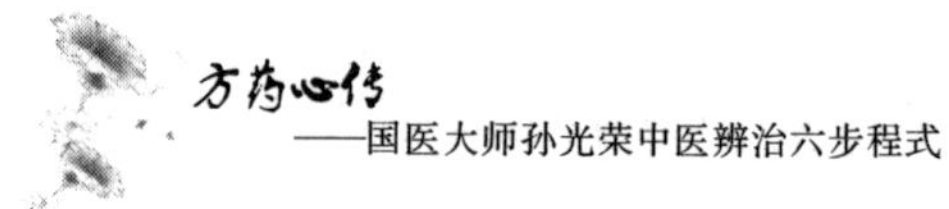

上四味，以水七升，煮麻黄，减二升，去上沫，纳诸药，煮取二升，去渣，温服一升。

4. 配伍诠释

此方麻黄为君，泄热清肺，扶阳。石膏为臣，清气分热，宣肺平喘。杏仁为佐药，助麻黄平喘，助石膏肃清肺气。最后甘草为使药，调和诸药，缓解麻黄药性。同时有病机十九条中“诸痿喘呕，皆属于上”，所以石膏搭配杏仁的固定药对如同“密码子”一般，常用来清气分热，而且此方中不用桂枝，是因为使用桂枝等辛温类药物会助阳化火，导致病情加重。

5. 难点注解

发汗方法不外乎两类，第一类用麻黄汤或者桂枝汤发汗；第二类通过外治法之火法发汗，这里我们着重分析麻黄汤、小青龙汤、麻杏甘石汤的区别，有助于全面理解麻杏甘石汤。

（1）麻黄汤：发热恶寒，表证明显，病位在表，舌苔白腻，脉浮紧，故麻黄汤用于外感风寒表实证，症状较重，宜发汗解表，止咳平喘。

（2）小青龙汤：素有痰饮，同时外感风寒，内外合邪，表里俱病，痰液稀清，舌苔多为水滑苔，治以解表散寒，温肺化饮。

（3）麻杏甘石汤：风寒之邪入里化热，体内湿热相争，肺气闭郁，故有微热而喘，治以清热宣肺，降气平喘。

六、桂枝甘草龙骨牡蛎汤

1. 经方来源

桂枝汤甘草龙骨牡蛎汤出《伤寒论》一书，其中代表条文为118条。《伤寒论》第118条云："火逆，下之，因烧针烦躁者，桂枝甘草龙骨牡蛎汤主之。"

2. 药物组成

桂　枝（一两，去皮）　　甘　草（二两，炙）

牡　蛎（二两，熬）　　龙　骨（二两）

3. 病因病机

条文中所说火逆下之，意为患者此时症状应为寒包热的症状，而医生治疗时却用了承气汤类方泻下治疗，同时又因为火针误治后导致人体出现烦躁。阴虚则烦，阳虚则躁，患者同时出现两种症状，说明此时阴阳俱虚，应当用桂枝甘草龙骨牡蛎汤治疗。

4. 配伍诠释

方中桂枝为君温护心阳，振奋心气；牡蛎、龙骨为臣药安神除烦；甘草为佐使药助桂枝之力，兼调和诸药。

5. 难点注解

（1）牡蛎：重镇安神，潜阳补阴，软坚散结。用于惊悸失眠，眩晕耳鸣，瘰疬痰核，癥瘕痞块。煅牡蛎收敛固涩。用于自汗盗汗，遗精崩带，胃痛吞酸。

（2）龙骨：镇静，敛汗涩精，生肌敛疮。用于心悸，失眠，多梦，自汗，盗汗，遗精，遗尿，崩漏，带下。外用治疮疡久溃不敛。牡蛎属阴，得月光之精而生长，可敛阴止汗。龙骨属阳，乃天地之阳精，可助阳镇阴，两味药在方中也有阴阳同补之意。

七、桂枝甘草汤与茯苓桂枝甘草大枣汤

（一）桂枝甘草汤

1. 经方来源

桂枝汤甘草汤出自《伤寒论》。其中代表条文为第64条。《伤寒论》第64条云："治发汗过多，其人叉手自冒心，心下悸，欲得按者，桂枝甘草汤主之。"

2. 病因病机

《伤寒论》所说，太阳之为病，脉浮，头项强痛而恶寒，此时人体已经通过发汗治疗，无论什么方法导致人体出汗过多，人体有双手交叉护住心胃的举动，同时心下悸，这里的心下悸我们可由小陷胸汤证（小结胸病，正在心下，按之则痛，脉浮滑者，小陷胸汤主之）和炙甘草汤证（伤寒，脉结代，心动悸，炙甘草汤主之）可知，古人所指的心下并非当今所说的心脏下方，而是一个整体，所谓心下即是心、胸、胃，心为君主，心阳变弱感受邪气从而影响胃，导致脾胃之阳不守，故有心下悸，本质原因为心阳不守，故应当强心振脾。所以当用

桂枝甘草汤。

3. 药物组成

桂　枝（四两，去皮）　　甘　草（二两，炙）

上二味，以水三升，煮取一升，去滓，顿服。

4. 配伍诠释

此方中仅有两味药：桂枝、炙甘草，桂枝为君提振心阳，达到温心阳提升正气的目的；甘草为臣药。

5. 难点注解

此方中桂枝去皮并非去掉桂皮，而是去除掉桂枝外面的死皮、粗皮，这样才能把桂枝温阳作用最大限度地发挥出来，用炙甘草并非调和桂枝之性而是运用了减寒增温的炮制办法，炙烤后更加有利于协助提升桂枝的温阳之性，从而达到共同提升药效的作用。

（二）茯苓桂枝甘草大枣汤

1. 经方来源

茯苓桂枝甘草大枣汤出自《伤寒论》，其中代表条文为第 65 条。《伤寒论》第 65 条云："发汗后，其人脐下悸者，欲作奔豚，茯苓桂枝甘草大枣汤主之。"

2. 病因病机

此方是在桂枝甘草汤的基础上加上茯苓、大枣而来。此时人体发汗后，并非心下悸而为脐下悸。脐下为肾，肾主水，患者自觉有气从少腹处向上冲，此为水邪上逆，如不治水则会导致水邪凌心射肺，当用茯苓桂枝甘草大枣汤治疗。

3. 药物组成

茯　苓（半斤）　　　　甘　草（二两，炙）

大　枣（十五枚，擘）　桂　枝（四两，去皮）

4. 配伍诠释

此方中桂枝为君药，护守心阳、保养心气；茯苓为臣药，以土治水、利水渗湿，化解上逆之肾气；大枣为佐药健脾养胃；炙甘草为使助桂枝护心阳，兼调和诸药。

5. 难点注解

以上两方中人体有表证却未用麻黄，因为麻黄之力为发散透表，但此时人体体内心阳不守，如发散阳气则人体会心阳耗尽，恐有油尽灯枯之忧，用桂枝则不同，桂枝扶正同时护住心阳，使心阳在里不发越，同时培育心阳，使其慢慢恢复。

八、桂枝去芍药汤与桂枝去芍药加附子汤

1. 经方来源

桂枝去芍药汤与桂枝去芍药加附子汤出自《伤寒论》中第21、22条。代表条文如下："太阳病，下之后，脉促胸满者，桂枝去芍药汤主之。若微寒者，桂枝去芍药加附子汤主之。"

2. 病因病机

太阳病，发汗后表邪未解，但误治用下法，导致患者亡阳伤阴，并有脉促胸闷胀满，应用桂枝去芍药汤治疗，若下法误治后没出现胸闷胀满而出现患者微畏寒，则有阳虚之证，应用桂枝去芍药加附子汤治疗。

3. 药物组成

（1）桂枝去芍药汤

桂　枝（三两，去皮）　　甘　草（二两，炙）

生　姜（三两，切）　　大　枣（十二枚，擘）

（2）桂枝去芍药加附子汤

桂　枝（三两，去皮）　　甘　草（二两，炙）

生　姜（三两，切）　　大　枣（十二枚，擘）

附　子（一枚，炮，去皮，破八片）

4. 配伍诠释

（1）桂枝去芍药汤：方中桂枝为君，振奋阳气尤其是心阳，其重要目的为本身人体表邪未解，故应当发汗，本该用麻黄，但人体阴阳俱虚不具备发汗条件，所以用桂枝振奋阳气，营造发汗条件；生姜、甘草为臣药，甘草用炙甘草提升桂枝辛甘化阳之药力，生姜生津护阴，防止阴竭阳脱；大枣调和诸药、健壮脾胃之气。

（2）桂枝去芍药加附子汤：此方在前方的基础上增加了炮附子，但桂枝仍为君药振奋心阳，附子为臣药，同时桂枝和附子相互扶持，守护一身之阳，桂枝主要守护营卫中的阳气，附子则更加深入守护脾肾之阳，使全身阳气守护在里，甘草助桂枝化阳，生姜护津液守阴，大枣调和脾胃，中和诸药。

5. 难点注解

两方均为桂枝汤化裁而成，两方中为何去芍药？并用生姜以护阴保津液？因为芍药酸甘，有收敛的作用，不利于下一步创造条件发汗，故要去掉。

九、桂枝加厚朴杏子汤，桂枝加葛根汤与桂枝加附子汤

1. 经方来源

桂枝加厚朴杏子汤，桂枝加葛根汤与桂枝加附子汤出自《伤寒论》中第14、18、20、40条。第14条云："太阳病，项背强几几，反汗出恶风者，桂枝加葛根汤主之。"第18条云："喘家作，桂枝汤加厚朴、杏子佳。"第40条云："太阳病，下之微喘者，表未解故也，桂枝加厚朴杏子汤主之。"第20条："太阳病发汗太过，遂致汗出不止，恶风，小便难，四肢拘急，难以屈伸者，桂枝加附子汤主之。"

2. 病因病机

（1）桂枝加厚朴杏子汤：太阳病误用下法，致表邪不解，兼肺气上逆作喘或人体本身素有喘证，今又外感风寒导致喘证，前者为新感引动宿疾，后者为误下而邪

陷，病因不同，然其病机，则同为风寒表证而兼肺寒气逆。故应降气回阳，当以桂枝加厚朴杏子汤治疗。

（2）桂枝加葛根汤：太阳病，有表外感风寒，太阳经气不舒，所以项背强几几，但患者有汗而且恶风，应当用桂枝加葛根汤治疗。

（3）桂枝加附子汤：太阳病发汗过多，导致人体阴亏阳竭，恶风，是由于汗漏不止、体液大量亡失的结果。四肢微急、难以屈伸，亦是津液亡失、筋脉失和的极虚证候。用桂枝加附子汤治疗。

3. 药物组成

（1）桂枝加厚朴杏子汤

桂　枝（三两，去皮）　　甘　草（二两，炙）

生　姜（三两，切）　　大　枣（十二枚，擘）

杏　仁（五十枚，去皮尖）　　芍　药（三两）

厚　朴（二两，炙，去皮）

（2）桂枝加葛根汤

葛　根（四两）　　桂　枝（二两）

芍　药（二两）　　甘　草（二两，炙）

生　姜（三两，切）　　大　枣（十二枚，擘）

（3）桂枝加附子汤

桂　枝（三两，去皮）　　芍　药（三两）

生　姜（三两，切）　　大　枣（十二枚）

甘　草（三两，炙）

附　子（一枚，炮，去皮，破八片）

4. 配伍诠释

（1）桂枝加厚朴杏子汤：本方为桂枝汤加厚朴、杏仁而成。桂枝为君药升补阳气，厚朴、杏仁为臣药，清肺化痰，芍药、生姜养津守阴，甘草助桂枝药力，同时与大枣调和诸药。厚朴苦辛温，消痰除满、下气降逆；杏仁苦温，宣肺化痰、止咳平喘。故而本方功能解肌祛风、降气平喘。

（2）桂枝加葛根汤：方中桂枝为君药，解肌发表、调和营卫，以治汗出恶风之表虚；葛根为臣药重在解肌；芍药、甘草为佐，酸甘化阴；生姜保护津液为使；大枣调和诸药，养护胃气。

（3）桂枝加附子汤：方中桂枝为君扶正阳气，同时治疗表虚，加上附子为臣内外同护，桂枝护表层阳气，附子护脾肾之阳。以火生水、以阳生阴，在护阳的同时加以芍药、甘草为佐，酸甘化阴治疗四肢屈伸不利、疼痛，生姜养阴护津为使，大枣滋养脾胃。

5. 难点注解

《桂林古本伤寒论》等书中桂枝加葛根汤的方中有麻黄三两。笔者认为，人体如有恶寒可加麻黄，无恶寒则可不加。

十、桂枝去桂加茯苓白术汤与桂枝人参汤、甘草干姜汤

（一）桂枝去桂加茯苓白术汤与桂枝人参汤

1. 经方来源

桂枝去桂加茯苓白术汤与桂枝人参汤出自《伤寒论》中第28、163条。条文如下第28条："服桂枝汤，或下之，仍头项强痛，翕翕发热，无汗，心下满微痛，小便不利者，桂枝去桂加茯苓白术汤主之。"第163条："太阳病，外证未除，而数下之，遂协热下利，利下不止，心下痞硬，表里不解者，桂枝人参汤。"

2. 病因病机

（1）桂枝去桂加茯苓白术汤：太阳病服用桂枝汤发汗或者用承气汤类泻下后仍有外感头项强痛，微微发热是营卫不和的表现，没有汗出，心下胀满微痛，小便不利，此病表里均为风寒之邪，应用桂枝去桂加茯苓白术汤治疗。

（2）桂枝人参汤：太阳病，表证未解而误治多次使用下法，这是引风邪入里的错误方法，本身表虚，再多次发汗，导致人体阴亏阳竭，表里俱虚，同时风邪入里化热，同热邪交杂形成热痢，下痢不止，导致中焦心下痞硬（真虚假实）这是痰饮阻于中焦的表现，宜用桂枝

加人参汤和解表里。

3. 药物组成

（1）桂枝去桂加茯苓白术汤

芍　药（三两）	甘　草（二两，炙）
生　姜（切，三两）	白　术（三两）
茯　苓（三两）	大　枣（十二枚，擘）

（2）桂枝人参汤

桂　枝（四两，别切）	甘　草（四两，炙）
白　术（三两）	人　参（三两）
干　姜（三两）	

4. 配伍诠释

（1）桂枝去桂加茯苓白术汤：方中芍药为君药，但芍药虽为君药，但却只针对症状中的疼痛，配伍甘草可以达到缓急止痛的效果。白术、茯苓为臣药，两味药虽为臣药但在方中为重中之重，直指病因痰饮，利水渗湿，从小便中去除体内痰饮，小便出则病愈。生姜养护阴液为使药。最后大枣调和诸药，养护胃气。

（2）桂枝人参汤：此方同桂枝去桂加茯苓白术汤病机相同，均为痰饮阻碍中焦运化，但此方治疗之证更为严重，因经历过多次发汗导致身体阴阳内外俱虚，故方中桂枝为君药走气，扶助阳气，主用于守护和辅助外表之阳，炙甘草、干姜辅佐桂枝之力，人参大补元气提升人体一身之阳，同时护住中下焦元阳，白术利水渗湿去除中焦阻碍之痰饮。

5. 难点注解

应用桂枝去桂加茯苓白术汤：

（1）无汗：有两种可能：津液无源；风寒束表。此处明显为外邪未解入里同时风寒束表。

（2）心下胀满微痛：心下则指中焦，满而微痛则说明中焦痰饮遇阻，中焦为肺经之起源，手太阴肺经起于中焦，下络大肠，此时痰饮阻于中焦，导致肺朝百脉的功能失调，故痰饮为此病主要病机。

（3）小便不利：小便不利同时也有两种：一阴竭；二阳闭。此处为痰饮内阻导致肾不化气，所以患者无小便。

（二）甘草干姜汤

1. 经方来源

此方出自《金匮要略》："肺痿吐涎沫而不咳者，其人不渴，必遗尿，小便数，所以然者，以上虚不能制下故也。此为肺中冷，必眩，多涎唾，甘草干姜汤温之。"

2. 药物组成

甘　草（炙，四两）　　干　姜（二两）

上二味，以水三升，煮取一升五合，去滓，分温再服。

3. 病因病机

肺痿吐痰涎，但是不渴，其中有热本应口渴，但此时不口渴，必遗尿，此处遗尿并非是泻热之后热从小便出，而是不正常的，痰饮阻于中焦，导致上吐下遗，小便次数多。

4. 配伍诠释

此方只有两味药，甘草与干姜。甘草用炙甘草，补中益气；干姜温肺化饮。针对病因，温复脾胃之阳，重在清中焦痰饮。

5. 难点注解

肺金为肾水之母，所以是肺气虚而下遗，母病及子，上不能制下的问题，这是肺中痰饮过盛，上逆于脑，则必眩晕，应用甘草干姜汤治疗。

十一、桂枝二越婢一汤

1. 经方来源

桂枝二越婢一汤出自《伤寒论》第27条。《伤寒论》第27条："太阳病，发热恶寒，热多寒少，脉微弱者，此无阳也，不可发汗，脉浮大者，宜桂枝二越婢一汤。"

2. 病因病机

桂枝二越婢一汤治太阳病，风寒束表，内有郁热证。症见发热恶寒，热多寒少。为风寒束表，邪郁肌腠，不得汗泄，阳气受遏而化热，故当伴见汗出、口渴、烦躁之里热象。

此与伤寒兼里热烦躁的大青龙汤证相类似，但有轻重之别。大青龙汤证为重证重剂，而桂枝二越婢一汤为轻证轻剂，后者属微汗解表，稍兼清在里之郁热，故条文中所说不可发汗并非不能发汗之意，而是不可重发汗，要轻微发汗。

若见发热恶寒，热多寒少，脉象微弱者，则为阳气亏虚，桂枝二越婢一汤虽为发汗轻剂，亦不可轻易用之，否则会加重其疾。

3. 药物组成

桂　枝（十八铢）　　芍　药（十八铢）

麻　黄（十八铢）　　甘　草（十八铢）

大　枣（四枚，擘）　生　姜（一两二铢，切）

石　膏（二十四铢，碎，绵裹）

上七味，以水五升，煮麻黄一二沸，去上沫，纳诸药，煮取二升，去滓，温服一升。

4. 配伍诠释

桂枝二越婢一汤微发其汗，兼清郁热。本方即桂枝汤与越婢汤约二比一用量的合方。方用桂枝汤解肌散邪；用越婢汤中麻黄、石膏发越郁热。本方用量小，具微汗解表，兼清郁热之功。同时石膏用量小，目的在于跟随麻黄、桂枝作用于表，清上焦之热。此方之精义在于桂枝、麻黄、石膏三味药组方配伍，既可解肌发散风寒，又可发越在里的郁热。

5. 难点注解

越婢汤：麻黄为君，清上焦，解表发汗，达到开鬼门的目的；石膏为臣，清下焦之热，使水邪从小便出，达到洁净府的目的；生姜、大枣温胃化饮；调和中焦为佐药；甘草调和诸药。

十二、麻黄细辛附子汤与麻黄附子甘草汤

（一）麻黄细辛附子汤

1. 经方来源

麻黄细辛附子汤出自《伤寒论》第300条。《伤寒论》第300条云："少阴病，始得之，反发热，脉沉者，麻黄细辛附子汤主之。"

2. 病因病机

少阴病初得，发热脉沉，同时具有欲寐的症状，应用麻黄细辛附子汤。本方是为素体阳虚，复感风寒之证而设。阳虚之体，应不发热，今反发热，并见恶寒甚剧，虽厚衣重被，其寒不解，是外受风寒，邪正相争所致。表证脉当浮，今脉反沉微，兼见神疲欲寐，是知阳气已虚。此阳虚外感，表里俱寒之证，若纯以辛温发散，则因阳虚而无力作汗，或虽得汗必致阳随液脱，治当助阳

与解表并行。

3. 药物组成

麻　黄（二两，去节）　　细　辛（二两）

附　子（一枚，炮，去皮，破八片）

4. 配伍诠释

方中麻黄辛温，发汗解表，为君药。附子辛热，温肾助阳，为臣药。麻黄行表，扶阳，以开泄皮毛，逐邪于外，同时辅助体内阳气提升；附子温里以振奋阳气，鼓邪达外。二药配合，相辅相成，为助阳解表的常用组合。细辛归肺、肾二经，芳香气浓，性善走窜，通彻表里，既能祛风散寒，助麻黄解表，又可鼓动肾中真阳之气，协附子温里，为佐药。三药并用，补散兼施，使外感风寒之邪得以表散，在里之阳气得以维护，则阳虚外感可愈。

5. 难点注解

少阴虚衰之证如若将熄之灯火，两种方法救之：一为“加油”存续阴液，二是把灯火调小，缓补阳气，故以麻黄附子治之。

（二）麻黄附子甘草汤

1. 经方来源

麻黄附子甘草汤出自《伤寒论》第302条云：“少阴病，得之二三日，麻黄附子甘草汤微发汗，以二三日无里证，故微发汗也。”

2. 病因病机

麻黄附子甘草汤是太少两感，为少阴兼表之证。即外有太阳表邪，里有少阴阳虚。说明此时人体比初得太阳病阳气更亏虚，阴液更衰竭，故应扶阳救阴。

3. 药物组成

麻　黄（二两，去节）　　甘　草（二两，炙）

附　子（一枚，炮，去皮，破八片）

4. 配伍诠释

本方即麻黄附子细辛汤去细辛加炙甘草而成。因病情较前者为轻为缓，故去辛窜之细辛，加甘缓之甘草，以缓麻黄辛散之性，防其发汗太过，以求微汗而解。更用熟附子，以为温阳微汗，解表之用。

5. 难点注解

麻黄附子甘草汤具有温阳解表之效，与麻黄细辛附子汤有别。此方中用甘草而非细辛，因为此时人体中阳气已经极其亏虚，但仍有表证宜用麻黄发汗解表、扶阳，但发汗力度必须小，故不可用细辛，避免麻黄过度发汗，所以应当用甘草缓和麻黄发汗力度，从而达到微微发汗，缓提阳气的作用。再配合附子回阳，达到振奋心阳的目的。

十三、葛根汤

1. 经方来源

葛根汤出自《伤寒论》第31、32条。《伤寒论》第31条云："太阳病，项背强几几，无汗恶风，葛根汤主之。"《伤寒论》第32条云："太阳与阳明合病者，必自下利，葛根汤主之。"

2. 病因病机

第31条之太阳病，项背强几几、汗出恶风者，以桂枝加葛根汤主之，因无汗，故方中当有麻黄。第32条之太阳与阳明合病，是指既有头项强痛而恶寒的太阳表证，同时又有自下利的阳明里证，此证宜以葛根汤主之。

按：下利而现太阳证，则病欲自表解，故发汗则愈，无汗表实者宜本方，自汗表虚者宜桂枝汤。此证常见，宜注意。又太阳与阳明合病者，必自下利，宜读作太阳与阳明合病必自下利者。意思是说：太阳与阳明合病必须有自下利者，才可用葛根汤主之，而不是说太阳与阳明合病者必定自下利。

3. 药物组成

葛　根（四两）　　麻　黄（三两，去节）

甘　草（二两，炙）　桂　枝（二两，去皮）

生　姜（三两，切片）　芍　药（二两）

大　枣（十二枚）

4. 配伍诠释

葛根汤中葛根为君药解肌，缓解项背肌肉之痉挛。麻黄、桂枝发散风寒为臣药，芍药为佐药，缓中止痛。生姜、大枣、甘草调和诸药，共为使药。感风寒表实，恶寒发热，头痛，项背强几几，身痛无汗，腹微痛，或下利，或干呕，或微喘，舌淡苔白，脉浮紧者。现用于感冒、流行性感冒、麻疹、痢疾以及关节痛等病证见上述症状者。

5. 难点注解

葛根有四大功效：一为解肌发汗，二为生津止渴，三为和悦肌肤，四为升阳止泻。葛根配伍麻黄、桂枝，葛根善于缓解项背肌肉痉挛，为表证兼项背强急之要药；麻黄、桂枝有发散风寒之功效。三者合用，共奏散寒解表、缓急止痛之功效，多用于治疗风寒表证而见恶寒无汗、项背强痛者。

十四、葛根加半夏汤

1. 经方来源

葛根加半夏汤出自张仲景《伤寒论》第33条。

《伤寒论》第33条云：“太阳与阳明合病，不下利，但呕者，葛根加半夏汤主之。”

2. 病因病机

太阳与阳明合病，没有下泻，但是有呕吐症状的，用葛根加半夏汤治疗。太阳和阳明同病，太阳之为病其脉浮，头项强痛而恶寒。阳明之为病胃家实是也。故有表证同时呕吐，为湿阻中焦，脾胃机能失调，脾不升清，阻碍运化，体内湿热痰浊互结，所以出现呕的症状。

3. 药物组成

葛　根（四两）　　　麻　黄（三两，去节）

甘　草（二两，炙）　芍　药（二两）

桂　枝（二两，去皮）生　姜（三两，切）

半　夏（半升，洗）　大　枣（十二枚，擘）

4. 配伍诠释

方中葛根为君药解肌发汗，清阳明之热，升清阳、祛湿热。麻黄、桂枝、芍药为臣药发散风寒、温经解表，同时芍药酸甘化阴、滋补阴液。生姜、半夏、大枣为佐药，生姜解半夏之毒，半夏止呕化痰。最后加生甘草调和诸药。

5. 难点注解

半夏：燥湿化痰、降逆止呕、消痞散结。用于痰多咳喘，痰饮眩悸，风痰眩晕，痰厥头痛，呕吐反胃，胸脘痞闷，梅核气。

十五、小青龙汤

1. 经方来源

小青龙汤出自《伤寒论》第40、41条。《伤寒论》第40条云："伤寒表不解，心下有水气，干呕发热而咳，或渴，或利，或噎，或小便不利，少腹满，或喘者，小青龙汤主之。”《伤寒论》第41条云：“伤寒心下有水气，咳而微喘，发热不渴；服汤已，渴者，此寒去欲解也；小青龙汤主之。”

2. 病因病机

第40条：伤寒表不解，指表有发热，恶寒，头疼，身疼等表邪闭郁之证；心下有水气，干呕发热而咳，或渴，或利，或噎，或小便不利，少腹满，或喘者，乃水饮稽留于里，病位以在肺为主证；干呕而咳就是咳嗽较剧导致恶心。其伴随证，或渴，乃肺不布津，水留为痰饮；或利，乃因肺与大肠相表里，水饮侵渍所致；或噎，乃因水饮碍气之升降；小便不利为里阳不足，水饮停滞膀胱气化不利；喘者，肺气壅滞。水饮的出现说明人体是阳虚水泛的一种不良状态，全身多部位都会出现一些症状。表寒外束，寒饮塞肺为辨证用方要点。第41条乃水饮内停，肺失宣降而喘咳。发热与否，渴与不渴，只要抓住“寒饮射肺”，此乃病证之机要。药后出现口干、微渴是药物燥烈引起，也说明体内水饮受到制衡。

3. 药物组成

麻　黄（三两）　　桂　枝（三两）
芍　药（三两）　　甘　草（三两）
细　辛（三两）　　干　姜（三两）
五味子（半升）　　半　夏（半升）

4. 配伍诠释

小青龙汤方中麻黄、桂枝发汗解表，除外寒而宣肺气为君药。干姜、细辛温肺化饮，兼助麻、桂解表为臣药。半夏燥湿化痰，降逆和中；五味子敛肺止咳，芍药敛阴和营，共为佐药。炙甘草益气和中，缓峻调和为使药。八味相配，升降并用，发中有收，刚柔相济，外解风寒，内蠲水饮，一举表里两治，使风寒解，水饮去，肺气复舒，宣降有权，自然寒热除而喘咳止，诸症悉平。我们应用小青龙汤治疗咳嗽，应注意到“五脏六腑皆令人咳，非独肺也”。

5. 难点注解

素有水饮之人，脾肺之气必虚。今又外感风寒，水寒相搏，皮毛闭塞，则肺气益困。风寒外束，水饮内迫，肺寒气逆，所以恶寒发热、无汗、喘咳、痰多清稀，甚则水饮溢于肌肤而致浮肿身重等症。治当解表与化饮配合。

十六、大青龙汤

1. 经方来源

大青龙汤出自《伤寒论》第38、39条。《伤寒论》第38条：“太阳中风，脉浮紧，发热恶寒，身疼痛，不汗出而烦躁者，大青龙汤主之。若脉微弱，汗出恶风者，不可服之，服之则厥逆，筋惕肉瞤，此为逆也。”《伤寒论》第39条云：“伤寒，脉浮缓，身不疼，但重，乍有轻时，无少阴证者，大青龙汤发之。”

2. 病因病机

第 38 条：太阳中风，脉当浮缓，今脉浮紧，是中风之病而兼伤寒之脉也。中风当身不痛，汗自出，今身疼痛，不汗出，是中风之病，而兼伤寒之证也。不汗出而烦躁者，太阳郁蒸之所致也。风，阳邪也；寒，阴邪也。阴寒郁于外则无汗，阳热蒸于内则烦躁，此风寒两伤，荣卫同病，故合麻、桂二汤加石膏，制为大青龙汤，用以解荣卫同病之实邪也。若脉微弱，汗出恶风者，即有烦躁，乃少阴之烦躁也。禁不可服，服之厥逆，筋惕肉瞤之患生，而速其亡阳之变矣。故曰：此为逆也。

第 39 条：伤寒脉当浮紧，今脉浮缓，是伤寒之病而兼中风之脉也。伤寒当身疼痛，今身不疼，是伤寒之病而兼中风之证也。身轻，邪在阳也；身重，邪在阴也；乍有轻时，谓身重而有轻时也。若但欲寐，身重无轻时，是少阴证也。今无但欲寐，身虽重，乍有轻时，则非少阴证，乃营卫兼病之太阳证也。脉虽缓，症则无汗，属实邪也，故亦以大青龙汤发之。

3. 药物组成

麻　黄（六两）　　桂　枝（二两）
甘　草（二两）　　杏　仁（五十枚）
生石膏（三两）　　生　姜（三两）
大　枣（十枚）

4. 配伍诠释

风寒束表，卫阳被遏则恶寒发热；腠理闭塞则无汗；寒客经络则头身疼痛；热伤津则口渴；热扰胸中则烦，烦甚则躁。治当发汗解表，兼清里热。方中用麻黄、桂枝、生姜辛温发汗以散风寒，能使内热随汗而泄。甘草、生姜、大枣甘温补脾胃、益阴血，以补热伤之津；无津不能作汗，又可以充汗源。石膏甘寒清解里热，与麻黄配伍能透达郁热，同时泻热存阴，养护津液。杏仁配麻黄，一收一散，宣降肺气利于达邪外出。诸药配伍，一是寒热并用，表里同治，侧重于“于在表者，汗而发之”；二是发中寓补，汗出有源，祛邪而不伤正。

5. 难点注解

大青龙汤的本质属于麻黄类方。从条文分析，第38条云：“太阳中风，脉浮紧，发热恶寒，身疼痛，不汗出而烦躁者，大青龙汤主之。若脉微弱，汗出恶风者，不可服之，服之则厥逆，筋惕肉瞤，此为逆也。”其中“脉浮紧”“发热”“恶寒”“身疼痛”“不汗出”基本符合麻黄汤的表实证特征，唯独“烦躁”症状，乃三焦郁热所致，以生石膏清热除烦。而第39条云：“伤寒，脉浮缓，身不疼，但重，乍有轻时，无少阴证者，大青龙汤发之。”提示心阳不足，类似麻黄附子细辛汤之少阴证，若欲发汗，须加大麻黄之剂量。

十七、理中汤

1. 经方来源

理中汤出自张仲景《伤寒论》第386条。《伤寒论》第386条云："霍乱，头痛发热，身疼痛，热多欲饮水者，五苓散主之，寒多不用水者，理中丸主之。"

2. 病因病机

理中丸，又名人参汤，是一个纯补剂，大补中气，此方以霍乱病为总纲，但这里的霍乱并非指烈性传染病的霍乱病，而是张仲景在《伤寒论》条文中所说："问曰，病有霍乱者何？答曰：呕吐而利，此名霍乱。"一切大吐、大泻均为霍乱，所以此病为阳明虚证，理中意为病在中焦，同时中焦有虚寒，不喜饮水，中焦脾胃运化能力不够，故应当扶阳护阴，利水散寒，理中丸治疗。理中丸与理中汤配伍相同，本质并无区别，但理中丸力缓，携带和食用方便；理中汤药力强，急症适用。

3. 药物组成

人　参（三两）　　白　术（三两）

甘　草（炙，三两）　　干　姜（三两）

4. 配伍诠释

理中丸中人参为君药大补元气，同时扶助中焦之阳；白术为臣药利水渗湿健脾，清中焦水饮，同时利小便以实大便；干姜为佐药温阳化气；甘草调和诸药，同时助干姜、人参扶阳。

5. 难点注解

白术：清·黄元御《长沙药解》言其味甘、微苦，入足阳明胃、足太阴脾经。补中燥湿，止渴生津，最益脾精，大养胃气，降浊阴而进饮食，善止呕吐，升清阳而消水谷，能医泄利。健脾益气，燥湿利水，止汗，安胎。用于脾虚食少，腹胀泄泻，痰饮眩悸，水肿，自汗，胎动不安。土炒白术健脾，和胃，安胎。用于脾虚食少，泄泻便溏，胎动不安。

十八、太阳血证治疗方（桃核承气汤与抵当汤）

1. 经方来源

治疗太阳血证有两方：桃核承气汤与抵当汤，出自《伤寒论》第106、124条。第106条云："太阳病不解，热结膀胱，其人如狂，血自下，下者愈。其外不解者尚未可攻，当先解其外。外解已，但少腹急结者，乃可攻之，宜桃核承气汤。"第124条云："太阳病六七日，表证仍在，脉微而沉，反不结胸，其人发狂者，以热在下焦，少腹当硬满。小便自利者，下血乃愈。所以然者，以太阳随经，瘀热在里故也，抵当汤主之。"

2. 病因病机

（1）桃核承气汤：病本是太阳病，但病位却在下焦膀胱，是由邪气入太阳经直中膀胱，属瘀热互结下焦，热邪迫血下行，导致下焦膀胱血管出血，血气郁结下焦（痔疮、尿血、结石类均为热邪所迫），治当因势利导、逐瘀泻热，以祛除下焦之蓄血。血气随尿排出，则热邪得解，但此时患者若有表证应当先解表，不可急于攻里，若患者无表证，少腹疼痛，应当使用桃核承气汤。

（2）抵当汤：依旧是太阳病但邪气循太阳经入腑，没有结胸的症状（如有结胸，可予泻心汤），其人发狂（此处的发狂并非狂病，而是类似狂病的表现），小便能正常排出来，尿中带血，则这个热有出路，这个瘀血有出路，有出路之后，则其蓄血之证便可解，就是还没有烧成干血，只是这热结在膀胱已经出现了血证，可通过小便排解下来。小便自利，如果满足这个条件宜使用抵当汤。小便不利与自利，这是判断太阳蓄血证的方法。小便不利这个时候就没有血证；小便自利，其人必定发狂，小便有血出来，血尿，也是血证，宜抵当汤治疗。

3. 药物组成

（1）桃核承气汤

桃　仁（五十个，去皮尖）　　大　黄（四两）

桂　枝（二两，去皮）　　甘　草（二两，炙）

芒　硝（二两）

（2）抵当汤

水　蛭（三十个，熬）　虻　虫（三十枚，熬去翅足）

桃　仁（二十个，去皮尖）　大　黄（三两，酒浸）

4. 配伍诠释

（1）桃核承气汤：桃核承气汤中桃仁大量五十个，为君药，治疗瘀热互结，去热、破血、行瘀。大黄、芒硝为臣药清热、活血、泻下。桂枝为佐药目的在引诸药入经，清阳明之火。最后加入甘草调和诸药。

（2）抵当汤：水蛭为君药；虻虫为臣药，协助水蛭，以虫类药物活血化瘀通络；桃仁为佐药，大黄为使药，共同化瘀清热。

5. 难点注解

桃仁：功效活血祛瘀、润肠通便。用于经闭，痛经，癥瘕痞块，跌扑损伤，肠燥便秘。

水蛭：《神农本草经》言其主逐恶血、瘀血、月闭，破血瘕积聚，无子，利水道。

虻虫：味苦，微寒，性凉，有毒。功能主治：破瘀散结。用于痛经堕胎、血瘀经闭、跌打损伤、痈肿、喉痹。

十九、竹叶石膏汤与白虎加人参汤

1. 经方来源

竹叶石膏汤与白虎加人参汤出自张仲景《伤寒论》第26、397条。《伤寒论》第26条云：“服桂枝汤，大汗出后，大烦渴不解，脉洪大者，白虎加人参汤主之。”《伤寒论》第397条云：“伤寒解后，虚羸少气，气逆欲吐，竹叶石膏汤主之。”

2. 病因病机

（1）白虎加人参汤：太阳病，服用桂枝汤发汗后，烦渴不解，这是患者体内经过发汗后没有风邪，大汗伤阴所以出现烦的症状，脉洪大是热邪未解，气阴已伤，与邪热相搏，导致脉象洪大，故应当清热为主，兼顾益气养阴，清热为首，用白虎加人参汤。

（2）竹叶石膏汤：伤寒康复期，虚热尤存，患者中焦空虚，身体虚弱，导致邪阻中焦，心下痞满，甚则气逆呕吐的现象，此病并无邪气致病，主要原因为中焦虚弱，清虚热的同时降逆止呕，应当用竹叶石膏汤治疗。

3. 药物组成

（1）白虎加人参汤

知　母（六两）　　石　膏（一斤，碎，绵裹）

甘　草（二两，炙）　　粳　米（六合）

人　参（三两）

（2）竹叶石膏汤

竹　叶（二把）　　石　膏（一斤）

半　夏（半升，洗）　　麦门冬（一升，去心）

人　参（二两）　　甘　草（二两，炙）

粳　米（半升）

4. 配伍诠释

（1）白虎加人参汤：方中石膏为君，知母为臣，清热泻火，甘草为佐，人参、粳米为使益气养阴，养护胃气。

（2）竹叶石膏汤：方中石膏为君，竹叶为臣，清虚热。人参、麦门冬、粳米为佐益气养阴。半夏为使降逆止呕。甘草调和诸药。

5. 难点注解

两方中均有人参、石膏，但意义不同：白虎加人参汤意在清热，故石膏为君药；竹叶石膏汤意在补虚，故人参为君药。同时两方中均有粳米，但用法却不同：白虎加人参汤中粳米要同煮，意在把石膏之气与谷气相结合，以便更好地使谷气充盈补虚；而竹叶石膏汤中粳米以药汁煮，意在得谷气即可，以清虚热。

麦冬:《神农本草经》言其主心腹结气，伤中伤饱，胃络脉绝，羸瘦短气。

竹叶:《本草正》言其退虚热烦躁不眠，止烦渴，生津液，利小水，解喉痹，并小儿风热惊痫。

二十、辛甘化阳四逆汤类方

1. 经方来源

辛甘化阳法包括四逆汤三方，分别是四逆汤方、当归四逆汤方、当归四逆加吴茱萸生姜汤，出自《伤寒论》

第351、352、353、354条。第351、352条云："手足厥寒，脉细欲绝者，当归四逆汤主之。若其人内有久寒者，宜当归四逆加吴茱萸生姜汤。"第353条云："大汗出，热不去，内拘急，四肢疼，又下利厥逆而恶寒者，四逆汤主之。"第354条云："大汗，若大下利而厥冷者，四逆汤主之。"

2. 药物组成

（1）四逆汤

甘　草（二两，炙）　　干　姜（一两半）

附　子（一枚，生用，去皮，破八片）

（2）当归四逆汤方

当　归（三两）　　桂　枝（三两，去皮）

芍　药（三两）　　细　辛（三两）

甘　草（二两，炙）　　通　草（二两）

大　枣（二十五枚）

（3）当归四逆加吴茱萸生姜汤

当归四逆汤加吴茱萸二升，生姜半斤。

上九味，以水六升，清酒六升，煮取五升，去滓，温分五服。

3. 病因病机

四逆汤类方，目的均为治疗亡阳证，四逆汤振下焦之阳，尤其指厥阴少阴即肝肾之阳，症见四肢疼痛发凉，寒痛。当归四逆汤是手足厥冷，或腰、股、腿、足、肩臂疼痛，口不渴，说明体内有痰饮集聚，脉沉细或细而欲绝。故当温肺化饮，利尿通阳以扶阳。而当归四逆加吴茱萸生姜汤，在当归四逆汤的基础上增加了吴茱萸、生姜，主要针对患者的胃寒疼痛，温中散寒，降逆和胃，并加清酒同煎，以助活血散寒之力。

4. 配伍诠释

（1）四逆汤：主要治疗少阴厥阴休克重症。附子乃将军之药，为君药，虽量少，但起到重要的回阳救逆之功。干姜为臣药，用量最大，重在驱寒通肾气，肾气通则全身阳气可以提升，最后加甘草调和，同时扶助提升阳气，辛甘化阳。

（2）当归四逆汤：方中当归为君药，活血养血。桂枝、细辛为臣药温通经脉，温肺化饮，以畅血行，解表里内外之寒邪。芍药调和营卫，滋阴养血。通草主要用于通小便，通肾气，肾气通则阳气通，以通为用，以通为补。甘草、大枣温养脾气调和诸药。

（3）当归四逆加吴茱萸生姜汤：方中当归为君药，活血养血。桂枝、细辛为臣药温通经脉，温肺化饮，解表里内外之寒邪。芍药调和营卫，滋阴养血。通草入经通脉，利小便。吴茱萸与生姜意为缓解胃疼，散胃中寒气，同时增强温补之性，提升扶阳的效果。甘草扶助提升辛甘化阳的效果。大枣温养脾气，调和诸药。

5. 难点注解

四逆汤三方均应用了辛甘化阳的治疗大法，尤其是在治疗厥阴少阴休克重症，阴阳均竭，首先提升阳气，重用干姜、附子大幅提升阳气，然后再进行滋阴，回阳救逆。

附子：回阳救逆，补火助阳，逐风寒湿邪，用于亡阳虚脱，肢冷脉微，阳痿，宫冷，心腹冷痛，虚寒吐泻，阴寒水肿，阳虚外感，寒湿痹痛。

通草：清热利湿，通乳。主淋证涩痛，小便不利，水肿，黄疸，湿温病，小便短赤，产后乳少，经闭，带下。用于湿温尿赤，淋病涩痛，水肿尿少，乳汁不下。

吴茱萸：唐·甄权《药性论》言其主心腹疾，积冷，心下结气；治霍乱转筋，胃中冷气，吐泻腹痛不可胜忍者；疗遍身顽痹，冷食不消。《名医别录》言其主痰冷，腹内绞痛，诸冷实不消，中恶，心腹痛，逆气，利五脏。

二十一、黄连阿胶汤

1. 经方来源

黄连阿胶汤出自《伤寒论》第 303 条。

《伤寒论》第 303 条云：“少阴病，得之二三日以上，心中烦，不得卧，黄连阿胶汤主之。”

2. 药物组成

黄　连（四两）　　黄　芩（二两）

芍 药（二两） 阿 胶（三两）

鸡子黄（二枚）

3. 病因病机

患者少阴病两三日或者时间更久，心中烦。阳虚则烦，说明患者心肾阳气之虚衰，所以出现烦的症状。同时不得卧，说明患者阴竭，所以出现了失眠的症状。心主血脉，心阴不能收敛心阳，故出现阴阳分离的趋势，所以应当清热养阴来护阳，收敛阳气。

4. 配伍诠释

方中黄连为君清热泻火，黄芩为臣主要清上焦心火，芍药、阿胶为佐养血、敛阴，滋补阴液。鸡子黄虽为使药，但在方中十分重要，与阿胶同属于血肉有情之品，可聚天地阴阳之精华，共用大补阴津。

5. 难点注解

鸡子黄：滋阴润燥、养血息风。主治心烦不得眠，热病痉厥，虚劳吐血，呕逆，下痢，烫伤，热疮，肝炎，小儿消化不良。清·叶桂《本草再新》言其补中益气，养肾益阴，润肺止咳，能使心肾交。

二十二、真武汤

1. 经方来源

真武汤出自《伤寒论》第 82、316 条。第 82 条云：“太阳病发汗，汗出不解，其人仍发热，心下悸，头眩，身瞤动，振振欲擗地者，真武汤主之。”第316条云：“少阴病，二三日不已，至四五日，腹痛，小便不利，四肢沉重疼痛，自下利者，此为有水气。其人或咳，或小便利，或下利，或呕者，真武汤主之。”在《辅行诀脏腑用药法要》中真武汤又名小玄武汤，玄武为古代四方神兽之一，古代中国传说的神兽分别为青龙、白虎、朱雀、玄武，属于古代神话和天文学结合的产物。四兽融入了五行和方位，以不同颜色代表：东方青色为木，西方白色为金，南方赤色为火，北方黑色为水，中央黄色为土。玄武对应方位为北方，颜色为黑，对应中医学说中之五脏为肾，肾主水纳气，此方治疗阳虚水泛，故名为小玄武汤。

2. 药物组成

茯　苓（三两）　　　　芍　药（三两）

生　姜（三两，切）　　白　术（二两）

附　子（一枚，炮，去皮，破八片）

3. 病因病机

真武汤在太阳病篇，与少阴病篇均有条文出现，太阳病篇中患者因有太阳病，发汗后表证未解，仍有发热恶寒，并出现心下悸动不安，头晕，身体抽动疼痛，患者难受地想要扑倒在地上，这说明有水邪上逆，阳气虚衰，应当使用真武汤治疗。少阴病篇真武汤病机则是患者基础病为少阴病，少阴病两三日没有治疗后，发病到四五日，此时阴阳俱虚，邪气入里，腹痛，四肢沉重疼痛，说明有水湿在里，自觉下利，故主要病因依然是肾不纳气，心肾之气不足，伤津耗气，阴阳俱虚，其中阳虚严重，导致的阳虚水泛，应当用真武汤治疗。

4. 配伍诠释

真武汤主肾中阳，意在提升滋补脾肾之元阳，以制水。故方中附子为君药，附子为君功用有四：①温补脾肾之阳；②补心肾之阳；③燥湿；④镇守元阳，守护命门丹田之气。白术、茯苓为臣药，健脾化湿、利尿、补益阳气，更加补益后天之气。芍药为佐药，酸甘敛阴，缓急止痛，同时协助附子固护阳气。生姜为使药，温散水寒之气。如果患者有咳的症状出现，加五味子、细辛、干姜温肺化饮止咳。小便利，则可以去茯苓。大便利可以去芍药加干姜驱寒。出现呕吐则可去附子，生姜加量止呕、温阳。

5. 难点注解

芍药在方中虽有缓急止痛之功，却并非起主导作用，要因症加减。附子发挥主导作用。如腹痛剧烈，芍药可酌情加量。

白术：清·黄元御《长沙药解》言其味甘、微苦，入足阳明胃、足太阴脾经。补中燥湿，止渴生津，最益脾精，大养胃气，降浊阴而进饮食，善止呕吐，升清阳而消水谷，能医泄利。

芍药：平肝止痛，养血调经，敛阴止汗。用于头痛眩晕，胁痛，腹痛，四肢挛痛，血虚萎黄，月经不调，自汗，盗汗。

二十三、小柴胡汤

1. 经方来源

小柴胡汤出自《伤寒论》第96条。

《伤寒论》第96条云："伤寒五六日，中风，往来寒热，胸胁苦满，默默不欲饮食，心烦喜呕，或胸中烦而不呕，或渴，或腹中痛，或胁下痞硬，或心下悸、小便不利，或不渴，身有微热，或咳者，小柴胡汤主之。"

2. 药物组成

柴　胡（半斤）　　黄　芩（三两）

人　参（三两）　　半　夏（半升洗）

甘　草（炙，三两）　生　姜（三两，切）

大　枣（十二枚，擘）

上七味，以水一斗二升，煮取六升，去滓，再煎，取三升，温服一升，日三服。若胸中烦而不呕者，去半夏、人参，加栝蒌实一枚。若渴者，去半夏，加人参合前成四两半，栝蒌根四两。若腹中痛者，去黄芩，加芍药三两。若胁下痞硬，去大枣，加牡蛎四两。若心下悸、小便不利者，去黄芩，加茯苓四两。若不渴、外有微热者，去人参，加桂枝三两，温覆微汗愈。若咳者，去人参、大枣、生姜，加五味子半升，干姜二两。

3. 病因病机

伤寒五六日，此处伤寒相当于现在的流感病，如甲型流感，中风、寒热往来、胸胁苦满、默默不欲饮食，首先看到寒热往来就为柴胡汤证，与麻黄、桂枝等不同的是，此时邪气位于半表半里之间，相当于一个十字路口发生堵车，外面的进不来，里面的出不去。少阳枢机不利，导致痰热、湿邪阻碍经络之气，而解表药物麻黄在表，桂枝在营卫，均不治疗半表半里证，同时传统的汗法、下法也不能够治疗半表半里证，既不能解表，也不能攻里，宜从中焦脾胃着手，但调理脾胃并非主要目的，而应着重于清热，故兵分两路，采用分消走泄法，使热从汗出，痰饮湿邪从大便排出。

4. 配伍诠释

方中柴胡为君药用半斤之量，意在清热，清三焦之热，因寒热往来正邪相争剧烈，为防止外之热邪再次入里。方中有两个臣药：其一，是半夏加黄芩，辛开苦降，目的在于恢复脾胃功能；其二，人参为臣，大补元气，扶正，为发汗解表创造条件。生姜、大枣养阴固津，同时止呕和胃。甘草调和诸药。

5. 难点注解

若胸中烦而不呕，去半夏、人参，加栝蒌实化痰，若渴则体内有热，故去半夏，加人参和栝楼根清热益气生津。若腹中疼痛，去寒性的黄芩加芍药缓急止痛。胁下虚痞，去大枣，加牡蛎软坚散结。若心下悸，小便不利，去黄芩，加茯苓利水渗湿。若不渴，外有热者，去人参加桂枝，扶阳发汗解表。若咳者加五味子，五味子阴中育阳，温肺散寒，止咳养心。

二十四、大小陷胸汤与半夏泻心汤

（一）大小陷胸汤

1. 经方来源

大小陷胸汤出自张仲景《伤寒论》第134、138条。《伤寒论》第134条云：“太阳病，脉浮而动数，浮则为风，数则为热，动则为痛，数则为虚。头痛发热，微盗汗出，而反恶寒者，表未解也。医反下之，动数变迟，膈内拒痛，胃中空虚，客气动膈，短气躁烦，心中懊侬，阳气内陷，心下因硬，则为结胸，大陷胸汤主之。若不结胸但头汗出，余处无汗，剂颈而还，小便不利，身必发黄。”《伤寒论》第138条云：“小结胸病，正在心下，按之则痛，脉浮滑者，小陷胸汤主之。”

2. 药物组成

（1）大陷胸汤

大　黄（六两，去皮）　芒　硝（一升）

甘　遂（一钱匕）

（2）小陷胸汤

黄　连（一两）　　半　夏（半升，洗）

栝蒌实（大者一枚）

3. 病因病机

（1）大陷胸汤：表邪未解而误下，或因误下而邪气内陷，热邪与水饮搏结于胸膈所致。此时邪气已经入里，邪气聚于胸下，中焦空虚，只有头汗其余无汗出，这是病汗的表现，小便不利，湿热在内，身必发黄，故应辛开苦降，大陷胸汤主之。

（2）小陷胸汤：此方同为结胸证，但为虚痞，同样中焦空虚邪气内陷，同时顽痰结于中焦，阻碍气机，应辛开苦降。

4. 配伍诠释

大陷胸汤中大黄为君，久煎取其清热之性，芒硝同为去热，甘遂后下，祛除痰饮、逐水，使痰饮从大便去。小陷胸汤中半夏为君，意在祛痰，加上黄连苦寒清热，栝蒌实燥湿化痰，同样体现了辛开苦降之法。

（二）半夏泻心汤

1. 经方来源

辛开苦降代表方，半夏泻心汤出自《伤寒论》第149条。第149条："伤寒五六日，呕而发热者，柴胡汤证具，而以他药下之，柴胡证仍在者，复与柴胡汤。此虽已下之，不为逆，必蒸蒸而振，却发热汗出而解。若心下满而硬痛者，此为结胸也，大陷胸汤主之；但满而不痛者，此为痞，柴胡不中与之，宜半夏泻心汤。”

2. 药物组成

半　夏（半升，洗）	黄　芩（三两）
干　姜（三两）	人　参（三两）
甘　草（炙，三两）	黄　连（一两）
大　枣（十二枚）	

3. 病因病机

伤寒五六日，呕吐而且有寒热往来的症状，应该予小柴胡汤。但却用了泻下法，导致邪气深陷入里，若心下满则为结胸，应用上面的大陷胸汤治疗，不满者为虚痞。本为中气虚导致痞，痰邪聚集，胃中空虚，此时当用桂枝或者人参扶助正气，故用半夏泻心汤治疗。

4. 配伍诠释

方中半夏为君药，黄芩、黄连为臣，协助清热，体现辛开苦降之法，但同大、小陷胸汤不同，此方在辛开苦降的同时加入理中类方中药干姜、人参、甘草提升阳气，扶助正气。最后大枣调和脾胃。

5. 难点注解

半夏泻心汤与大小陷胸汤最大的不同，就是在辛开苦降的同时，补益中焦脾胃之气，防止痰饮之邪去除之

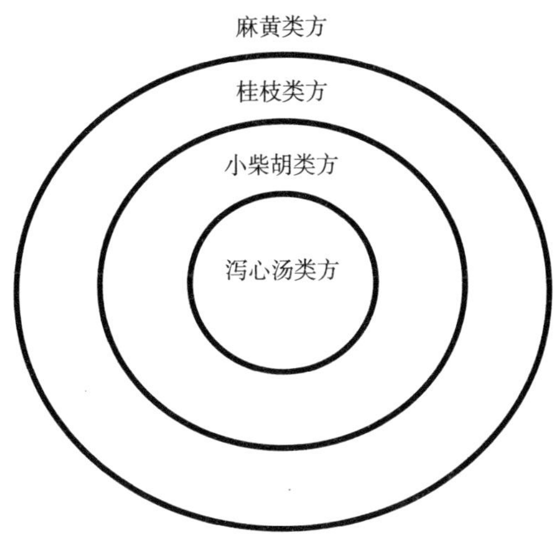

后胃中空虚，邪气由此入里。故嵌入理中类方干姜、人参、甘草进行防治，提升正气，扶助阳气，使邪气去之不复。同时，泻心类方和其他麻黄类方以及桂枝汤、小柴胡汤相比，在病位上的不同也决定了治疗的方法不同，如上图所示，可清晰地看出各经方作用部位。麻黄汤类方作用于表证，桂枝汤类则更深一层，作用于营卫，小柴胡汤类适用于半表半里证，而泻心汤类方（大小陷胸汤与半夏泻心汤）则适用于邪气内陷于里的病证。

二十五、栀子豉汤

1. 经方来源

栀子豉汤出自《伤寒论》第 221、228 条。

《伤寒论》第 221 条云："阳明病，脉浮而紧，咽燥口苦，腹满而喘，发热汗出，不恶寒，反恶热，身重。若发汗则躁，心愦愦反谵语；若加温针，必怵惕，烦躁不得眠；若下之，则胃中空虚，客气动膈，心中懊侬。舌上胎者。栀子豉汤主之。”

《伤寒论》第228条：“阳明病下之，其外有热，手足温，不结胸，心中懊侬，饥不能食，但头汗出者，栀子豉汤主之。”

2. 药物组成

肥栀子（十四枚，擘）　　香　豉（四合，绵裹）

上两味，以水四升，先煮栀子，得两升半，纳豉，煮取一升半，去滓，分为二服，温进一服，得吐，止后服。

3. 病因病机

阳明病，脉浮，咽燥口苦，说明患者肾津亏虚，腹部胀满而喘，有汗出，不恶寒反恶热，身重。说明无表证，有痰饮。若发汗，患者出现谵语狂躁，这是亡阳的表现，不可加温针使阳气消耗，否则会导致患者更加烦躁。更不可泻下，会导致阳气虚衰，胃中空虚，舌苔黄白薄苔，应当用栀子豉汤治疗。若阳明病，用攻下之法后，患者手足温，外有热，无结胸证，有头汗出，说明热气聚于下焦，热闷蒸汗自头颈而出，阳虚同时又有痰饮，这是不同于结胸的虚证，当引热外出，故用栀子豉汤治疗。

4. 配伍诠释

栀子为君，泄热除烦。香豉芳香搜浊，透热转气。

5. 难点注解

（1）栀子：泻火除烦，清热利尿，凉血解毒。用于热病心烦，黄疸尿赤，血淋涩痛，血热吐衄，目赤肿痛，火毒疮疡。

（2）香豉：解表，除烦，宣郁，解毒之功效。用于感冒、寒热头痛，烦躁胸闷，虚烦不眠。

二十六、乌梅丸

1. 经方来源

乌梅丸出自《伤寒论》第338条。《伤寒论》第338条云："伤寒，脉微而厥，至七八日肤冷，其人躁无暂安时者，此为脏厥，非蚘厥也。蚘厥者，其人当吐蚘。今病者静，而复时烦者，此为脏寒。蚘上入其膈，故烦，须臾复止，得食而呕又烦者，蚘闻食臭出。其人常自吐蚘。蚘厥者，乌梅丸主之。又主久利。"

2. 药物组成

乌　梅（三百枚）　　细　辛（六两）
干　姜（十两）　　黄　连（十六两）
当　归（四两）　　蜀　椒（四两，去汗）
桂　枝（去皮，六两）　　人　参（六两）
黄　柏（六两）　　附　子（六两，去皮，炮）

3. 病因病机

厥阴病伤寒，脉微而绝，七八日肌肤冰冷，患者出现狂躁症状，说明此时患者阳气衰微，四肢冷，病邪入里在脏腑，这是脏厥的病症（脏厥为纯阳虚病证）。如果出现吐蛔（这里的吐蛔并非真的一定吐出蛔虫，可以是指有呕吐的症状）的症状，是蛔厥（蛔厥也是一种病证，并非一定由蛔虫在里引起），不是脏厥。人体烦躁反复发作，是阴阳俱虚的脏寒，比脏厥症状稍轻。蛔虫上入膈，导致患者食之则吐，又有烦，常呕吐，用乌梅丸治疗。蛔厥病机实际为阳气过虚导致阳气无力与邪气抗争，导致阴阳俱虚，上下不守，阴阳不和。当扶阴助阳，这里要应用辛甘化阳与酸甘化阴大法。而脏厥是纯阳虚病证，治疗时当急扶阳气，应用辛甘化阳大法治疗。要与蛔厥相区分。

4. 配伍诠释

乌梅丸君药乌梅，用量三百枚，安蛔，大补元阴，方中乌梅与饭同蒸，目的为去其寒凉之性（中药炮制去性取用），再同饭一同服下，运用糜粥自养胃之法，大补阴津。人参、附子为臣药，辛甘化阳，大补元阳，扶助体内阳气。细辛、当归、干姜、蜀椒、桂枝为佐药，佐助附子人参扶助阳气。黄连、黄柏在方中为使药用量大，苦寒坚阴，同时制约附子峻烈药性，防止附子药性过猛而导致相火妄动。

5. 难点注解

（1）乌梅：唐·陈藏器《本草拾遗》言其祛痰，主疟瘴，止渴调中，除冷热痢，止吐逆。

（2）蜀椒：温中止痛，燥湿杀虫止痒。主治脾胃虚寒，脘腹冷痛，呕吐泄泻，蛔虫腹痛，龋齿牙痛，阴痒带下，湿疹皮肤瘙痒。

第二节 《金匮要略》方药探微

一、古今录验续命汤、麻黄加术汤、麻杏薏甘汤

（一）古今录验续命汤

1. 经方来源

续命汤，见于《金匮要略·中风历节病脉证病治第五》篇后附方《古今录验》续命汤，治中风痱，身体不能自收持、口不能言，冒昧不知痛处，或拘急不得转侧。

2. 药物组成

麻　黄　　桂　枝（《千金》《局方》俱作桂心）

当　归　　人　参　　石　膏　　干　姜

甘　草（炙，各三两）　川　芎（一两）

杏　仁（四十枚）

3. 病因病机

中风痱，即中风邪之意。身体不能自收持，即指肢体不遂而言（此处所指中风及类中风一类病证，如面瘫、

全身麻木等)。冒昧，即茫然无知的意思。中风而致肢体不遂，语言不利，冒昧不知痛处，或身拘急不得转侧者，宜本方治之。

4. 配伍诠释

本方是麻黄加石膏汤又加人参、干姜、当归、川芎而成。麻黄为君药，石膏、桂枝、杏仁为臣药。用麻黄加石膏解表清里，因为此时风邪已经由卫分进入气分，故应用石膏走气分、清气分热的特性，打开闭郁的腠理，让麻黄扶阳的作用得到更好的发挥。当归、人参、川芎为佐药益气活血、温经通络。血在风证的发生、发展和转归整个病程中都起着至关重要的作用，无论是血虚、血热、血寒、血瘀、血燥皆可引起风证。后人云“治风先治血，血行风自灭”或源于此。最后甘草、干姜为使药调和诸药药性。此方用于中风病表不解而里虚血虚者。

5. 难点注解

续命汤治疗中风痱，并非传统意义上的真正中风，其中大部分为类中风证，此证有风寒之邪却并不属于表证，风寒之邪已经由表入里，此时经络阳气虚衰，故才会产生肌肤麻木、面瘫等类中风症状，风邪闭塞于气分，故先用石膏开腠理，再用麻黄扶助阳气，从而达到祛风的作用。另外在扶阳的同时益气活血，气血同治，使体内风邪更快地被驱散出体外。

川芎：行气活血、祛风止痛。川芎辛温香燥，走而不守，既能行散，上行可达颠顶，又入血分，下行可达血海，活血祛瘀作用广泛，适宜瘀血阻滞的各种病证；祛风止痛，效用甚佳，可治头风头痛、风湿痹痛等症。昔人谓川芎为血中之气药，殆言其寓辛散、解郁、通达、止痛等功能于一体。

（二）麻黄加术汤

1. 经方来源

出自《金匮要略》卷上："湿家身烦痛，可与麻黄加术汤发其汗为宜，慎不可以火攻之。"

2. 药物组成

麻　黄（三两，去节）　桂　枝（二两，去皮）

白　术（四两）　甘　草（一两，炙）

杏　仁（七十个，去皮尖）

3. 病因病机

麻黄加术汤主治风寒湿引起的肌肉关节筋脉疼痛，若病变证机以湿为主，其治可适当加大白术、杏仁用量；若病变证机以寒为主，其治可适当加大麻黄、桂枝用量。风寒在表，理当发汗，然因湿邪之存，又不宜过汗，因汗大出者，但风气去，湿气存。惟用麻黄加术汤寒湿并去，表里同治。

4. 配伍诠释

方中麻黄为君药散寒扶阳，桂枝、白术、杏仁为臣药温经散寒、除湿健脾。炙甘草调和诸药。白术配麻黄能尽去表里之湿。白术不像羌活只祛经络之风湿，白术能健脾祛湿，所以白术既治标又治本。

（三）麻杏薏甘汤

1. 经方来源

麻杏薏甘汤出自《金匮要略》:“病者一身尽疼，发热，日晡所剧者，名风湿。此病伤于汗出当风，或久伤取冷所致也。可与麻黄杏仁薏苡甘草汤。”

2. 药物组成

麻　黄（一两，去节）　杏　仁（二十枚，去皮尖）
薏苡仁（一合）　甘　草（一两，炙）

3. 病因病机

风湿并重，阻滞经络，气血运行不利，卫阳不充，失于防御，风湿之邪乘虚而入，或经脉久有劳伤，复感风湿之邪。

4. 配伍诠释

此方中麻黄为君药，疏风散邪、除湿温经、振奋阳气。杏仁为臣药，宣肺卫之表、充卫通阳。薏苡仁除湿驱风，兼能运脾化湿。甘草调和诸药。四药合用有祛风、除湿、解表、通阳的作用。

二、百合地黄汤与升麻鳖甲汤

（一）百合地黄汤

1. 经方来源

百合地黄汤见于《金匮要略》："治百合病，不经吐下发汗，病形如初者，百合地黄汤主之。"

2. 药物组成

百　合（七枚，擘）　　生地黄汁（一升）

3. 病因病机

所谓百合病，是以神志恍惚、精神不定为主要表现的情志病。因其治疗以百合为主药，故名百合病。或谓百脉一宗，其病举身皆痛，无复经络传次，而名百合。起于伤寒大病之后，余热未解，或平素情志不遂，而遇外界精神刺激所致。其根本病机为虚，伤津耗气，肾之精液消耗，津液减少，火相对偏盛，虚火上炎，导致人体的精、气、神衰微甚至消亡，故治疗时应以滋阴降火为主，以阴敛阳。

4. 配伍诠释

方中百合为君药，清上焦之火，守心阴，使心阳不亢。生地黄为臣药，清下焦之火，守肾阴。阴守，阳则不浮越，病则愈。

5. 难点注解

仲景方中，百合地黄汤与升麻鳖甲汤两方均属于百合病篇。百合地黄汤为百合病轻症，升麻鳖甲汤为重症。难点详解见下面“升麻鳖甲汤”。

（二）升麻鳖甲汤

1. 经方来源

升麻鳖甲汤见于《金匮要略》:“阳毒之为病，面赤斑斑如锦纹，咽喉痛，唾脓血。五日可治，七日不可治，升麻鳖甲汤主之。”

2. 药物组成

升　麻（二两）　　甘　草（二两）
当　归（一两）　　雄　黄（半两，研）
蜀椒（炒，去汗，一两）　　鳖　甲（手指大一片）

3. 病因病机

百合地黄汤与升麻鳖甲汤两方均属于百合病篇，其基本的病因病机一致。

4. 配伍诠释

方中升麻为君，升麻入冲、任、督三脉，尤善清肾中之虚火，以及一切虚热火毒。蜀椒、雄黄为臣，因患者出现寒包热症状，虽为热毒之象，但用蜀椒、雄黄温下以攻寒，升麻清散热邪。当归为佐药，养血活血。鳖甲为使药，滋阴潜阳。甘草调和诸药。

5. 难点注解

《金匮要略》言百合之为病，其状若默默，欲卧复不得卧，或如强健人，欲出行而复不能行，意欲得食复不能食，或有美时，或有不闻食臭时，如寒无寒，如热无热，至朝口苦，小便赤黄，身形如和，其脉微数，百脉一宗悉病，各随症治之。

百合地黄汤与升麻鳖甲汤两方均属于百合病篇，且病因病机基本一致，两方所治之病虽类似，但轻重程度不同。百合地黄汤为百合病轻症，升麻鳖甲汤为重症。其病机还有脾气虚衰，脾阳不足，水湿下注，阻遏下焦元阳之气，郁而发热，导致寒包热的症状出现。

三、妇人杂病四方（当归芍药散，白术散，枳实芍药散，竹叶汤）

（一）妊娠腹痛——当归芍药散与白术散

1. 病因病机

妊娠腹痛的原因比较复杂，发病机理主要是胞脉阻滞、气血运行不畅。不通则痛为实，不荣而痛为虚。常见分型有血虚、虚寒、气郁等。

（1）血虚：孕妇素体血虚，或失血过多，或脾虚化源不足而血虚，血虚则胞脉失养，以致腹痛。

（2）虚寒：孕妇素体阳虚，阴寒内生，不能生血行血，胞脉失于温煦，气血运行不畅，胞脉受阻，因而发生腹痛。

（3）气郁：孕妇素性抑郁，或为情志所伤，气郁则血行不畅，胞脉阻滞，不通则痛，因而腹痛。

2. 经方来源

出自《金匮要略》:“妇人妊娠，腹中痛，当归芍药散主之。妊娠养胎，白术散主之。”

3. 药物组成

（1）当归芍药散

当　归（三两）　　芍　药（一斤）

茯　苓（四两）　　白　术（四两）

泽　泻（半斤）　　川　芎（半斤，一作三两）

（2）白术散

白　术（四分）　　蜀　椒（去汗，三分）

川　芎（四分）　　牡　蛎（熬，二分）

4. 配伍诠释

（1）当归芍药散：方中当归为君养血，芍药缓急止痛为臣，白术、茯苓为佐健脾化湿、安胎，泽泻、川芎清热泻火为使（笔者注：川芎其性辛燥，孕妇慎用，过量会影响胎儿安全，造成早产）。

（2）白术散：用于妊娠期间的调养（主要是气虚）。方中白术为君健脾安胎。川芎、蜀椒为臣活血行气（这里川芎、蜀椒慎用，同时蜀椒去汗，去性取用，去其温燥）。

牡蛎为佐使养阴安胎，同时引药达于病所（牡蛎属阴，生于水中，吸月之精华，随月满而壮，善于养阴安胎）。

5. 难点注解

治疗妊娠腹痛，我们要注意四个原则：

（1）祛邪以安正（有邪则邪当之，无邪则正受之），用药时注意，患者有什么症状用什么相对应的药治疗，不能胡乱用药，以免错治导致孕妇流产。

（2）产前无补，产后无泻。孕妇怀孕时不能过度进补（并非不能补而要适量），尤其是辛温大补之品，容易导致淤积化热，续留胎毒，甚者气机郁滞导致难产。

（3）用药宜慎，欲治之以寒，先试之以凉。欲治之以热，先试之以温。治疗时大病去之五六，小病去之七八，剩下的部分待正气恢复自然痊愈。

（4）治疗时以调为主，不以攻为主。即使是邪气也以扶正祛邪法去治疗，切记不可攻伐。故我们这里所讲的四方治疗的大多是虚、瘀、郁为主要病机的疾病。当归芍药散主要病机为脾虚血瘀，故治疗时当以健脾养血安胎为主。白术散则为养阴安胎为主；而枳实芍药散则为缓急止痛，行气安胎。

（二）产后腹痛——枳实芍药散与竹叶汤

1. 病因病机

产后腹痛的主要病机有不荣而痛与不通而痛。

（1）血虚：素体虚弱，气血不足，因产重虚，复因产后失血过多，冲任血虚，胞脉失养；又气随血耗，气虚运血无力，血行迟滞，而致腹痛。

（2）血瘀：产后脏腑虚弱，血室正开，起居不慎，当风感寒，风寒乘虚而入，血为寒凝，或因情志不遂，肝气郁结，血随气结而为瘀，瘀阻冲任，胞脉失畅，不通则痛，故使腹痛。

（3）热结：素体阳盛，或产后胞宫胞脉空虚，邪毒内侵，入里化热，损伤冲任经脉，热与血结，阻痹胞脉，败血浊液不得下行，不通则痛，故使腹痛。

2. 经方来源

出自《金匮要略》："产后腹痛，烦满不得卧，枳实芍药散主之。产后，中风发热，面正赤，喘而头痛，竹叶汤主之。"

3. 药物组成

（1）枳实芍药散

枳　实（烧令黑，勿太过）　　芍药等分

（2）竹叶汤

竹　叶（一把）　　葛　根（三两）
防　风（一两）　　桔　梗（一两）
桂　枝（一两）　　人　参（一两）
甘　草（一两）　　生　姜（五两）
大　枣（十五枚）　　附　子（一枚，炮）

上十味，以水一斗，煮取二升半，分温三服，温覆使汗出。颈项强，用大附子一枚，破之如豆大，煎药汤去沫。呕者，加半夏半升洗。

4. 配伍诠释

（1）枳实芍药散：枳实为君活血行气（去性取用，减缓其行气力度），芍药敛阴滋阴、缓急止痛为臣。

（2）竹叶汤：竹叶汤主要针对的是产后中风，意在温阳。竹叶为君，清热养阴；附子、人参为臣，扶助下焦阳气，振奋一身之阳气；桂枝、生姜为佐助扶阳之力；葛根、桔梗清头面热，防风疏风通络共为使药；大枣调和诸药健脾胃。

5. 难点注解

枳实芍药散主要治疗产后郁证。竹叶汤是治疗产后外感之邪，发热伤津耗气，下元亏虚，热冲于上之面赤，同时肾不纳气，故有虚喘，治疗时当清上温下。

四、胸痹三方——瓜蒌薤白白酒汤，瓜蒌薤白半夏汤与枳实薤白桂枝汤

（一）瓜蒌薤白白酒汤

1. 经方来源

出自《金匮要略·胸痹心痛短气病脉证治第九》：“胸痹之病，喘息咳唾，胸背痛，短气，寸口脉沉而迟，

关上小紧数，栝蒌薤白白酒汤主之。”

2. 病因病机

胸痹之为病出现喘息、咳、唾，说明患者病位在心、肺、肾，而且有痰涎，同时手足同名经之太阴、厥阴、少阴三阴经相互影响，气短说明患者出现肾不纳气的虚喘，病位在下，而喘病位在上，其脉沉迟说明问题在心、肺，且肺脾之气不足，肝胃痰火内盛。其脉关上紧说明内有痰饮，故当温通心阳、祛痰饮，瓜蒌薤白白酒汤主之。

3. 药物组成

瓜蒌实（一枚）　　薤　白（半升）

白　酒（七升）

4. 配伍诠释

方中瓜蒌为君，降上焦之火，使痰气下降。薤白为臣，温通心阳，提升阳气。白酒为佐药，可使薤白有效成分溶于酒，同时白酒引药入血分。

5. 难点注解

详见随后之“枳实薤白桂枝汤”。

（二）瓜蒌薤白半夏汤

1. 经方来源

出自《金匮要略·胸痹心痛短气病脉证治第九》：“胸痹不得卧，心痛彻背者，栝蒌薤白半夏汤主之。”

2. 病因病机

瓜蒌薤白半夏汤相比瓜蒌薤白白酒汤，患者体内痰饮阻塞要重，在有胸痹的同时，外感寒邪，导致体内寒邪集聚，出现了心衰的症状。故当散寒、化痰、温阳三管齐下，瓜蒌薤白半夏汤主之。

3. 药物组成

瓜蒌实（一枚）	薤　白（三两）
半　夏（半升）	白　酒（一斗）

4. 配伍诠释

此方在胸痹病基础上，痰饮阻滞更重，同时又感受外寒。瓜蒌实为君化痰降气。薤白为臣温通心阳、振奋阳气、散寒温阳。半夏为佐药，在此有三个功效：①加大辛开苦降和化痰之力；②提升辛温化阳之功；③止痛。白酒为使药温阳，同时引药入血分。

5. 难点注解

详见随后之“枳实薤白桂枝汤”。

（三）枳实薤白桂枝汤

1. 经方来源

出自《金匮要略·胸痹心痛短气病脉证治第九》：“胸痹心中痞气，留气结在胸，胸满，胁下逆抢心，枳实薤白桂枝汤主之，人参汤亦主之。”

2. 病因病机

此方所治之病，是由于胃气空虚导致的虚痞症状，同泻心汤类方不同的是此方无热，因胃气虚导致邪气聚集成痞。同时，出现气逆于两胁，导致患者胸满呼吸困难。急当消积除胀、宽胸行气，用枳实薤白桂枝汤。

3. 药物组成

枳　实（四枚）	厚　朴（四两）
薤　白（半升）	桂　枝（一两）
瓜　蒌（一枚，捣）	

4. 配伍诠释

此方目的主要为行气除胀，故薤白为君温通心阳。厚朴为臣药行气消积、宽胸除胀。枳实、瓜蒌为佐降气化痰，同时破积行气。桂枝为使提升、振奋阳气。

5. 难点注解

这里的胸痹不只是冠心病，“胸中”包括心、肺，以及太阴、少阴、厥阴等经络病变，同时还包括胸椎病变、周围软组织病变等。

五、《金匮要略》治水三方——越婢汤、防己黄芪汤、麻黄附子汤

1. 经方来源

出自《金匮要略》:“风水，脉浮身重，汗出恶风者，防己黄芪汤主之。”“风水恶风，一身悉肿，脉浮不渴，

续自汗出，无大热，越婢汤主之。”“水之为病，其脉沉小，属少阴。浮者为风，无水虚胀者为气水，发其汗即已。脉沉者，宜麻黄附子汤，浮者宜杏子汤。”

2. 药物组成

（1）越婢汤

麻　黄（六两）　　石　膏（半斤）

生　姜（三两）　　甘　草（二两）

大　枣（十五枚）

（2）防己黄芪汤

防　己（一两）　　黄　芪（一两一分，去芦）

甘　草（半两，炙）　　白　术（七钱半）

（3）麻黄附子汤

麻　黄（三两）　　附　子（一枚）

甘　草（二两）

3. 病因病机

三方在《金匮要略》中治疗水气病，但病位不同。越婢汤主要是上焦，同时是风水水肿，一身悉肿，说明全身都有水肿出现，脉浮紧，不渴，说明患者在风水的同时还有表邪未解，体内有小热，热邪迫津外泄，导致汗出不断。虽病位在上焦，但治疗时要治一身之水肿，同时兼顾表邪。开鬼门，洁净府，因势利导，顺从其宜，使水饮从汗或小便排出，宜使用越婢汤。

防己黄芪汤为中焦水饮，患者在有风水的同时，脉浮紧，身重，汗出、恶风，表邪未解，同时水肿，小便不利，而且此处患者之水饮，是由虚导致，脾气虚衰导致的水邪侵入中焦，而出现全身浮肿，治疗当利小便，扶正补虚，同时健脾利湿，防己黄芪汤主之。

麻黄附子汤则是针对下焦水饮，病机在下，肾气不足导致水湿泛滥，出现全身浮肿的情况，其脉沉，提示表邪未解邪气入里，但此时浮肿，发汗小便不利，所以当创造条件发汗利小便，麻黄附子汤主之。

4. 配伍诠释

（1）越婢汤：麻黄为君，清上焦，解表发汗，使水邪从汗出，达到“开鬼门”的目的。石膏为臣，清下焦之热，使水邪从小便出，达到“洁净府”的目的。生姜、大枣温胃化饮，调和中焦为佐药。甘草调和诸药。

（2）防己黄芪汤：黄芪为君，补中益气，尤其补中焦脾胃之气，扶助正气。防己为臣药，祛邪祛风，解表。白术为佐药，健脾利水渗湿，同时清利小便。炙甘草调和诸药。

（3）麻黄附子汤：方中麻黄为君药，目的在解表发汗，同时扶阳。附子为臣滋补肾阳，提升元阳，温散下焦寒水之邪，为麻黄发汗解表利水创造条件。甘草调和诸药，同时提升麻黄、附子温阳之性。

5. 难点注解

防己：祛风止痛、利水消肿。用于风湿、湿热之邪导致的肢体疼痛，水肿，小便不利，脚气湿肿。明·张介宾之《景岳全书》言其味苦，性寒，阴也，降也。去湿热水肿，利大小便，解诸经热壅肿痛，湿热脚气，通九窍热闭，逐膀胱肝肾湿热，及热毒诸疮、湿热生虫等证。

六、消渴病三方——栝楼瞿麦丸、肾气丸和五苓散

1. 经方来源

三方均出自《金匮要略》:“男子消渴，小便反多，以饮一斗，小便一斗，肾气丸主之。”“脉浮，小便不利，微热消渴者，宜利小便发汗，五苓散主之。”“渴欲饮水，水入则吐者，名曰水逆，五苓散主之。”“小便不利者，有水气，其人苦渴，栝蒌瞿麦丸主之。”

2. 药物组成

（1）栝楼瞿麦丸

栝楼根（二两）　　茯　苓（三两）

薯　蓣（三两）　　附　子（一枚，炮）

瞿　麦（一两）

上五味，末之，炼蜜丸梧子大，饮服三丸，日三服，不知，曾至七八丸。以小便利，腑中温为知。

（2）肾气丸

干地黄（八两）　　山　药（四两）

山茱萸（四两）　　泽　泻（三两）

牡丹皮（三两）　　茯　苓（三两）

桂　枝（一两）　　附　子（一两，炮）

上八味，炼蜜丸梧子大，酒下十五丸，加至二十五丸，日再服。

（3）五苓散

猪　苓（十八铢，去皮）茯　苓（十八铢）

白　术（十八铢）　　桂　心（半两，去皮）

泽　泻（一两六铢半）

上五味，末之，以白水和，服方寸匕，日三服，多饮暖水，汗出愈。

3. 病因病机

三方在《金匮要略》中用来治疗消渴病，消渴病分型多种多样，但治疗时当抓住主要病机，消渴病是由虚劳病转化而来，在患有虚劳的情况下，依旧不注意改变不良生活习惯（生活不规律，饮食不规律，房事不节制等）就会导致体内精血亏虚、脾胃之气亏虚、肾精亏虚，后天精、气、阴、阳均处在亏空状态，从而进一步发展为消渴病。在治疗时当先充脾津、填肾精。栝楼瞿麦丸治患者小便不利、有水气。肾司二便，肾精亏空则小便不利，有水气可能会出现下肢水肿，当填肾气、实脾阳。肾气丸不仅治疗消渴病，同时治疗虚劳腰痛、少腹拘急，其根本病机是因肾精极度亏空，导致脾气虚衰。出现肾不能固摄小便，喝多少尿多少。而五苓散治疗小便不利的同时出现虚热，消渴是因为津不上承，导致咽喉干，口渴，当利小便发汗，使水邪从小便排出，同时温补脾肾，使津液上行。

4. 配伍诠释

（1）栝楼瞿麦丸：方中薯蓣为君，补脾津、填肾精。栝蒌根、附子、茯苓为臣清热健脾渗湿、温补肾阳。瞿麦为佐药益气养阴。方中同时运用了六味地黄丸中的药对组合，六味地黄丸中山茱萸、熟地、山药之三阴药对应丹皮、泽泻、茯苓之三阳药，形成了三补三泻，而在栝楼瞿麦丸中是双阴双阳，两补两泻，栝楼根、薯蓣为阴药，茯苓、附子为阳药，其功效是滋阴补阳、清热渗湿。

（2）肾气丸：干地黄为君填充肾精，补精益气。山药、山茱萸、附子为臣滋补脾津、滋补肾阳。牡丹皮、茯苓、泽泻（肾中虚火，水不治火）为佐药泻肾中之虚火，同时振奋脾阳、利水渗湿。桂枝为佐扶助提升阳气。

（3）五苓散：白术为君健脾燥湿，猪苓（治小便不利，水肿、泄泻，淋浊，带下）、茯苓、泽泻为臣利水渗湿、健脾化湿。桂心为佐药温阳化气。

5. 难点注解

肾足少阴之经脉循行：起于小趾之下，斜走足心，出于然骨之下，循内踝之后，别入跟中，以上踹内，出腘内廉，上股内后廉，贯脊属肾，络膀胱。其直者：从肾，上贯肝、膈，入肺中，循喉咙，夹舌本。其支者：从肺出，络心，注胸中。由肾经的循行路线可知，出现消渴的原因与肾相关。《内经》曰："饮入于胃，游溢精气，上输于脾，脾气散精，上归于肺，通调水道，下输膀胱，水精四布，五经并行，合于四时五脏阴阳，揆度以为常也。"在五苓散方治疗中，按照脾精四布的原则。在治疗时少加桂枝温阳化气，增益丹田之火，茯苓、白术清中焦之水饮，猪苓、泽泻通调水道利小便。

七、酸枣仁汤与薯蓣丸

1. 经方来源

出自《金匮要略》："虚烦虚劳不得，酸枣仁汤主之。""虚劳诸不足，风气百疾，薯蓣丸主之。"

2. 药物组成

（1）酸枣仁汤

酸枣仁（二升）	甘　草（一两）
知　母（二两）	茯　苓（二两）
川　芎（二两）	

（2）薯蓣丸：薯蓣、当归、桂枝、六神曲、干地黄、黄豆卷、甘草、人参、川芎、芍药、白术、麦门冬、杏仁、柴胡、桔梗、茯苓、阿胶、干姜、白蔹、防风、大枣

3. 病因病机

酸枣仁汤与薯蓣丸病机本质相同，但病情轻重程度不同，酸枣仁汤虚劳程度较轻，薯蓣丸虚劳程度偏重，病机均为虚劳过度（笔者注：这里的虚劳指的是由各种不良习惯导致的，如现代人的长时间加班，熬夜玩手机、打游戏，饮食不规律，抽烟喝酒，久坐久立久视，房事过度）导致体内心血耗伤，脾气亏虚，虚热内生，导致后天之本的损伤。治疗应当调动脾之运化功能，补心神，养心血。但薯蓣丸病情则更重，属于虚劳日久（笔者注：此处时间以年为单位，患者一般有长时间的不良生活习惯）导致患者髓海空虚，肾精不足，阴血内耗，心力耗竭，五脏六腑十二经脉皆亏虚，又因虚致热，相火妄动，此时肾精难复，当先复脾气。

4. 配伍诠释

（1）酸枣仁汤：方中君药为酸枣仁，宁心安神，治失眠。茯苓、知母为臣药宁心补虚、清虚热。川芎为佐药补心血，引药入心经，入血分发挥药性。甘草为使健脾阳，调和诸药。

（2）薯蓣丸：薯蓣丸中有二十一味药，补一身之虚，五脏六腑经络均在其中。首当实脾气，其次是肾、心，然后为肝、肺，故君药组为薯蓣，即山药，健脾补肾。臣药组为桂枝、六神曲、黄豆卷、甘草、人参、芍药、白术、茯苓、大枣，大补脾气，佐药组为当归、干地黄、川芎、桔梗、阿胶、干姜、白蔹，振奋心肾之阳气，守心血以及肾之阴精。使药组为麦门冬、杏仁、柴胡、防风清宣肺热，疏风通络。

5. 难点注解

薯蓣丸中有二十一味药，补一身之虚，五脏六腑经络均在其中，我们不妨将各味中药对应的脏腑列举出来，就一目了然了。

薯蓣（脾肾） 当归（心） 桂枝（脾） 六神曲（脾） 干地黄（肾） 豆黄卷（脾） 甘草（脾） 人参（脾） 川芎（心） 芍药（脾） 白术（脾） 麦门冬（肺） 杏仁（肺） 柴胡（肝） 桔梗（肾） 茯苓（脾） 阿胶（心血） 干姜（肾） 白蔹（津液） 防风（经络） 大枣（心脾）

在《金匮要略》有关治虚劳之百合地黄汤、酸枣仁汤、黄连阿胶汤、薯蓣丸、升麻鳖甲汤中，虚劳程度逐渐加重。其中酸枣仁汤和黄连阿胶汤中均有失眠的表现，但酸枣仁汤是单纯的不得眠，而黄连阿胶汤中是更为严重的心烦而不得卧，心阴严重亏虚，心烦躺不下。薯蓣丸虽病情未达到阴阳毒那般严重，但因身体五脏六腑亏虚日久，患者一般形体羸瘦，并有不规律饮食，或吸烟喝酒，房事不节制等种种恶习。这时不仅要用薯蓣丸治疗，同时应告诫患者当节制房事，护养肾阴。

八、下利三方——桃花汤、通脉四逆汤、白头翁汤

1. 经方来源

出自《金匮要略》:“下利便脓血者，桃花汤主之。”“下利清谷，里寒外热，汗出而厥者，通脉四逆汤主之。”“热利下重者，白头翁汤主之。”

2. 药物组成

（1）桃花汤

赤石脂（一斤，一半全用、一半筛末）

干　姜（一两）　　　粳　米（一升）

（2）通脉四逆汤

附　子（大者一枚，生用）

干　姜（三两，强人可四两）　甘　草（二两，炙）

（3）白头翁汤

白头翁（二两）　　　黄　连（三两）

黄　柏（三两）　　　秦　皮（三两）

3. 病因病机

下利治疗有三法，其一涩，其二坚，其三温。以上三方在《金匮要略》中用来治疗下利，但三方所用治疗之大法不同，所适用的病证也有所不同。

桃花汤中，患者有下利便脓血，此处的虽有脓血，但较清稀，是单纯的虚泻，为脾胃功能紊乱导致的泄泻，

故当涩肠止泻，同时提升脾胃阳气，恢复脾胃的运化功能，宜使用桃花汤治疗。此处桃花汤为涩法的代表方。

通脉四逆汤，则治下利严重，患者不仅下利，而且下利为完谷不化，同时肚子发冷，身体发热，这是虚寒下利。汗出四肢厥逆，说明阴盛格阳，阳气虚浮于外，这是下利危症，急当双补上下肾脾之阳气，散寒通脉、温阳双管齐下，通脉四逆汤主之，此处通脉四逆汤为温法的代表方。

白头翁汤则针对的是湿热下利、便脓血的症状，此处因为病因为湿热下利，但湿热在此处不可用热药，否则会导致热邪严重，又因为有湿邪，不可用寒凉之药，否则会导致湿邪冰伏，故应当用苦药泻火燥湿、坚守阴液，为苦寒坚阴大法，故白头翁汤主之。此处白头翁汤为坚法代表方。

4. 配伍诠释

（1）桃花汤：桃花汤中君药为赤石脂，涩肠止泻，同时有恢复脾胃功能的作用，尤以脾为主。干姜为臣药温脾阳。粳米为佐使提升胃气滋补脾胃。

（2）通脉四逆汤：方中附子为君，散寒温阳，直达下焦，振奋肾之元阳，镇守真阳，助命门之火。干姜为臣药，温脾之阳气。炙甘草调和诸药，同时助附子、干姜之药性，振奋阳气。

（3）白头翁汤：方中以白头翁为君，清热解毒、凉血止痢。黄连、黄柏为臣药，苦寒坚阴、清热泻火燥湿。秦皮为佐使药，苦寒、性涩，收敛作用强，因本证有下利脓血，赤多白少，故秦皮还用以止血。

5. 难点注解

白头翁能清热解毒、凉血止痢、燥湿杀虫。主治热毒痢疾、鼻衄、血痔、带下、阴痒、痈疮，瘰疬。明·李时珍《本草纲目》言其治疟疾寒热，白秃头疮。

九、咳喘四方——麦门冬汤、射干麻黄汤、葶苈大枣泻肺汤、泽漆汤

1. 经方来源

咳喘四方来源于《金匮要略》:“大逆上气，咽喉不利，止逆下气，麦门冬汤主之。”“咳而上气，喉中水鸡声，射干麻黄汤主之。”“肺痈，喘不得卧，葶苈大枣泻肺汤主之。”“咳而上气，此为肺胀，其人喘，目如脱状，脉浮大者，越婢加半夏汤主之。脉沉者，泽漆汤主之。”

2. 药物组成

（1）麦门冬汤

麦门冬（七升）　　半　夏（一升）

人　参（三两）　　甘　草（二两）

粳　米（三合）　　大　枣（十二枚）

（2）射干麻黄汤

射　干（三两）　　细　辛（三两）

款冬花（三两）　紫　菀（三两）
麻　黄（四两）　生　姜（四两）
半　夏（半升）　五味子（半升）
大　枣（七枚）

（3）葶苈大枣泻肺汤

葶苈子（五钱）　大　枣（十二枚）

（4）泽漆汤

半　夏（半升）　紫　参（五两）
生　姜（五两）　白　前（五两）
甘　草（三两）　黄　芩（三两）
人　参（三两）　桂　枝（三两）
泽　漆（三斤，以东流水五斗，煮取一斗五升）

3. 病因病机

咳喘四方虽均可治疗咳喘，但轻重不同。麦门冬汤治最轻症，主因患者虚劳过度，导致肾精亏虚，出现心衰的症状。咽喉不利，说明患者大气上逆，气阻滞于咽喉，当健脾化痰，故以半夏辛开，并大补肺肾之气，宜用麦门冬汤。

射干麻黄汤为虚劳导致咳喘，肺气闭郁、痰热内盛，同时出现水饮凌心射肺的症状，哮喘的状态，此处为水鸡声。冷哮，为形寒饮冷，临床可见舌苔微黄，咳痰有泡沫，当温肺化饮、止咳平喘，应用射干麻黄汤。

葶苈大枣泻肺汤与泽漆汤均为治疗重症咳喘方剂，

此时患者病情危重。葶苈大枣泻肺汤同泽漆汤相比咳喘症状稍微轻一些，患者喘不得卧是心衰症状，因水饮上逆。若患者出现憋闷，须救急，用葶苈大枣泻肺汤。

泽漆汤为治疗病情最为严重之剂，肺胀（相当于西医喘息性支气管炎急性发作，临床可见桶状胸，球结膜水肿）同时患者喘，目如脱状，说明患者呼吸衰竭，同时可能伴有严重肺部感染，痰热、水饮、痰饮互结，急当大补元阳，同时清热解毒、化痰、止咳，泽漆汤主之。

4. 配伍诠释

（1）麦门冬汤：麦门冬汤为纯扶正之方，方中麦门冬为君，益气养阴。人参为臣大补元气，滋补肺肾之气。半夏为佐化痰定喘。粳米、大枣为使，健脾养胃、益气生津。甘草调和诸药。

（2）射干麻黄汤：射干麻黄汤病机主要为寒痰冷饮阻滞气道，呼吸不利。当解痉平喘，温肺化饮。方中射干为君化痰解痉平喘。麻黄、细辛为臣药，温肺化饮，提升阳气。生姜、款冬花、紫菀为佐药，止咳平喘。半夏、五味子同为使药，化痰逐水。大枣调和诸药，护养胃气。

（3）葶苈大枣泻肺汤：此方为急救方，虚人慎用。方中葶苈子为君，泻肺平喘，强心利尿。大枣为臣，这里大枣功效有三：补中、益气、减轻葶苈子（有小毒）

毒副作用。

（4）泽漆汤：此方同为急救方，相比之下病情最为严重。患者已出现心衰脱证，急当益气扶阳。泽漆为君解毒杀虫，行水消肿，化痰止咳。人参、生姜、桂枝同为臣药扶阳。半夏、黄芩、紫参、白前为佐药，止咳化痰平喘。甘草调和诸药。

5. 难点注解

白前:《名医别录》言其主胸胁逆气，咳嗽上气。《唐本草》言其主上气冲喉中，呼吸欲绝。

十、治吐四方——吴茱萸汤、半夏泻心汤、大半夏汤、小柴胡汤

1. 经方来源

治吐四方来源于《金匮要略》。代表性条文如下：“问曰：人体脉数，数为热，当消谷引食，而反吐者，何也？师曰：以发其汗，令阳微膈气虚，脉乃数，数为客热，不能消谷，胃中虚冷故也。脉弦者虚也，胃气无余，朝食暮吐，变为胃反。寒在于上，医反下之，今脉反弦，故名曰虚。呕而胸满者，吴茱萸汤主之。”“干呕，吐涎沫，头痛者，吴茱萸汤主之。”“呕而肠鸣，心下痞者，半夏泻心汤主之。胃反呕吐者，大半夏汤主之。”“呕而发热者，小柴胡汤主之。”

2. 药物组成

（1）吴茱萸汤

吴茱萸（一升）　人　参（三两）

生　姜（六两）　大　枣（十二枚）

（2）半夏泻心汤

半　夏（半升，洗）黄　芩（三两）

干　姜（三两）　人　参（三两）

黄　连（一两）　大　枣（十二枚）

甘　草（三两，炙）

（3）大半夏汤

半　夏（二升，洗完用）人　参（三两）

白　蜜（一升）

（4）小柴胡汤

柴　胡（半斤）　黄　芩（三两）

人　参（三两）　甘　草（炙，三两）

半　夏（半斤）　生　姜（三两）

大　枣（十二枚）

3. 病因病机

从条文我们可以知道，以上四方治疗吐与呕是有区别，呕是干呕无物，而吐是有物体从胃中吐出来。患者是胸中寒，说明有寒邪在上焦，同时有水饮，通过发汗治疗后，阳气虚衰（这里指的是脾胃之阳）导致膈气虚，导致患者中焦水饮集聚的同时，外来的热邪侵袭，最后热邪灼烧津液水饮，形成了痰饮，故呕的病因主要在于脾胃，脾胃之阳气充裕，呕则自利。

吴茱萸汤是胸中满，表示胸中有寒，故当振奋心阳，去除脾胃之寒，达到温脾胃之阳的目的。

半夏泻心汤则是心下痞，肠鸣辘辘。半夏辛开苦降，同时配合辛甘化阳之法化痰温阳。

大半夏汤则是脾胃之阳极虚，急当温阳，应用辛甘化阳之大法治疗。

小柴胡汤则是热邪集聚中焦，以热为主，故当用分消走泄之法，使热邪从胆经出，从而达到清热化痰的目的。

4. 配伍诠释

（1）吴茱萸汤：方中以吴茱萸、人参为君药温胃散寒，直通心阳，直达颠顶止痛。生姜为臣温脾胃之阳，温胃化饮。大枣为佐药调和脾胃。

（2）半夏泻心汤：方中半夏、黄芩为君辛开苦降、化痰行气，恢复脾的升清降浊之功能。干姜、人参为臣，补脾胃之气、振脾胃之阳，同时驱散寒饮。黄连为佐，助半夏之药性。甘草、大枣调和诸药。

（3）大半夏汤：大半夏汤中半夏用到两升为君药，化痰逐饮、温通心阳。人参、白蜜为臣，大补元气，同时以辛甘化阳之大法急补脾胃之阳。

（4）小柴胡汤：方中柴胡为君，清热去火，以分消走泄法统领诸药，使热邪泄出。半夏、黄芩、人参为臣，化痰清热，同时大补元阳，振奋脾胃之阳。炙甘草、生姜、大枣，健脾温阳，解半夏之毒，调和诸药。

5. 难点注解

吴茱萸汤在《金匮要略》《伤寒论》中均有，但区别很大，在《伤寒论》中吴茱萸汤调节的是肾经，在下焦，同时治疗颠顶疼痛。而《金匮要略》中调节靶点是胃，同时治疗颠顶头痛。

十一、治相火三方——黄土汤、柏叶汤、泻心汤

1. 经方来源

治相火三方均出自《金匮要略》。“下血，先便后血，此远血也，黄土汤主之。”“吐血不止者，柏叶汤主之。”“心气不定，吐血，衄血，泻心汤主之。”

2. 药物组成

（1）黄土汤

甘　草（三两）　　生地黄（三两）

白　术（三两）　　炮附子（三两）

阿　胶（三两）　　黄　芩（三两）

灶心黄土（半斤）

（2）柏叶汤

柏　叶（三两）　　干　姜（三两）

艾　叶（三把）　　马通汁（一升）

（3）泻心汤

大　黄（二两）　　黄　连（一两）

黄　芩（一两）

3. 病因病机

黄土汤主治中下焦之相火妄动，此时相火聚于中下焦导致胃出血，故在清相火的同时，滋补脾胃、清火止血，为温补之法。

柏叶汤则是治疗相火侵扰中焦，吐血不止，其热邪上升将要脱离控制，当以苦寒坚阴之法降火，同时温补脾肾之阳，锁住元阳不再外泄，此方为寒温并用之法。

泻心汤则是龙雷之火直冲上焦，已经失去控制，无法引火归元，使其回归肾之元阳。心下悸动不定、吐血、衄血，故当清火，以苦寒之力攻伐，直折龙雷之相火，是纯苦寒之法。

4. 配伍诠释

（1）黄土汤：黄土汤中灶心黄土为君，止血降火，又名伏龙肝，专压龙雷之火，是火中之精，养生家喜爱之品，用时研末过筛，增加其吸附力，提高止血效果。生地黄、附子为臣，填补肾精、肾气，守命门之真火。黄芩、阿胶、白术为佐，黄芩清相火，白术健脾同时助附子固守，阿胶补血止血，同时助灶心土止血之力，甘草调和诸药。

（2）柏叶汤：方中柏叶为君，以苦寒坚阴之法清泻相火以止血。干姜、艾叶为臣，温脾肾之阳，防止元阳外泄。其中更为重要的是马通汁（马尿，如没有可用童子尿代替），味咸、入肾经，泻火的同时引火归元。

（3）泻心汤：泻心汤方中因为相火上冲，无法引火归元，故均为苦寒之药，以苦寒坚阴大法清三焦之火。大黄为君药清下焦之相火。黄连、黄芩为臣药，清中、上焦脾胃之火。

5. 难点注解

黄土汤、柏叶汤、泻心汤三方在《金匮要略·惊悸吐衄下血胸满瘀血病脉证治第十六》中均治疗的是下血，但根本原因均在火邪致病，然而此处火邪并非通常意义上的火热之邪，而是来自于肾的相火。养生家谓相火又称龙雷之火，存于肾中，肾育真阴真阳，真水真火，真火则为三昧真火，命门之火，又称龙雷之火。气有余是火，这里是指肾气失去控制，其根本原因则为肾精不足，阴不涵阳，才导致命门之火失去控制外越，形成龙雷之火，危害身体，故治疗时当注意滋阴降火。而黄土汤、柏叶汤、泻心汤这三方均清相火，但却是三种不同之法。

第三节 《温病条辨》方药探微

一、辛凉解表方与甘寒护阴方——银翘散、桑菊饮、白虎汤和玉女煎去牛膝加元参

（一）银翘散

1. 经方来源

出自《温病条辨·上焦篇》中第四条云："太阴风温、温热、温疫、冬温，初起恶风寒者，桂枝汤主之；但热不恶寒而渴者，辛凉平剂银翘散主之。温毒、暑温、湿温、温疟，不在此例。"

2. 药物组成

辛凉平剂银翘散方

连　翘（一两）　　银　花（一两）

苦桔梗（六钱）　　薄　荷（六钱）

淡竹叶（四钱）　　生甘草（五钱）

荆芥穗（四钱）　　淡豆豉（五钱）

牛蒡子（六钱）

上杵为散，每服六钱，鲜苇根汤煎，香气大出，即取服，勿过煎。肺药取轻清，过煎则味浓而入中焦矣。

3. 病因病机

凡温病者多由口鼻而入，也就是西医所说的呼吸道和

消化道，属于烈性传染病。温邪上受，首先犯肺，逆传心包。如不合理治疗，很快就会出现呼吸衰竭、心力衰竭等症状。温病直中三阴，不同于《伤寒论》中的扶阳，或者创造条件以扶阳。这里阴液衰竭，不可用辛甘化阳，恐再度伤阴，当创造条件恢复三阴，故有了辛凉解表大法。与叶天士所言“在卫汗之可也，到气方可清气，入营犹可透热转气，入血就恐耗血动血，直须凉血散血”的温病治疗原则。

银翘散为辛凉之平剂，主要治疗温病初起，口渴，但热不恶寒。

4. 配伍诠释

银翘散：方中银花为君药，疏风清热解表，缓解咽痛。连翘、苦桔梗、薄荷、牛蒡子为臣，清热解毒利咽、宣表透里，入上焦。荆芥穗、淡豆豉、淡竹叶为佐，芳香化浊、透热转气而不伤正。生甘草调和诸药。

（二）桑菊饮

1. 经方来源

出自《温病条辨·上焦篇》第六条云：“太阴风温，但咳，身不甚热，微渴者，辛凉轻剂桑菊饮主之。”

2. 药物组成

杏　仁（二钱）	连　翘（一钱五分）
薄　荷（八分）	桑　叶（二钱五分）
菊　花（一钱）	苦桔梗（二钱）

甘　草（八分）　　　苇　根（二钱）

水二杯，煮取一杯，日二服。

3. 病因病机

桑菊饮为辛凉轻剂，主要治疗感受太阴风温之邪，咳嗽，口渴微热，重在清热止咳。

4. 配伍诠释

桑菊饮：方中桑叶为君轻清宣透，止汗。菊花、苦桔梗、杏仁同为臣药，清热解毒利咽、宣肺止咳（一宣一降）。连翘、薄荷、苇根为佐，清虚热，透表邪。甘草为使，调和诸药。

（三）白虎汤和玉女煎去牛膝熟地加细生地元参方

1. 经方来源

出自《温病条辨·上焦篇》第七、十条云：“太阴温病，脉浮洪，舌黄，渴甚，大汗，面赤，恶热者，辛凉重剂白虎汤主之。”“太阴温病，气血两燔者，玉女煎去牛膝加元参主之。”

2. 药物组成

（1）辛凉重剂白虎汤方

生石膏（研，一两）　　知　母（五钱）

生甘草（三钱）　　　　白粳米（一合）

水八杯，煮取三杯，分温三服，病退，减后服，不知，再作服。

（2）玉女煎去牛膝熟地加细生地元参方（辛凉合甘寒法）

生石膏（一两） 知　母（四钱）

元　参（四钱） 细生地（六钱）

麦　冬（六钱）

水八杯，煮取三杯，分二次服，渣再煮一钟服。

3. 病因病机

（1）白虎汤：为辛凉重剂，患者太阴温病极重，脉洪大，大渴，大汗出，面赤，出现亡阴症状，急当泻火存阴，白虎汤主之。

（2）玉女煎去牛膝熟地加细生地元参方：是用甘寒护阴之大法，治疗太阴温病，邪入血分，而气分证未解，出现邪热炽盛，当以甘寒护阴法，清热解表。

4. 配伍诠释

（1）白虎汤：白虎汤当祛邪以安正，祛热以护阴，故以生石膏为君，直折热邪，泻热存阴。知母为臣辛凉苦寒护阴。白粳米、生甘草为佐使养阴生津护胃。

（2）玉女煎去牛膝熟地加细生地元参方：方中生石膏为君，泻火存阴为寒。知母为臣，苦寒护阴。元参、细生地、麦冬为佐使凉而不温，清血分热（亦可取名为增液白虎汤）。

5. 难点注解

在温病治疗中，因病情发展极快，故治疗时当辨证论治，而非仅仅限于辨因论治。同时用药也当注意用药时的季节因素。如桑叶汤中的桑叶用的是桑葚成熟时的桑叶，意在治疗春温之风燥。桑树一身都是宝，均可入药。而桑叶到了霜降，则用来治疗秋燥。同时还有止汗清虚热作用，桑树的其他部位也常用作药材，如桑枝祛风湿，利关节。桑寄生补肝肾，强筋骨，祛风湿，安胎。

二、育阴方——雪梨浆方与五汁饮、清营汤、犀角地黄汤

1. 经方来源

出自《温病条辨》上焦篇第十一、十二、二十条，下焦篇二十。条文如下：

上焦篇

（1）太阴温病，血从上溢者，犀角地黄汤合银翘散主之。其中焦病者，以中焦法治之。若吐粉红血水者，死不治；血从上溢，脉七八至以上，面反黑者，死不治，可用清络育阴法。

（2）太阴温病，口渴甚者，雪梨浆沃之；吐白沫黏滞不快者，五汁饮沃之。

（3）脉虚，夜寐不安，烦渴舌赤，时有谵语，目常开不闭，或喜闭不开，暑入手厥阴也。手厥阴暑温，清营汤主之；舌白滑者，不可与也。

下焦篇

时欲漱口不欲咽，大便黑而易者，有瘀血也，犀角地黄汤主之。（20）

2. 药物组成

（1）雪梨浆方（甘冷法）

以甜水梨大者一枚，薄切，新汲凉水内浸半日，时时频饮。

（2）五汁饮方（甘寒法）

梨汁　荸荠汁　鲜苇根汁　麦冬汁　藕汁（或用蔗浆）

临时斟酌多少，和匀凉服。不甚喜凉者，重汤炖温服。

（3）犀角地黄汤方

干地黄（一两）　　生白芍（三钱）

丹　皮（三钱）　　犀牛角（水牛角代，三钱）

水五杯，煮取二杯，分二次服，渣再煮一杯服。

（4）清营汤方（咸寒苦甘法）

犀　角（水牛角代，三钱）　生　地（五钱）

元　参（三钱）　竹叶心（一钱）

麦　冬（三钱）　丹　参（二钱）

黄　连（一钱五分）　银　花（三钱）

连　翘（连心用，二钱）

水八杯，煮取三杯，日三服。

3. 病因病机

以上诸方目的均为护阴，但方法却不同，体现了古人在治疗温病时的四种大法。

雪梨浆方同五汁饮体现的是甘寒救阴法，主要针对口鼻而言，因温病传染途径为口鼻，同时对应为手太阴肺经与足太阴脾经，口渴、吐白沫黏滞，热邪侵犯上焦，故当用上方以甘凉救阴法，急护阴液。清营汤则是热邪直中厥阴，心包代心受邪，脉虚浮无力，热邪伤津耗气，导致阴不敛阳或浊阴上蒙、邪热蒙蔽心窍，导致心血不能上注于目。《素问·至真要大论》曰："热淫所胜，平以咸寒，佐以苦甘，以酸收之。"故当用咸寒苦甘法。犀角地黄汤是热迫血出，血从上溢，热伤营络，导致便黑，不欲咽，当用清络育阴法。

4. 配伍诠释

（1）雪梨浆方：以甜水梨为君，以新汲凉水为臣，成甘冷之法，养阴生津。

（2）五汁饮：荸荠汁、鲜苇根汁、麦冬汁为寒清火，梨汁、藕汁为甘救阴。

（3）犀角地黄汤方：犀牛角为君（可用水牛角替换）凉血清热，地黄（甘）为臣清热凉血，丹皮、白芍（微苦）为佐使清热凉血、养阴散瘀。

（4）清营汤方：方中犀牛角（可用水牛角代）为君，咸寒之品，清热凉血。生地、麦冬、元参为臣，养心血、补心阴。竹叶心清心火。黄连、银花为佐使，清热解毒、凉血活血。丹参、连翘引药入心经。

三、温病开窍方——安宫牛黄丸、紫雪丹、至宝丹

1. 经方来源

出自《温病条辨·上焦篇》第十六条云："太阴温病，不可发汗，发汗而汗不出者，必发斑疹，汗出过多者，必神昏谵语……神昏谵语者，清宫汤主之，牛黄丸、紫雪丹、局方至宝丹亦主之。"

2. 药物组成

（1）安宫牛黄丸

牛　黄（一两）	郁　金（一两）
犀牛角（水牛角代，一两）	黄　连（一两）
朱　砂（一两）	梅　片（二钱五分）
麝　香（二钱五分）	真　珠（五钱）
山　栀（一两）	雄　黄（一两）
金　箔（一两）	黄　芩（一两）

上为极细末，炼老蜜为丸，每丸一钱，金箔为衣，蜡护。脉虚者人参汤下，脉实者银花、薄荷汤下，每服一丸。兼治飞尸卒厥，五痫中恶，大人小儿痉厥之因于热者。大人病重体实者，日再服，甚至日三服；小儿服半丸，不知再服半丸。

（2）紫雪丹

羚羊角（五两） 木　香（五两）

沉　香（五两） 丁　香（一两）

升　麻（一斤） 元　参（一斤）

炙甘草（半斤） 犀牛角（水牛角代，五两）

滑　石（一斤） 石　膏（一斤）

寒水石（一斤） 磁　石（水煮二斤，捣煎去渣入后药）

以上八味（笔者注：方中后面八味药），并捣锉，入前药汁中煎（笔者注：方中前面四味药），去渣入后药。朴硝、硝石各二斤，提净，入前药汁中，微火煎，不住手将柳木搅，候汁欲凝，再加入后二味：辰砂（笔者注：朱砂）（研细，三两），麝香（研细，一两二钱）入煎药拌匀。合成退火气，冷水调服一二钱。

（3）局方至宝丹

犀牛角（水牛角代，镑，一两） 朱　砂（飞，一两）

琥　珀（研，一两） 玳　瑁（镑，一两）

牛　黄（五钱） 麝　香（五钱）

以安息重汤炖化，和诸药为丸一百丸，蜡护。

3. 病因病机

三方在《温病条辨》中均用来治疗热闭神昏、痰蒙心窍。热邪可单独造成热闭神昏，加上痰邪后情况更加严重，其核心病机为热，治疗时当芳香化浊、透热转气。又因为受邪部位是心包（经），替心（经）受邪，故药物治疗靶点为心包（经）。

4. 配伍诠释

（1）安宫牛黄丸：方中牛黄为君，开窍清热。犀牛角（水牛角代）、梅片、麝香为臣，芳香化浊，同时引药入心包经。郁金、黄连、黄芩、山栀为佐药，清热解毒、凉血解郁（尤其清气分热）。朱砂、雄黄、金箔、真珠为特殊矿物药，重镇安神，还有防腐的作用。

（2）紫雪丹：方中犀牛角（水牛角代）、羚羊角为君药组合，得日月之精华，起到芳香化浊开窍的作用。臣药为五石（滑石、石膏、磁石、寒水石、硝石）清热镇惊。佐药为四香（木香、沉香、丁香、麝香）芳香化浊、开窍醒神。朱砂、元参、升麻为使清火利咽，重镇安神。炙甘草调和诸药。

（3）局方至宝丹：方中以犀角（水牛角代）为君药，清热开窍。牛黄、麝香为臣，芳香化浊、醒脑开窍。朱砂为佐重镇安神。琥珀、玳瑁为使，安神宁心、化痰止痉。

5. 难点注解

安宫牛黄丸为治疗热闭神昏之大剂，用于热痰交杂、高热神昏，治疗时当清热开窍、芳香化浊、重镇安神。

紫雪丹为辛凉开窍之中剂，清心降火、芳香开窍。

局方至宝丹为辛凉开窍之小剂，多用于治疗高热痰少之惊厥，芳香开窍、清热安神，其药量小，故小儿高热也常用。

三方中均用到重金属类药物，所以都是丸剂，切记忌火煅。

四、复脉汤类方与青蒿鳖甲汤

1. 经方来源

复脉汤类方（加减复脉汤，一甲、二甲、三甲复脉汤）与青蒿鳖甲汤，出自《温病条辨·下焦篇》主要治疗下焦温病，条文如下：

（1）风温、温热、温疫、温毒、冬温，邪在阳明久羁，或已下，或未下，身热面赤，口干舌燥，甚则齿黑唇裂，脉沉实者，仍可下之；脉虚大，手足心热甚于手足背者，加减复脉汤主之。

（2）下后大便溏甚，周十二时三、四行，脉仍数者，未可与复脉汤，一甲煎主之；服一二日，大便不溏者，可与一甲复脉汤。

（3）下焦温病，但大便溏者，即与一甲复脉汤。

（4）热邪深入下焦，脉沉数，舌干齿黑，手指但觉蠕动，急防痉厥，二甲复脉汤主之。

（5）下焦温病，热深厥甚，脉细促，心中憺憺大动，甚则心中痛者，三甲复脉汤主之。

（6）夜热早凉，热退无汗，热自阴来者，青蒿鳖甲汤主之。

2. 药物组成

（1）加减复脉汤方

炙甘草（六钱）　　干地黄（六钱）

生白芍（六钱）　　麦　冬（不去心，五钱）

阿　胶（三钱）　　麻　仁（三钱）

水八杯，煮取八分三杯，分三次服。剧者加甘草至一两，地黄、白芍八钱，麦冬七钱，日三，夜一服。

（2）一甲复脉汤方：于加减复脉汤内，去麻仁，加牡蛎一两。

（3）二甲复脉汤方：于加减复脉汤内，加生牡蛎五钱，生鳖甲八钱。

（4）三甲复脉汤方：于二甲复脉汤内，加生龟板一两。

（5）青蒿鳖甲汤方

青　蒿（二钱）　　鳖　甲（五钱）

细生地（四钱）　　知　母（二钱）

丹　皮（三钱）

水五杯，煮取二杯，日再服。

3. 病因病机

下焦温病依旧要体现吴鞠通治疗温病之大法即护阴。开篇就说了，如同中焦温病治疗时一样，当泻下则泻下，但不可过用承气汤类，恐再伤阴精，通过泻下（调胃承气汤或增液承气汤）后，如患者齿黑唇裂、口干舌燥、脉沉实，仍可继续泻下，但出现脉虚大、手足心热、甚于手背者，说明阴虚内热，当救护阴液，用加减复脉汤治疗（此处复脉汤颇似炙甘草汤，其方歌曰：炙甘草汤参姜归，麦冬生地大麻仁，大枣阿胶加酒服，虚劳肺痿效如神）。

一甲、二甲、三甲复脉汤，则是在加减复脉汤基础上加减变化而来，三方阴虚程度逐步加重。

一甲复脉汤，下焦温病，便溏，此时当敛阴滋阴止泻，故去掉了加减复脉汤中的麻仁，加牡蛎一两。

二甲复脉汤，邪热深入下焦，脉沉，舌干齿黑，手指蠕动，热盛伤阴严重，恐热极生风，急当滋阴润燥，二甲复脉汤主之，在加减复脉汤中，加入牡蛎后，再加入鳖甲增加滋阴潜阳之功。

三甲复脉汤，下焦热极，出现火闭、津液大伤，患者出现热盛风动、抽搐、四肢厥冷、阴阳将要离绝，急当敛阴以护阳，在二甲复脉汤的基础上再加入龟板一两，使其滋阴之力达到最大。

青蒿鳖甲汤治疗的是夜热早凉，阴虚盗汗，当以芳香开窍法，透热转气，清虚热、止汗滋阴。

4. 配伍诠释

（1）加减复脉汤方：方中干地黄、阿胶为君，滋阴养血、生津润燥、养血填精。白芍、麦冬、甘草为臣，振奋心阳、滋补心阴、酸甘化阴。麻仁为佐，润肠通便。

（2）一甲复脉汤方：一甲复脉汤是去掉加减复脉汤中的麻仁，因患者本身便溏，固不可再用泻下润肠药，由于肾司二便，故当补肾，在原方中加入牡蛎，牡蛎为阴中之精，味咸性微寒，故能滋阴潜阳而补肾。

（3）二甲复脉汤方：二甲复脉汤是在加减复脉汤中，加入牡蛎五钱与鳖甲八钱，患者手指蠕动，有抽搐前兆，水不涵木，肝风内动，相火妄动，单凭一味牡蛎不能压制龙雷相火，故加入鳖甲，增强滋阴潜阳之功，达到平肝息风的目的。

（4）三甲复脉汤方：三甲复脉汤则是出现了抽搐，热极生风，热闭惊厥，患者脉细促，胸中痛，有阴阳离决之兆，故三甲同用，牡蛎、鳖甲、龟板，大补阴液，护阴以存阳。

（5）青蒿鳖甲汤方：方中鳖甲为君，滋阴潜阳、清虚热。青蒿为臣，芳香泄热、透热外出。生地、知母、丹皮为佐，清泻下焦之相火，同时入肾，填补肾精。

五、湿温方与秋燥方——三仁汤、桑杏汤、沙参麦冬汤、清燥救肺汤

1. 经方来源

来自《温病条辨》，条文如下：

（1）头痛恶寒，身重疼痛，舌白不渴，脉弦而濡，

面色淡黄，胸闷不饥，午后身热，状若阴虚，病难速已，名曰湿温。汗之则神昏耳聋，甚则目瞑不欲言，下之则洞泄，润之则病深不解，长夏深秋冬日同法，三仁汤主之。(《温病条辨·上焦篇·湿温寒湿》)

（2）秋感燥气，右脉数大，伤手太阴气分者，桑杏汤主之。(《温病条辨·上焦篇·秋燥》)

（3）燥伤肺胃阴分，或热或咳者，沙参麦冬汤主之。(《温病条辨·上焦篇·秋燥》)

（4）诸气膹郁，诸痿喘呕之因于燥者，喻氏清燥救肺汤主之。(《温病条辨·上焦篇·秋燥》)

2. 药物组成

（1）三仁汤方

北杏仁（五钱）　　飞滑石（六钱）
白通草（二钱）　　白蔻仁（二钱）
竹　叶（二钱）　　厚　朴（二钱）
生薏仁（六钱）　　半　夏（五钱）

甘澜水八碗，煮取三碗，每服一碗，日三服。

（2）桑杏汤方

桑　叶（一钱）　　杏　仁（一钱五分）
沙　参（二钱）　　象　贝（一钱）
香　豉（一钱）　　栀　皮（一钱）
梨　皮（一钱）

水二杯，煮取一杯，顿服之，重者再作服。

（3）沙参麦冬汤

沙　参（三钱）　　玉　竹（二钱）

生甘草（一钱）　　冬桑叶（一钱五分）

麦　冬（三钱）　　生扁豆（一钱五分）

花　粉（一钱五分）

水五杯，煮取二杯，日再服。久热久咳者，加地骨皮三钱。

（4）清燥救肺汤方

石　膏（二钱五分）甘　草（一钱）

霜桑叶（三钱）　　人　参（七分）

杏　仁（泥，七分）胡麻仁（炒研，一钱）

阿　胶（八分）　　麦　冬（不去心，二钱）

枇杷叶（去净毛，炙，六分）

水一碗，煮六分，频频二三次温服。痰多加贝母、瓜蒌；血枯加生地黄；热甚加犀角、羚羊角，或加牛黄。

3. 病因病机

湿温，由名可知其中有湿邪也有温邪，湿邪为主温邪次之，湿温有六大核心特点当掌握：

（1）头痛恶寒（此处当与麻黄汤证相鉴别，若湿温予麻黄汤治疗，则会导致汗出过多而亡阳）。

（2）身重疼痛。

（3）胸闷不饥（当与承气汤证相鉴别，误治予承气汤泻下，过量则会导致亡阴，阳气随之下陷）。

（4）午后身热。

（5）舌白不渴。

（6）脉弦细而濡。

故治疗时首先当通气机，以芳香搜浊、透热转气、分消走泄，使热邪从三焦而出，三仁汤主之。

秋燥，具有季节性特点的疾病，虽为燥邪，其实为天地肃降之气，虚象为热，实则为寒，为阴寒闭郁阳气所致，故治疗当清燥解表，同时配以芳香之药透热转气，桑杏汤与沙参麦冬汤治疗，主要用于恢复期，热盛伤津，寒包火化热证，若有肺燥热痰时当以清燥救肺汤。

4. 配伍诠释

（1）治湿温方

三仁汤方，方中以北杏仁、白蔻仁、生薏仁为君药组合，杏仁宣利肺气、清上焦之热；白蔻仁芳香理中焦脾胃之气、清中焦之热；生薏仁淡渗利湿、清下焦之热。飞滑石、白通草、竹叶为臣，清热利湿，使热邪从小便出。厚朴、半夏为佐药，半夏通三焦之气机，厚朴宽中行气，除胀为使。

（2）治秋燥方

桑杏汤方：方中桑叶、杏仁为君，宣发肃降，清上焦之肺气。沙参、梨皮为臣，滋阴、润肺、清热。象贝辛开苦降化痰散结，香豉、栀皮为佐使芳香化浊，理气，同时清三焦之热。

沙参麦冬汤：方中沙参、麦冬为君药组合，滋阴清肺、降火养胃、补虚益胃。玉竹、花粉为臣，滋阴降火、清热。冬桑叶、生扁豆为佐，宣发肃降、芳香化浊、透热转气。生甘草为使，调和诸药。

清燥救肺汤方：方中石膏、桑叶为君，清热去火、泻热存阴、辛凉解表（一宣一降，解表透热转气）。杏仁、麦冬为臣助肺气宣发肃降。人参、胡麻仁、阿胶，益气固本、滋阴止咳为佐。枇杷叶清热化痰为使。甘草调和诸药。

5. 难点注解

湿温与秋燥均来自《温病条辨》，在其中占据重要位置，尤其是湿温，起病快，易误治。治疗时以三仁汤为主。秋燥则是以季节性为主的病证。为天地燥气导致，以桑菊饮预防，以桑杏汤治初起，沙参麦冬汤治恢复期，清燥救肺汤治痰热互结证。

六、秋燥方与阳明温病方——杏苏散、减味竹叶石膏汤方、益胃汤方

1. 经方来源

（1）秋燥杏苏散来自《温病条辨·上焦篇·补秋燥胜气论》：

秋燥之气，轻则为燥，重则为寒，化气为湿，复气为火。

燥伤本脏，头微痛，恶寒，咳嗽稀痰，鼻塞，嗌塞，脉弦，无汗，杏苏散主之。

（2）阳明温病两方为减味竹叶石膏汤与益胃汤，来自《温病条辨·中焦篇·风温、温热、温疫、温毒、冬温》。

阳明温病，脉浮而促者，减味竹叶石膏汤主之。

阳明温病，下后汗出，当复其阴，益胃汤主之。

2. 药物组成

（1）杏苏散方

苏　叶　　半　夏　　茯　苓　　前　胡

苦桔梗　　枳　壳　　甘　草　　生　姜

大　枣　　橘　皮　　杏　仁

（笔者注：原方未标注用药剂量）

加减法：无汗，脉弦甚或紧，加羌活，微透汗。汗后咳不止，去苏叶、羌活，加苏梗。兼泄泻腹满者，加苍术、厚朴。头痛兼眉棱骨痛者，加白芷。热甚加黄芩，泄泻腹满者不用。

（2）减味竹叶石膏汤方

竹　叶（五钱）　　石　膏（八钱）

麦　冬（六钱）　　甘　草（三钱）

水八杯，煮取三杯，一时服一杯，约三时令尽。

（3）益胃汤方

沙　参（三钱）　　麦　冬（五钱）

冰 糖（一钱） 细生地（五钱）

玉 竹（炒香，一钱五分）

水五杯，煮取二杯，分二次服，渣再煮一杯服。

3. 病因病机

秋燥之邪初为阳，复为阴，母子相生（金生水），阳气闭郁，化气为湿，此种湿邪并非自然产生，乃秋燥后期复而化火，阳气闭郁在内，灼烧津液，形成的内湿，虽非冬日之邪，但依然会造成头微疼痛。到了杏苏散治疗阶段时，仍为初期，秋燥咳嗽，故治疗时当用甘辛苦温法治疗，《素问・至真要大论》曰："燥淫所盛，平以苦温，佐以酸辛，以苦下之。"

而阳明温病则不同于秋燥，其病在经，主要是温邪、热邪，其比秋燥之邪病机较简单，所受燥邪也比秋燥要轻，所以治疗时当以清热、芳香化浊为主。减味竹叶石膏汤，辛凉解表，透热转气。益胃汤甘凉滋阴，去暑利湿。

4. 配伍诠释

（1）杏苏散：方中杏仁、苏叶为君，苦温凉燥、解表发汗、理气和中、芳香化浊。半夏、茯苓、橘皮、前胡为臣，辛开苦降、化痰行气、清热止咳作用于肺。枳壳、苦桔梗一升一降宣肺止咳，清热利咽为佐。甘草、大枣、生姜，助辛甘法之药力，同时养胃，调和诸药。

（2）减味竹叶石膏汤：此方较竹叶石膏汤而言，去掉了人参，故以石膏、竹叶为君，辛凉解表、透热转气。麦冬为臣，清肺、滋阴生津。甘草为佐使清热养阴。

（3）益胃汤方：方中生地、麦冬为君，味甘、性寒，养阴清热、生津润燥，为甘凉益胃之上品。沙参、玉竹为臣，养阴生津，加强生地、麦冬益胃养阴之力。冰糖为佐使，兼濡养肺胃，调和诸药。凡甘凉养阴法，所用之药均有甘凉之性。

5. 难点注解

在杏苏散中，杏苏散主要治疗的是秋燥咳嗽，同时治疗咽喉不适，所以就用到了桔梗、枳壳，以治疗咽痛。

七、治暑温三方——清暑益气汤、新加香薷饮、清络饮

1. 经方来源

出自《温病条辨·上焦篇·暑温》。

（1）《金匮》谓太阳中暍，发热恶寒，身重而疼痛，其脉弦细芤迟，小便已，洒然毛耸，手足逆冷，小有劳，身即热，口开前板齿燥，若发其汗，则恶寒甚，加温针，则发热甚，数下，则淋甚，可与东垣清暑益气汤。（注：清·王孟英认为“东垣方有清暑之名，无清暑之实。”所言甚是，故笔者亦于此处改录王氏清暑益气汤）

（2）手太阴暑温，如上条证，但汗不出者，新加香薷饮主之。

（3）手太阴暑温，发汗后，暑证悉减，但头微胀，目不了了，余邪不解者，清络饮主之，邪不解而入中下焦者，以中下法治之。

2. 药物组成

（1）王孟英清暑益气汤

西洋参（三钱）　　石　斛（八钱）
麦　冬（一钱半）　黄　连（一钱半）
竹　叶（一钱半）　荷　梗（一钱半）
知　母（三钱）　　甘　草（两钱）
粳　米（一两）　　西瓜翠衣（四钱）

上药㕮咀。用水三升，煎至一升半，去滓，空腹时温服。

（2）新加香薷饮方

香　薷（二钱）　　银　花（三钱）
鲜扁豆花（三钱）　厚　朴（二钱）
连　翘（二钱）

水五杯，煮取二杯。先服一杯，得汗止后服；不汗再服；服尽不汗，再作服。

（3）清络饮方

鲜荷叶边（二钱）　鲜银花（二钱）
西瓜翠衣（二钱）　鲜扁豆花（一枝）
丝瓜皮（二钱）　　鲜竹叶心（二钱）

水二杯，煮取一杯，日二服。凡暑伤肺经气分之轻证皆可用之。

3. 病因病机

三方均治疗暑温，但治疗暑温的不同阶段。暑温不同于前面所说的风温，虽为传染性疾病，但并不是风温那样的劣性传染病。

暑温有三个病例特点：第一，发展慢；第二，初期病情轻；第三，夹杂湿邪。湿邪又分为外湿和内湿，外湿多由季节为长夏时，受暑邪影响导致的外感暑湿。内湿则为由脾胃所化，形寒饮冷伤及脾胃，导致脾胃运化功能失调，肺气宣发肃降功能同时受到影响。

暑温的证候特点有三：第一，暑邪伤津耗气；第二，湿邪困阻中焦导致脾胃虚弱；第三，暑温之邪遏郁肌肤，导致热邪在内不出。故治疗时当以辛凉解表大法，同时健脾胃。清暑益气汤，治疗暑温初期初起，病情较轻。新加香薷饮主要用于治疗暑温中期，病邪较重。清络饮则是用于治疗暑温恢复阶段。

4. 配伍诠释

（1）清暑益气汤：方中西瓜翠衣为君，芳香醒脾、化浊祛湿。西洋参、石斛、荷梗、麦冬为臣，清热养阴生津。黄连、竹叶、知母为佐，清热泻火存阴。甘草、粳米为使，调和诸药。

（2）新加香薷饮方：方中香薷为君，发汗解表祛暑。扁豆花、银花为臣，辛凉解表、芳香开窍。连翘、厚朴为佐，理气宽中、清热行气。

（3）清络饮方：方中荷叶边为君，清血络之热。银花、西瓜翠衣为臣，辛凉解表、清气分热。扁豆花为佐，芳香理脾。竹叶心、丝瓜皮为使，清虚热，使热从小便出，同时调理脾胃。

5. 难点注解

暑温之邪，同样治疗当发表解肌，但却慎用麻黄，麻黄性温燥，虽可解表，但夏日祛暑湿一般选用香薷，性温而不伤正气。麻黄并非不可用，而是须掌握精细的用量。清络饮中，运用了同小柴胡汤中同样的泄热大法——分消走泄法，即从适合的地方泄热，达到迅速有效之目的。

八、中焦温病四方——增液汤、新加黄龙汤、宣白承气汤、牛黄承气汤

1. 经方来源

出自《温病条辨·中焦篇》之风温、温热、温疫、温毒、冬温。条文如下：

（1）阳明温病，无上焦证，数日不大便，当下之，若其人阴素虚，不可行承气者，增液汤主之。服增液汤已。周十二时观之，若大便不下者，合调胃承气汤微和之。

（2）阳明温病，下后二、三日，下证复现，脉下甚

沉，或沉而无力，止可与增液，不可与承气。此恐犯数下之禁也。

（3）阳明温病，下之不通，其证有五：应下失下，正虚不能运药，不运药者死，新加黄龙汤主之。喘促不宁，痰涎壅滞，右寸实大，肺气不降者，宣白承气汤主之。左尺牢坚，小便赤痛，时烦渴甚，导赤承气汤主之。邪闭心包，神昏舌短，内窍不通，饮不解渴者，牛黄承气汤主之。津液不足，无水舟停者，间服增液，再不下者，增液承气汤主之。

2. 药物组成

（1）增液汤方

元　参（一两）　　麦　冬（连心，八钱）

细生地（八钱）

水八杯，煮取三杯，口干则与饮，令尽，不便，再作服。

（2）新加黄龙汤

细生地（五钱）　　生甘草（二钱）

人　参（一钱五分，另煎）　　生大黄（三钱）

芒　硝（一钱）　　元　参（五钱）

麦　冬（连心，五钱）　　当　归（一钱五分）

海　参（洗，二条）　　姜　汁（六匙）

水八杯，煮取三杯。先用一杯，冲参汁五分、姜汁二匙，顿服之，如腹中有响声，或转矢气者，为欲便也。

（3）宣白承气汤方

生石膏（五钱） 生大黄（三钱）

杏仁粉（二钱） 瓜蒌皮（一钱五分）

水五杯，煮取二杯，先服一杯，不知再服。

（4）牛黄承气汤：用前安宫牛黄丸二丸，化开，调生大黄末三钱，先服一半，不知再服。

3. 病因病机

阳明温病，无上焦症状，治疗当泻下，但患者素体阴虚，并不适合承气汤泻下，故当用增液汤滋阴润肠以泻下。但是当患者阴虚，且体内气虚严重时，还当补气，创造条件，滋阴泻下（这里，误治可能会出现两种情况：一是直接错误治疗，用了承气汤；二是用了增液承气汤治疗后力量不够），新加黄龙汤主之。如患者出现有痰咳嗽，治疗时当清肺化痰、宣发肃降，宣白承气汤主之。如患者经泻下后出现热闭神昏，当芳香开窍治疗，牛黄承气汤主之。

4. 配伍诠释

（1）增液汤方：方中元参为君，通便泄热。麦冬为臣，养心滋阴。生地为佐泄热通便。

（2）新加黄龙汤：方中人参、当归、生地为君，大补中气、滋阴养血。麦冬、元参为臣，润养心肺。海参为佐，是以血肉有情之品补阴中之精，配合人参的阳中之精，达到阴阳双补的效果。大黄、芒硝为使。姜汁补阴液，生甘草调和诸药。

（3）宣白承气汤方：方中杏仁、石膏共为君药，宣肺平喘、泄热存阴。大黄为臣，清热泻下。瓜蒌皮为佐使化痰止咳。

（4）牛黄承气汤：方中安宫牛黄丸为君，芳香开窍，透热转气，醒脑安神。大黄为佐使清热泻下。

5. 难点注解

中焦温病治疗不同于《伤寒论》方，在《伤寒论》中治疗大法为扶阳，温病治疗大法重在护阴。在当时中医学术界分为两派：一是认为仲景方同样适用于温病；二是认为仲景之方虽为经典，但却不适合治疗温病，时代不同、气候不同、病情也不相同。在此我们并不需要讨论此问题，我们需要汲取的是前人观察病情与治病思维和方法。吴鞠通另于书中提示我们安宫牛黄丸可灵活应用，脉虚者，人参汤下；脉实者，银花薄荷汤下。

九、藿香正气散加减方

1. 经方来源

藿香正气散出自《温病条辨·中焦篇·湿温》，条文如下：

（1）三焦湿郁，升降失司，脘连腹胀，大便不爽，一加减正气散主之。

（2）湿郁三焦，脘闷，便溏，身痛，舌白，脉象模糊，二加减正气散主之。

（3）秽湿着里，舌黄脘闷，气机不宣，久则酿热，三加减正气散主之。

（4）秽湿着里，邪阻气分，舌白滑，脉右缓，四加减正气散主之。”

（5）秽湿着里，脘闷便泄，五加减正气散主之。

2. 药物组成

（1）一加减正气散方

藿香梗（二钱）　厚　朴（二钱）

杏　仁（二钱）　茯苓皮（二钱）

广　皮（一钱）　神　曲（一钱五分）

麦　芽（一钱五分）　绵茵陈（二钱）

大腹皮（一钱）

水五杯，煮二杯，再服。

（2）二加减正气散方

藿香梗（三钱）　广　皮（二钱）

厚　朴（二钱）　茯苓皮（三钱）

木防己（三钱）　大豆黄卷（二钱）

川通草（一钱五分）　薏苡仁（三钱）

水八杯，煮三杯，三次服。

（3）三加减正气散方

藿　香（连梗叶，三钱）　茯苓皮（三钱）

厚　朴（二钱）　　　　广　皮（一钱五分）

杏　仁（三钱）　　　　滑　石（五钱）

水五杯，煮二杯，再服。

（4）四加减正气散方

藿香梗（三钱）　　　　厚　朴（二钱）

茯　苓（三钱）　　　　广　皮（一钱五分）

草　果（一钱）　　　　楂　肉（炒，五）

神　曲（二钱）

水五杯，煮二杯，渣再煮一杯，三次服。

（5）五加减正气散方

藿香梗（二钱）　　　　广　皮（一钱五分）

茯苓块（三钱）　　　　厚　朴（二钱）

大腹皮（一钱五分）　　谷　芽（一钱）

苍　术（二钱）

水五杯，煮二杯，日再服。

3. 病因病机

先看《温病条辨·中焦篇·寒湿》条文（四三）："湿之入中焦，有寒湿，有热湿，有自表传来，有水谷内蕴，有内外相合。其中伤也，有伤脾阳，有伤脾阴，有伤胃阳，有伤胃阴，有两伤脾胃。伤脾胃之阳者十常八、九，伤脾胃之阴者十居一、二，彼此混淆，治不中窾，遗患无穷，临证细推，不可泛论。"意即湿邪侵袭中焦，有的伤脾阳（脾之运化），有的伤脾阴（津液）。有的伤胃阳（胃的消化功能），有的伤胃阴（胃阴虚有火），还有脾胃均伤的。湿邪直中中焦，有外来的湿邪，也有内生的湿邪，有寒湿，也有湿温。伤脾胃之阳者十之八九，伤阴者十之一二。湿邪之入中焦，调理脾胃为治疗之总纲，寒湿与湿温均有湿邪，以上五方治疗均是湿温之病，在治疗时有相似之处，但又有所区别。治疗当细细辨证，不可一概而论，以免误治。

4. 配伍诠释

藿香正气散出自宋代《太平惠民和剂局方》，主要功效是芳香化湿，解表和中，为治疗暑湿之正方，原方组成为：

藿　香（去土，三两）　　白　芷（一两）
紫　苏（一两）　　茯　苓（去皮，一两）
半夏曲（二两）　　白　术（二两）
厚　朴（去粗皮，姜汁炙，二两）
苦桔梗（二两）　　炙甘草（二两半）
大腹皮（一两）　　陈　皮（二两）

在其基础上化裁加减，可变为五个方，以治疗不同类型的湿温。

（1）一加减正气散：三焦湿郁，同时脾之运化失司，下腹胀满，大便黏腻，脉弦，当宣通、健脾，故去白芷、紫苏、半夏、白术、姜汁、桔梗、甘草。加杏仁、陈皮、麦芽、六神曲、茵陈加强宣通之功（后面均以藿香、陈皮、茯苓、厚朴为基础加减）。方中藿香为君，芳香化浊、行气。杏仁、厚朴、大腹皮为臣，宣通肃降、行气宽中。茯苓皮、茵陈、陈皮为佐，化痰除湿、健脾利湿。麦芽、六神曲（鲜青蒿、鲜苍耳、鲜辣蓼、赤小豆、杏仁、麦麸发酵而成）为使，健脾益胃。

（2）二加减正气散：三焦湿郁，便溏、身痛、舌白、脉濡。提示内有水饮湿邪。但其病位在上，故治疗时当提升，宣发气机、利水祛湿。故在一加减的基础上，去神曲、麦芽、茵陈、大腹皮，加防己、大豆黄卷、通草、薏仁，提升胃气、利小便化湿。方中藿香梗为君，其升轻之力较藿香叶强，芳香化浊。厚朴、陈皮、茯苓为臣，行气化痰、健脾除湿。防己、通草、薏仁为佐清热利湿。大豆黄卷为使，提升脾胃之气。

（3）三加减正气散：感受秽浊之邪，导致舌黄、脘闷，气机不宣，内生热邪，故当化湿清热，在前方基础上去提升清气之药，加上杏仁、滑石重在宣通泻火。方中藿香为君，清瘴除湿、芳香化浊。茯苓皮、陈皮健脾除湿为臣。杏仁、滑石为佐，宣通肺气，一升一降，去火利小便。厚朴为使行气宽中。

（4）四加减正气散：秽浊之邪阻碍气分，导致气机阻滞，舌白脉缓，其症较轻，重在脾胃运化，故治疗时去杏仁、滑石，加草果、楂肉、神曲，健脾和胃、芳香燥湿。方中藿香梗为君，芳香化浊。茯苓、陈皮、草果为臣，健脾除湿、芳香燥湿。楂肉、神曲为佐健脾和胃。厚朴为使行气宽中。

（5）五加减正气散：是单纯的以脾胃运化不利为基础的病证。治疗时当行气理脾，用药不宜过强，故加大腹皮、谷芽、苍术。燥湿行气，提升脾胃运化之能力。方中藿香梗为君，芳香化湿、行气。陈皮、茯苓为臣，健脾祛湿化痰。厚朴、大腹皮为佐，宽中行气。谷芽、苍术为使，燥湿醒脾、健脾益胃。

十、小定风珠与大定风珠

1. 经方来源

出自《温病条辨·下焦篇》之风温、温热、瘟疫、温毒、冬温，具体条文如下：

（1）既厥且哕（俗名呃忒），脉细而劲，小定风珠主之。

（2）热邪久羁，吸烁真阴，或因误表，或因妄攻，神倦瘈疭，脉气虚弱，舌绛苔少，时时欲脱者，大定风珠主之。

（3）壮火尚盛者，不得用定风珠、复脉。邪少虚多者，不得用黄连阿胶汤。阴虚欲痉者，不得用青蒿鳖甲汤。

2. 药物组成

（1）小定风珠方（甘寒咸法）

鸡子黄（生用，一枚） 真阿胶（二钱）

生龟板（六钱） 童 便（一杯）

淡 菜（三钱）

水五杯，先煮龟板、淡菜得二杯，去滓，入阿胶，上火烊化，纳鸡子黄，搅令相得，再冲童便，顿服之。

（2）大定风珠方（酸甘咸法）

生白芍（六钱） 阿 胶（三钱）

生龟板（四钱） 干地黄（六钱）

麻 仁（二钱） 五味子（二钱）

生牡蛎（四钱） 麦 冬（连心，六钱）

炙甘草（四钱） 鸡子黄（生，二枚）

鳖 甲（生，四钱）

水八杯，煮取三杯，去滓，再入鸡子黄，搅令相得，分三次服。喘加人参，自汗者加龙骨、人参、小麦，悸者加茯神、人参、小麦。

3. 病因病机

定风珠治疗下焦温病效果显著，尤其治疗虚风内动有卒中征兆的病人效果明显。其中小定风珠主要用于人体劳累过度或劳神过度，导致肾精亏虚，命门火衰，脉细而劲，中气不足，虚风内动，导致肝肾相火妄动，治疗急当平肝潜阳、息风化火，引外出之相火回归命门。

大定风珠则是温热之邪久积，直中下焦，吸烁真阴，阴液极其亏虚，同时或因误治，解表或攻下，导致更加虚衰，脉虚，阴阳即将离决，急当敛阴合阳、填精固脱，大定风珠主之（纯虚证）。

4. 配伍诠释

（1）小定风珠方：方中鸡子黄为君，交通心肾、镇守真阳。淡菜、真阿胶、龟板为臣，滋阴潜阳、养阴补血。童便为佐，镇守真阳、防虚风内动。

（2）大定风珠方：方中鸡子黄为君，敛阴合阳。阿胶、生龟板、鳖甲、生牡蛎为臣，血肉有情之品，滋阴潜阳、镇肝息风。再佐以复脉类方（炙甘草、白芍、干地黄、麻仁、五味子、麦冬）温补心阳、补肾复脉。喘者加人参，大补元气，治疗肾不纳气虚喘。自汗者加龙骨、人参、小麦，重镇安神、补气止汗。心悸者加茯神、人参、小麦，养心安神、滋阴益气。

5. 难点注解

壮火尚盛者，不得用定风珠、复脉汤，这里是不可用大定风珠，因有虚热，当先清热为主，可用青蒿鳖甲汤。邪少虚多者，不得用黄连阿胶汤，因邪少虚多，说明热少虚多，黄连阿胶汤泄热之力一般，补虚之力较弱，可用大定风珠。阴虚欲痉者，不得用青蒿鳖甲汤，这里有阴虚风动热轻，故急当息风，可用小定风珠。

鸡子黄：乃血肉有情之品，其形圆而色黄，刚柔相济，聚天地之精，得坤气之厚，如地球之象，可交通心肾，化水火于无形。

淡菜：归脾肾两经，其性入肾，其味入脾。

童便：一般为七岁以下健康男孩之尿，咸，入肾经。

第四章

中医辨治六步程式——脉案处方解读初探

孙光荣

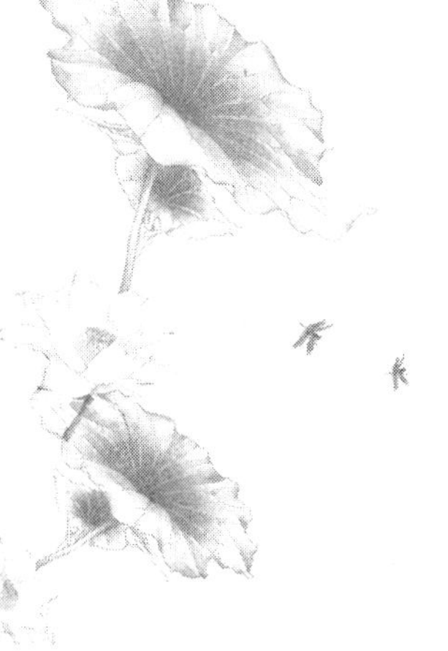

第一节 导 读

孙光荣教授为第五、六批全国老中医药专家学术经验继承工作指导老师，第二届国医大师，北京中医药大学中医药文化研究院院长，教授，主任医师，是我国著名的中医药临床家和中医药文献学家。孙光荣教授从事中医药临床及文献研究工作60余年，经过长期实践，创立了独特的组方思路，善用经方化裁治疗疑难杂症，疗效显著。孙光荣教授总结历代中医名家临证方法，将中医临证方法概括为六步法：①四诊审证；②审证求因；③求因明机；④明机立法；⑤立法组方；⑥组方用药。其中，第一步是疾病诊治的基础，也是重中之重，望、闻、问、切，四诊合参，才能准确识病、断病、治疗疾病。望神时，孙光荣教授注重人体明堂气色，观察患者颜面形、神、气、血的状态。望形时，孙光荣教授通过观察患者形体的强弱、胖瘦、体形特点及皮、肉、筋、脉、骨五体等来诊察病情。因五体合五脏，五体的强弱可以反映五脏精气之盛衰。故望形体，有助于对疾病做出准确的判断。脉诊时，孙光荣教授注重寸口三部九候脉法，以定脏腑之虚实，疾病之逆顺，尤其注重脉诊时胃气之有无，临床脉案，皆以脉诊当先。问诊方面，注重询问患者水谷出入平衡，包括饮食、二便，以及男子遗精，女子带下、崩漏等症状。问诊时，孙光荣教授注重患者当下不适主症，认为以此为切入点，能分清主次，解决当前主要矛盾，如剥茧抽丝，缓图收工。通过以上四诊信息，初步确定疾病的中医辨证，为进一步诊治奠定基础。

第二节　案　例

脉案一

龚某，男，33岁。

脉弦紧，舌淡紫，苔少而滑。心烦易怒，眩晕耳鸣，难寐乏力，腹胀、便难、尿黄。肝肾二脏之患，肝实而肾虚是也。

1. 方药

西洋参 10g　　生黄芪 10g　　紫丹参 10g
云茯神 12g　　炒枣仁 10g　　灯心草 5g
川杜仲 12g　　刀豆子 10g　　菟丝子 10g
大腹皮 10g　　龟板胶 10g　　生甘草 5g
北柴胡 10g　　大熟地 10g

7剂，水煎服，日1剂，早晚分服。

2. 解读初探

（1）四诊审证：患者脉弦紧、舌淡紫、苔少而滑，乃是气虚血瘀，相火上扰之象。

（2）审证求因：凡男子肾虚，其原因多因房事过多，肾精至虚或熬夜、酗酒、吸烟等不良嗜好造成，或饮食不节损伤脾阳，脾虚湿阻，精气不生。

（3）求因明机：肾为先天之本，脾胃为后天之本。人体之气血津液全赖脾胃。脾虚则便难，乏力；肾精不足，则眩晕耳鸣；水不涵木，肝火上炎，则心烦易怒；难寐，尿黄，此肝实肾虚之机要也。

（4）明机立法：益气养血，宁心安神，补肾填精，清肝泄火。

（5）立法组方：孙光荣教授自拟方。

（6）组方用药：方中西洋参、生黄芪、紫丹参益气养血为君药组合。云茯神、炒枣仁、灯心草宁心安神为臣药组合。杜仲、刀豆子、菟丝子、龟板胶、大熟地补肾填精为佐药组合。北柴胡、生甘草清肝泄火为使药组合。大腹皮乃治疗腹胀之药，为方中随症加减之品也。

脉案二

于某，女，56 岁。

脉细涩且虚，舌淡，苔白微腻。心烦郁闷不舒 1 年，难寐，口干。查无器质性病变。

1. 方药

西洋参 10g　生黄芪 10g　紫丹参 10g

法半夏 10g　广陈皮 10g　全瓜蒌 10g

云茯神 12g　炒枣仁 10g　合欢皮 10g

川郁金 10g　浮小麦 15g　大红枣 10g

全当归 12g　灯心草 3g　生甘草 5g

14 剂，水煎服，日 1 剂，早晚分服。

2. 解读初探

（1）四诊审证：此患者脉细且虚，舌淡，苔白微腻，乃气血不足、肝郁脾虚、痰浊中阻、心火扰神之证。《濒湖脉学》云：“细脉萦萦血气衰，诸虚劳损七情乖。”凡忧劳者，脉细，而舌淡苔白，乃脾虚之象。苔微腻，乃痰湿中阻之证。

（2）审证求因：此患者乃焦虑症也，此主症为不寐，次症为口干。不寐的原因多与思虑有关。焦虑症是以焦虑情绪体验为主要证候的神经症。包括广泛性焦虑及惊恐发作，部分与遗传有关。焦虑是个体以负性自动思维的方式对环境做出的反应，是对某些环境刺激的恐惧而形成的一种条件反射。中医学理论认为其与气血不足，因虚致邪有关。

（3）求因明机：在十二经脉中，与焦虑或不寐关系密切的有心经、肝经、胆经和脾经。心主神明，肝主疏泄，胆主决断，脾主运化。心脾两虚，则气血运化乏力，瘀浊内停。肝胆郁滞，则气机不利，相火内生，上扰心神乃致难寐、口干。

（4）明机立法：益气养血，健脾化痰，清心安神，舒肝解郁。

（5）立法组方：二陈汤（陈皮、半夏）和归脾汤（当归、白术、人参、黄芪、甘草、茯神、远志、酸枣仁、木香、龙眼肉、干姜、大枣）化裁加减。

（6）组方用药：以西洋参、生黄芪、紫丹参、当归益气养血为君药组合，法半夏、广陈皮、全瓜蒌健脾化痰为臣药组合，茯神、枣仁、灯心草清心安神为佐药组合，合欢皮、川郁金、浮小麦舒肝解郁为使药组合，生甘草、大红枣调和诸药。孙光荣善用甘草、大枣、生姜等调和诸药，其用意如药膳与煲汤，酌情添加佐料，使汤药入胃，不会反胃，且增加疗效。对于虫类腥臊药物，则以肉桂或桑枝少许入药去其腥味，此乃不传之秘，深谙古法如《汤液本草》也。

脉案三

赵某，男，61岁。

脉虚滑，舌紫暗，苔少。长期低热。

1. 方药

西洋参 10g　生黄芪 10g　紫丹参 10g

银柴胡 10g　地骨皮 10g　制鳖甲 15g

云茯神 12g　浮小麦 15g　大红枣 10g

石决明 15g　生甘草 5g

7 剂，水煎服，日 1 剂，早晚分服。

2. 解读初探

（1）四诊审证：此患者脉虚滑，舌紫暗，苔少，乃阴虚内热、相火伤阴之象，舌紫暗乃血瘀之象，滑脉“往来流利”“如珠走盘”乃痰热之脉。

（2）审证求因：长期低热指持续发烧两周以上，其原因包括感染性和非感染性。感染性发热需要到医院查找感染源，非感染性发热可能是生理性发热，又有可能是免疫力低下、风湿、肿瘤等原因造成。中医学认为长期低热多与阴虚证有关。

（3）求因明机：长期低热的原因有很多，中医学认为长期低热与肾精亏虚，阴虚内热，水不涵木，相火妄动有关。

（4）明机立法：滋阴清热。

（5）立法组方：甘麦大枣汤（甘草、浮小麦、大枣）加减化裁。

（6）组方用药：方中西洋参、生黄芪、紫丹参益气养血为君药组合，银柴胡、地骨皮、制鳖甲滋阴补肾为臣药组合，云茯神、浮小麦、红枣、生甘草养阴清热为佐药组合，石决明清肝泻火以除龙雷之相火为使药。

脉案四

肖某，男，57岁。

脉弦紧，舌红，苔白腻。胆结石、痛风患者，夜难寐，口干，尿黄。

1. 方药

西洋参10g　生黄芪10g　紫丹参10g

云茯神12g　炒枣仁10g　生龙齿15g

川郁金10g　金钱草12g　车前仁10g

蒲公英15g　田三七6g　生甘草5g

14剂，水煎服，日1剂，早晚分服。

2. 解读初探

（1）四诊审证：此患者脉弦紧、舌红、苔白腻、口干、尿黄乃肝郁化火、内热津伤之证。《濒湖脉学》云："弦来端直似丝弦，紧则如绳左右弹。"又云："紧言其力弦言象""弦为木盛之病""紧乃热为寒束之脉"。

（2）审证求因：胆结石的主要成分是胆固醇，是一种脂质，可溶于胆汁，不溶于水。胆汁成分改变或胆道梗阻因素是由于肝脏的胆固醇分泌过多，胆汁无法全部将其溶解，多余的胆固醇就析出成为固体颗粒（结晶），淤积钙化而形成胆囊结石。痛风则是食物中的嘌呤被分解后产生尿酸，尿酸结晶在体内的关节和组织中积聚而成。

中医学认为，二者多由湿热内蕴而成。

（3）求因明机：肝主疏泄，若肝郁不疏则化火，与体内之痰湿杂合而成湿热。

（4）明机立法：孙光荣辨治遵循“重形神、调气血、平升降、衡出入”原则。患者以上症状中，当以难寐为主症，而口干、尿黄为兼症，可能与胆结石、痛风有一定关系，均是湿热引起。方中保留益气养血安神之品，乃是标本兼治之法。

（5）立法组方：养血安神，清热利湿。

（6）组方用药：方中西洋参、生黄芪、紫丹参益气养血为君药组合，云茯神、炒枣仁、生龙齿宁心安神为臣药组合，川郁金、金钱草、车前仁、蒲公英清热利湿为佐药组合，田三七活血止痛为使药，生甘草调和诸药。

脉案五

刘某，女，46岁。

脉细涩，舌淡，苔少。右乳腺占位性病变，精神倦怠，胃脘不舒，面色无华，肌肉疼痛。

1. 方药

西洋参10g　生黄芪10g　紫丹参10g

川郁金10g　丝瓜络6g　山慈菇10g

延胡索10g　绞股蓝12g　八月札7g

乌贼骨10g　西砂仁4g　制香附10g

北柴胡10g　菝葜根10g

14剂，水煎服，日1剂，早晚分服。

2. 解读初探

（1）四诊审证：患者面色无华，精神倦怠，脉细涩、舌淡苔少。脉细乃气血虚，脉涩乃气滞血瘀，痰瘀阻络。李时珍《濒湖脉学》曰：“细脉萦萦血气衰，诸虚劳损七情乖，若非湿气侵腰肾，即是伤精汗泄来。”又曰：“细来累累细如丝，应指沉沉无绝期，春夏少年俱不利，秋冬老弱却相宜。”其言涩脉曰：“三五不调名曰涩，轻刀刮竹短而难，微似秒芒微耎甚，浮沉不别有无间。”此处出现涩脉的原因：一是血少阴亏，脉道枯涸，无水行舟。二是肝郁气滞，气机不利。三是痰瘀阻络，经络瘀滞。故患者伴有胃脘不舒、肌肉疼痛的症状。

（2）审证求因：乳腺占位性病变属于中医“乳癖”“乳岩”的范畴，多因情志不畅引起。西医学乳腺占位性病变病因主要包括乳腺囊肿、乳腺增生结节、乳腺纤维瘤和乳腺恶性肿瘤等。前者主要由于乳腺腺体异常增生导致的良性病变，瘤体表面常伴有包膜，边界清晰，活动度良好，手术切除可治愈。后者常见于四五十岁以上女性患者，发病原因和激素水平代谢异常以及遗传因素有一定关系。瘤体常常较硬，边界不清，活动度差，手术切除后常常需要化疗等进一步治疗。

（3）求因明机：乳腺属于中医足阳明胃经及足厥阴肝经所属（参见朱丹溪《脉因证治乳痛》）此处乃是患者

气虚气滞，痰瘀阻络而成。

（4）明机立法：针对以上病因病机，采用益气养血、疏肝和胃、化瘀通络、软坚散结的治疗方法。

（5）立法组方：予柴胡郁金汤加减（柴胡郁金汤原方由柴胡、枳壳、白芍、香附、郁金、陈皮、青皮、旋覆花、甘草等组成）。

（6）组方用药：方中西洋参、生黄芪、紫丹参益气养血为君药组合，柴胡、郁金舒肝理气为臣药组合，丝瓜络、山慈菇、菝葜根、绞股蓝、八月札软坚散结为佐药组合，针对乳腺占位之主病。乌贼骨、西砂仁、制香附、延胡索理气和胃为使药组合，主要针对胃脘不舒、肌肉疼痛之症治疗。

脉案六

马某，女，59岁。

脉虚细，舌淡紫，苔薄白。有甲状腺结节，伴有淋巴肿大。口干，有痰，寐差，乏力。

1. 方药

西洋参 10g　生黄芪 10g　紫丹参 10g

云茯神 12g　炒枣仁 10g　龙眼肉 10g

猫爪草 10g　山慈菇 10g　菝葜根 10g

制鳖甲 15g　蒲公英 15g　生甘草 5g

14剂，水煎服，日1剂，早晚分服。

2. 解读初探

（1）四诊审证：此患者脉虚细、舌淡紫、苔薄白乃是气虚血瘀之证。虚脉迟大而软，按之无力，气来虚微为不及，病在内。细脉为血少气衰。舌紫乃血瘀之象，凡舌暗红或舌紫色，皆是血瘀之证。

（2）审证求因：甲状腺结节的常见病因包括缺碘、正常甲状腺组织过度增生、退行性变、放射暴露史、遗传、甲状腺炎症等。还有一些潜在的致病因素，比如微量元素硒的缺乏、肥胖等。甲状腺结节属于中医“瘿病”的范畴。多与气血失调、痰瘀阻络有关。

（3）求因明机：凡气虚、气滞，皆可导致痰瘀，形成痰热、瘀毒。

（4）明机立法：益气活血，养心安神，软坚散结，清热解毒。

（5）立法组方：孙光荣教授自拟“消癥瘕方”。

（6）组方用药：西洋参、黄芪、紫丹参益气活血为君药组合，云茯神、炒枣仁、龙眼肉养心安神为臣药组合，猫爪草、山慈菇、菝葜根、制鳖甲软坚散结为佐药组合，蒲公英、生甘草清热解毒为使药组合。

脉案七

杨某，女，42 岁。

脉细数，舌淡有齿痕，苔白。咳嗽，咽痒，不寐，多梦。

1. 方药

西洋参 10g　生黄芪 10g　紫丹参 10g

云茯神 10g　酸枣仁 10g　生龙齿 15g

漂射干 6g　木蝴蝶 6g　麦门冬 10g

矮地茶 10g　法半夏 10g　广陈皮 10g

桑白皮 10g　蒲公英 15g　生甘草 5g

14 剂，水煎服，日 1 剂，早晚分服。

2. 解读初探

此患者主病是咳嗽，其辨证论治的方法参考以下六个步骤：

（1）四诊审证：舌淡有齿痕，苔白乃脾虚之象也。脉细数乃知虚火所藏，咳嗽为痰瘀阻内也。

（2）审证求因：凡咽痒而咳嗽者，西医学认为常与慢性咽喉炎有关。慢性咽喉炎为咽黏膜下及淋巴组织的慢性炎症，可由上呼吸道慢性炎症刺激引起；全身因素如内分泌紊乱、免疫功能紊乱也可引起；另外某些物理、化学及生物的刺激可引起。中医学认为五脏均可令人咳，非独肺也。凡气虚、阴虚、血瘀、痰浊等因素均可引起慢性咽喉炎咳嗽。

（3）求因明机：肺为娇脏，与大肠互为表里关系，其气上通于鼻。若素体气血不足，外感风寒，引动内饮，痰浊内生则上逆而为咳嗽。

（4）明机立法：益气养血、清热化痰、润肺止咳。

（5）立法组方：二陈汤（陈皮、法半夏）加减。

（6）组方用药：方中西洋参、生黄芪、紫丹参益气养血为君药组合，云茯神、酸枣仁、生龙齿镇静安神为臣药组合，漂射干、木蝴蝶、麦门冬、蒲公英清热利咽为佐药组合。矮地茶、法半夏、广陈皮、桑白皮、生甘草化痰止咳为使药组合。

第五章

孙光荣临证脉案存真

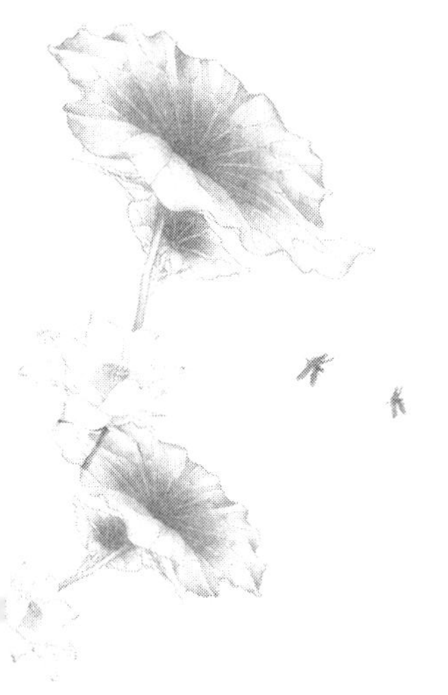

第一节　导　读

孙光荣出生于中医世家，其父亲乃丹溪学派，在当地医名远扬。孙光荣年轻时拜著名的中医学家李聪甫师祖为师，跟师抄方七年余，得李老真传。在李老的指导下，重视脾胃和阳气在人体的作用，重视调和气血在治疗疾病中的作用。孙光荣通过研究《黄帝内经》《中藏经》《伤寒论》《金匮要略》《脉经》等中医古籍，提炼出了“天人相应为指导的基本观点；脏腑中心阴阳平衡的生理观点；从顺其宜的治疗原则；贵阳贱阴的治疗思想；虚实寒热生死逆顺的辨证八纲”。孙光荣认为方贵平和，法需严谨。用药虽多，不可杂乱，必须“胸中有大法，笔下无死方”。处方原则一是“扶正祛邪”，二是“补偏救弊”，参照经方模式进行创新。孙光荣继承经方并在长期临床实践体验中创造了“三联药组”及其“三型组合”的方剂结构模式，依照药物功效区分君臣佐使，将“三联药组”构成“三型组合”方剂结构进行辨证用药。第一型：扶正组合，也可以说是“增防型”组合。用于增强抵抗力，即增强防御功能，重在益气活血，益气活血又重在益气，并视需要补其不足、纠其所偏。第二型：祛邪组合，也可以说是“主攻型”组合。用于攻邪，但“三联药组”中，必有一味用来助攻或制衡，即用以相须、相使、相杀、相畏。第三型：辅助组合，也可以说是“引导型”组合。主要用于引药直达病所，或用针对性强的专病专药。即针对患者诸不适症状，继之以药物补处方之不足，用引经药物使其归于病所，纠药物之毒性，调和诸药。然补引纠和诸药剂量不可过大，量大则喧宾夺主，于治病无益。只需“四两拨千斤”，轻轻一拨，使诸药归于“中和”即可。这样仿经方之意而不拘泥于经方之药，师经方之意而为时方之用，根据经方组方的宗旨，针对当代病证特点而组方用药，“继承不泥古，创新不离宗”。

孙光荣依照药物功效区分君臣佐使，将“三联药组”构成“三型组合”方剂结构进行辨证用药。这种新型处方模式打破了传统的按照单味药物的功效进行君臣佐使布局的处方思想，使处方变得更加严谨和规范。同时，由于“三联药组”的组方思想是在“2+1=3”的“药对→角药”思路下形成的，对于药物的“药对”配伍和加减运用有了进一步提高。这种“三联药组”的组方思想在整个方剂学史上是一个创新，具有强大的生命力和创造力。在研究《中藏经》的过程中，孙光荣提炼出了“寒热虚实生死逆顺”的新八纲辨证思想，同时指出，要想通过治疗使疾病的发展得到控制，就要重视“调和阴阳”在治疗中的作用。“阴不足则济之以水母，阳不足则助之以火精”。孙光荣重视通过五脏阴阳的调和来实现气血津液之间的平衡。孙光荣通过阴阳、五脏、气血津液的补益调和，达到阴阳平衡的治疗效果，这种治疗方法即“中和”的学术思想，就是通过药物的作用实现五脏气血阴阳之间的调和，恢复人体健康。同时，孙光荣重视扶助脾胃阳气、调和气血在治疗疾病的作用，在孙光荣的处方中多数能见到人参、黄芪、丹参等补益气血的药物。针对气血虚导致的百病丛生，孙光荣自创了一个“三联药组”来补益气血，即人参、黄芪、丹参。几乎在孙光荣所有的处方中都能见到补益气血的这个药组。同时，按照中医辨证六步程式，依据患者的体质和辨证的不同，调以党参、西洋参、太子参等为首药，这些方法看似平淡，实则为吾导师孙光荣多年临证经验的精华所在。

吾将导师孙光荣教授临证脉案真迹百余首，汇编成册，朝夕揣摩，心领神会，中医技艺，日益精进。各位同道若能细细品味，自能甘露灌顶，香甜不绝！

第二节 脉案存真

一、小儿生长发育方

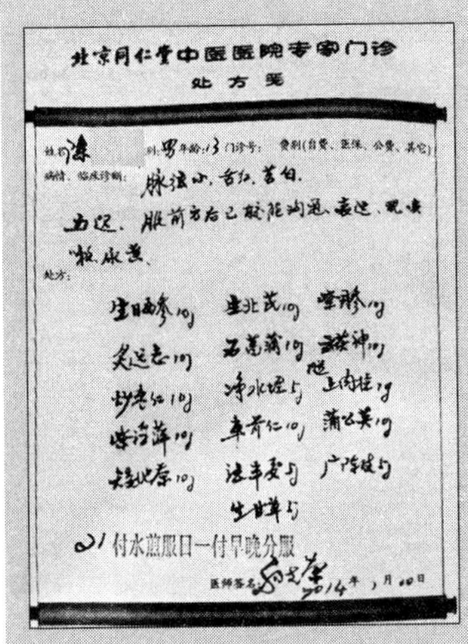

北京同仁堂中医医院专家门诊
处方笺

姓名：涂 性别：男 年龄：13 门诊号： 费别(自费、医保、公费、其它)
病情、临床诊断：脉弦小，舌红，苔白。
五诊，服前方后已较能消退，表迟，现喉痒咳嗽。
处方：
生晒参10g 生北芪10g 紫丹参10g
炙远志10g 石菖蒲10g 云茯神10g
炒枣仁10g 净水蛭5g 上肉桂1g
紫河车10g 车前仁10g 蒲公英10g
女贞子10g 法半夏5g 广陈皮5g
生甘草5g
21付水煎服日一付早晚分服
医师签名：孙光荣 2014年1月10日

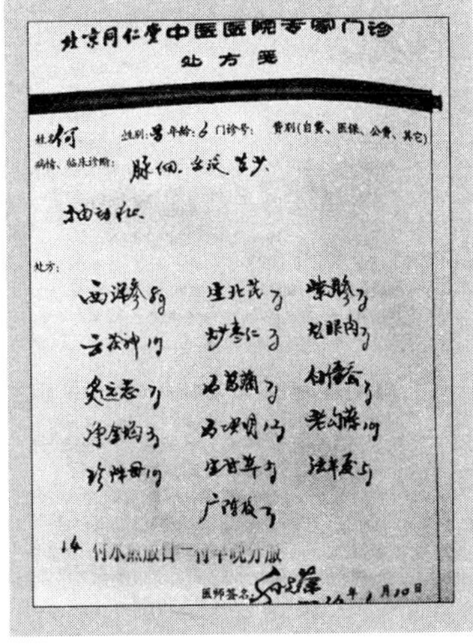

北京同仁堂中医医院专家门诊
处方笺

姓名：何 性别：男 年龄：6 门诊号： 费别(自费、医保、公费、其它)
病情、临床诊断：脉细，舌淡，苔少。
抽动症。
处方：
西洋参5g 生北芪7g 紫丹参7g
云茯神10g 炒枣仁7g 龙眼肉7g
炙远志7g 石菖蒲7g 白僵蚕7g
净全蝎3g 石决明10g 老钩藤10g
珍珠母10g 生甘草5g 法半夏5g
广陈皮7g
14付水煎服日一付早晚分服
医师签名：孙光荣 2014年1月10日

北京同仁堂中医医院专家门诊
处方笺

姓名：杜 性别：女 年龄：10 门诊号： 费别(自费、医保、公费、其它)
病情、临床诊断：脉细，舌淡，苔黄。
五诊，服前方后，言、行均有进步，现有齿迟少，易感冒。
处方：
生晒参5g 生北芪5g 紫丹参5g
川杜仲10g 川牛膝10g 金狗脊10g
伸筋草10g 刀豆子10g 蒲公英10g
金银花10g 大贝母7g 麦门冬10g
北枸杞10g
14付水煎服日一付早晚分服
医师签名：孙光荣 2014年1月10日

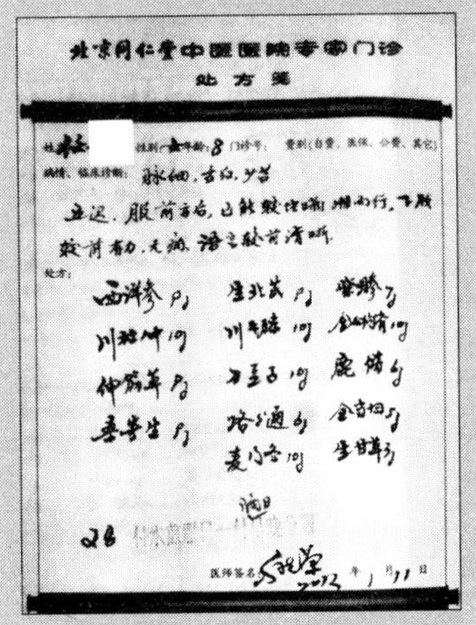

北京同仁堂中医医院专家门诊
处方笺

姓名：杜 性别：女 年龄：8 门诊号： 费别(自费、医保、公费、其它)
病情、临床诊断：脉细，舌红，少苔。
五诊，服前方后，已能较[illegible]行，下肢较前有力，无病，语言较前清晰。
处方：
西洋参7g 生北芪7g 紫丹参7g
川杜仲10g 川牛膝10g 金狗脊10g
伸筋草7g 刀豆子10g 鹿筋6g
桑寄生7g 路路通6g 全当归7g
麦门冬10g 生甘草5g
隔日
28付水煎服日一付早晚分服
医师签名：孙光荣 2013年1月11日

二、癫痫方

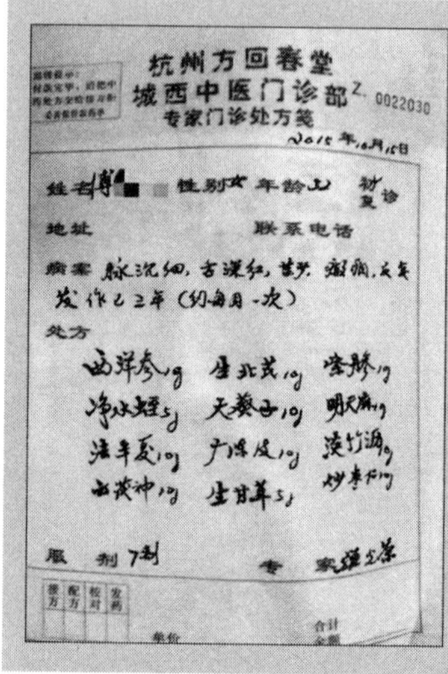

杭州方回春堂
城西中医门诊部 Z. 0022030
专家门诊处方笺
2015年10月15日

姓名 性别女 年龄 初诊/复诊
地址 联系电话
病案 脉沉细，舌淡红，苔少。癫痫，反复发作已三年（约每月一次）
处方
西洋参10g 生北芪10g [illegible]10g
净水蛭5g 天葵子10g 明天麻10g
法半夏10g 广陈皮10g 淡竹沥10g
云茯神10g 生甘草5g 炒枣仁10g

服 剂 7剂 专 家 孙光荣
发方 配方 校对 发药
单价 合计金额

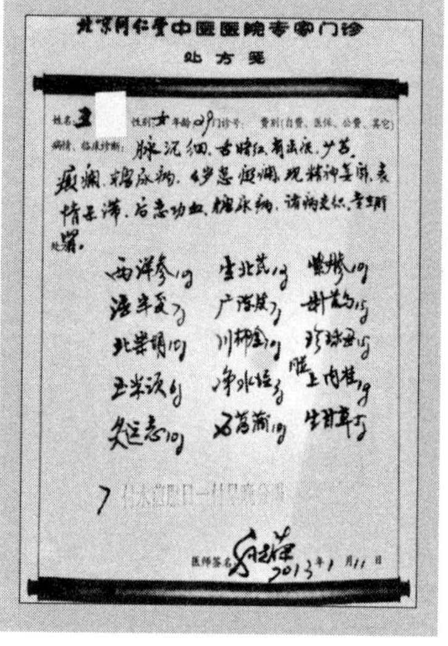

北京同仁堂中医医院专家门诊
处方笺

姓名王 性别女 年龄29 门诊号： 费别(自费、医保、公费、其它)
病情、临床诊断：脉沉细，舌暗红，有齿痕，少苔。癫痫，糖尿病，4岁患癫痫，现精神萎靡，表情呆滞，[illegible]，糖尿病，[illegible]
处方：
西洋参10g 生北芪10g [illegible]10g
法半夏7g 广陈皮7g [illegible]15g
北柴胡10g 川郁金10g 珍珠母15g
玉米须6g 净水蛭3g [illegible]肉桂1g
炙远志10g 石菖蒲10g 生甘草5g

7 付水煎服日一付早晚分服

医师签名 孙光荣 2013年1月11日

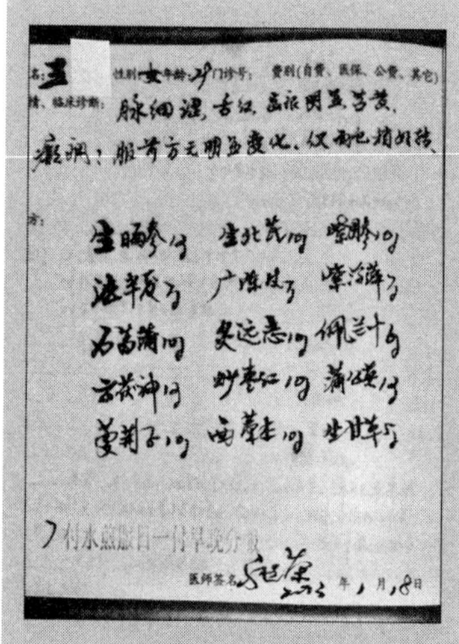

姓名王 性别女 年龄29 门诊号： 费别(自费、医保、公费、其它)
病情、临床诊断：脉细涩，舌红，舌根有黄苔。
癫痫：服前方无明显变化，[illegible]
处方：
生晒参10g 生北芪10g [illegible]10g
法半夏7g 广陈皮7g [illegible]7g
石菖蒲10g 炙远志10g 佩兰10g
云茯神10g 炒枣仁10g [illegible]10g
菟丝子10g [illegible]10g 生甘草5g

7 付水煎服日一付早晚分服

医师签名 孙光荣 2013年1月18日

三、抑郁方

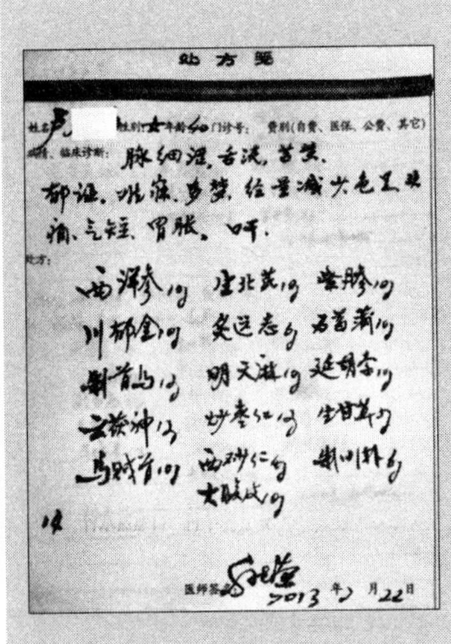

处方笺

姓名：尹 性别：女 年龄：60 门诊号： 费别（自费、医保、公费、其它）

病情、临床诊断：脉细涩，舌淡，苔黄。郁证，失眠，多梦，经量减少色黑夹痛，气短，胃胀，口干。

处方：

西洋参10g 生北芪10g 紫丹参10g

川郁金10g 炙远志6g 石菖蒲10g

制首乌15g 明天麻10g 延胡索10g

云茯神15g 炒枣仁10g 生甘草5g

乌贼骨10g 西砂仁6g 制川朴6g

大腹皮10g

14

医师签名：孙光荣 2013年2月22日

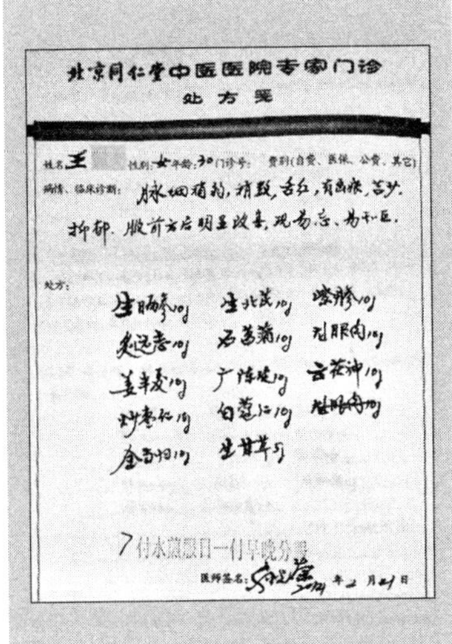

北京同仁堂中医医院专家门诊

处方笺

姓名：王 性别：女 年龄：30 门诊号： 费别（自费、医保、公费、其它）

病情、临床诊断：脉细稍弱，稍数，舌红，有齿痕，苔少。抑郁，服前方后明显改善，现易忘、[illegible]。

处方：

生晒参10g 生北芪10g 紫丹参10g

炙远志10g 石菖蒲10g 龙眼肉10g

姜半夏10g 广陈皮10g 云茯神10g

炒枣仁10g 白蔻仁10g 桂圆肉10g

全当归10g 生甘草5g

7付水煎服日一付早晚分服

医师签名：孙光荣 2014年2月21日

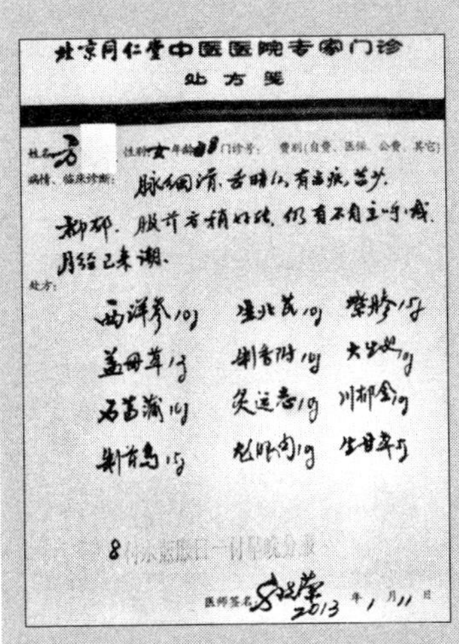

北京同仁堂中医医院专家门诊

处方笺

姓名：方 性别：女 年龄：[illegible] 门诊号： 费别（自费、医保、公费、其它）

病情、临床诊断：脉细滑，舌暗红，有齿痕，苔少。郁证，服前方稍好转，仍有不自主叹气，月经已来潮。

处方：

西洋参10g 生北芪10g 紫丹参15g

益母草15g 制香附10g 大生地10g

石菖蒲10g 炙远志10g 川郁金10g

制首乌15g 龙眼肉10g 生甘草5g

8付水煎服日一付早晚分服

医师签名：孙光荣 2013年1月11日

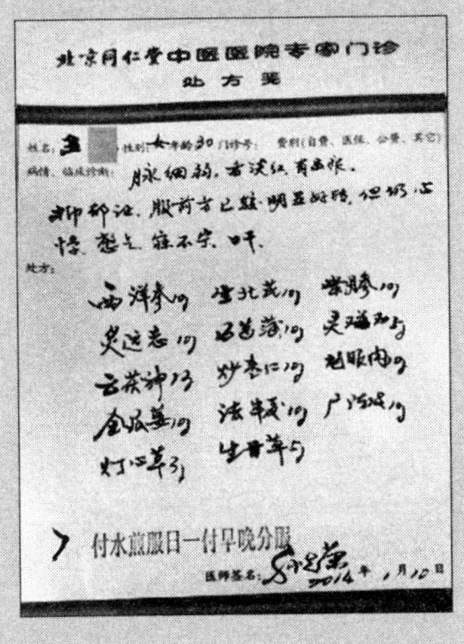

北京同仁堂中医医院专家门诊

处方笺

姓名：王 性别：女 年龄：30 门诊号： 费别（自费、医保、公费、其它）

病情、临床诊断：脉细弱，舌淡红，有齿痕。抑郁证，服前方已显明显好转，但仍心悸、烦乏、寐不安，口干。

处方：

西洋参10g 生北芪10g 紫丹参10g

炙远志10g 石菖蒲10g 灵磁石15g

云茯神15g 炒枣仁10g 龙眼肉10g

合欢皮10g 法半夏10g 广陈皮10g

灯心草3g 生甘草5g

7付水煎服日一付早晚分服

医师签名：孙光荣 2014年1月10日

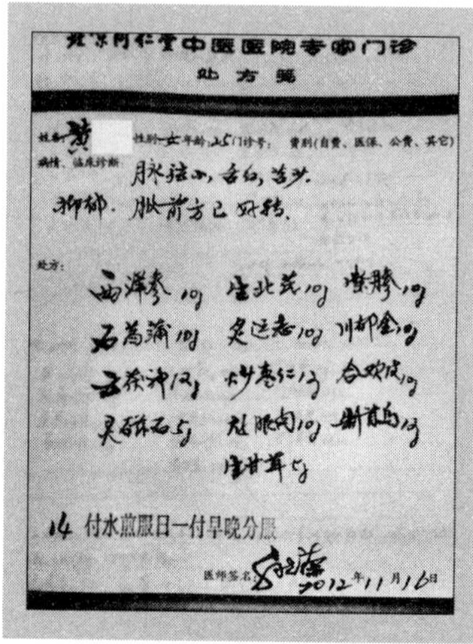

北京同仁堂中医医院专家门诊
处方笺

姓名：黄[ ] 性别：女 年龄：45 门诊号： 费别(自费、医保、公费、其它)

病情、临床诊断：脉弦小，舌红，苔少。抑郁。服前方已好转。

处方：

西洋参10g 生北芪10g 紫丹参10g
石菖蒲10g 炙远志10g 川郁金10g
云茯神15g 炒枣仁15g 合欢皮10g
灵磁石5g 龙眼肉10g 制首乌15g
生甘草5g

14付水煎服日一付早晚分服

医师签名：孙光荣 2012年11月16日

四、焦虑症方

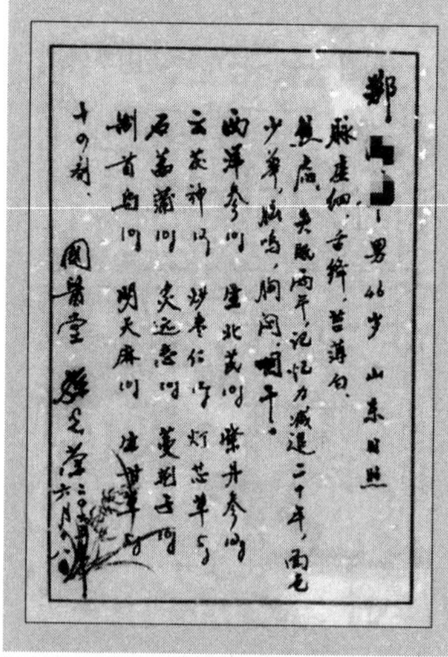

郑[ ]，男，46岁，山东日照

脉虚细，舌绛，苔薄白。焦虑，失眠两年，记忆力减退二十年，面色少华，耳鸣，胸闷，咽干。

西洋参10g 生北芪10g 紫丹参10g
云茯神15g 炒枣仁15g 灯芯草5g
石菖蒲10g 炙远志10g 蔓荆子10g
制首乌10g 明天麻10g 生甘草5g

十四剂。

国医堂 孙光荣 六月

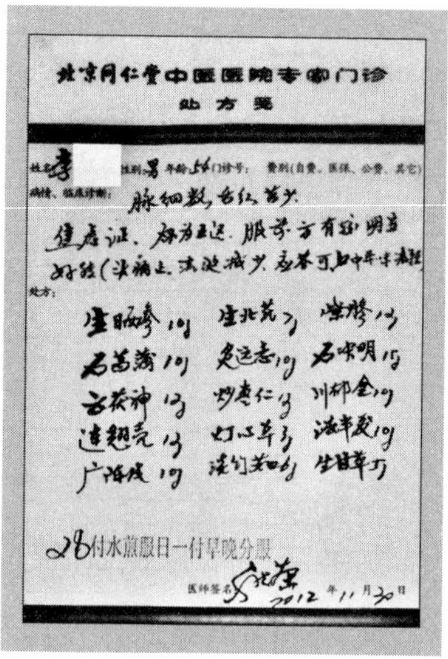

北京同仁堂中医医院专家门诊
处方笺

姓名：李[ ] 性别：男 年龄：54 门诊号： 费别(自费、医保、公费、其它)

病情、临床诊断：脉细数，舌红，苔少。焦虑证，处方已述。服前方有明显好转（头痛止，汗出减少，血压可与中午前满程）

处方：

生晒参10g 生北芪7g 紫丹参15g
石菖蒲10g 炙远志10g 石决明15g
云茯神15g 炒枣仁15g 川郁金10g
连翘壳15g 灯心草3g 法半夏10g
广陈皮10g 淡竹叶6g 生甘草5g

28付水煎服日一付早晚分服

医师签名：孙光荣 2012年11月30日

五、脏躁证方

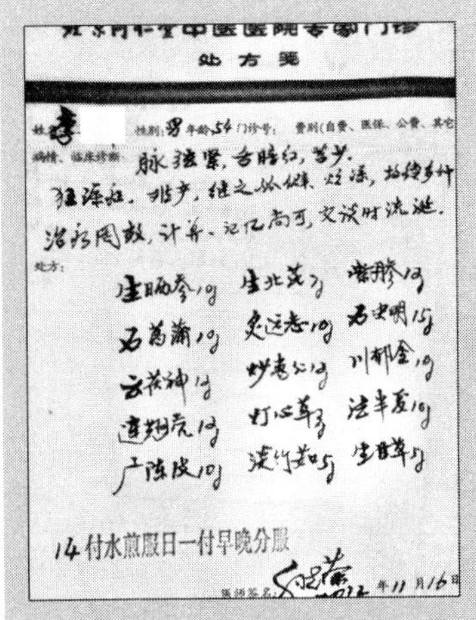

北京同仁堂中医医院专家门诊

处方笺

姓名：李[illegible]　性别：男　年龄：54　门诊号：　费别（自费、医保、公费、其它）

病情、临床诊断：脉弦紧，舌暗红，苔少。

狂躁症，[illegible]，继之[illegible]、[illegible]，[illegible]

[illegible]，计算、记忆尚可，交谈时流涎。

处方：

生晒参10g　生北芪[illegible]g　[illegible]10g

石菖蒲10g　炙远志10g　石决明15g

云茯神15g　炒枣仁10g　川郁金10g

[illegible]15g　灯心草3g　法半夏10g

广陈皮10g　淡竹茹5g　生甘草5g

14付水煎服日一付早晚分服

医师签名：[signature] 2012年11月16日

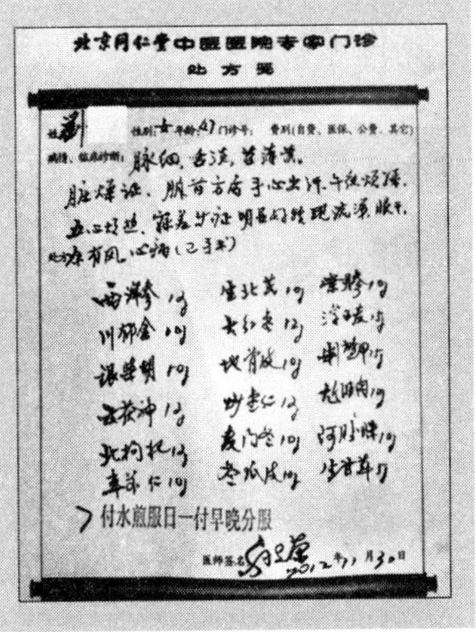

北京同仁堂中医医院专家门诊

处方笺

姓名：刘[illegible]　性别：女　年龄：47　门诊号：　费别（自费、医保、公费、其它）

病情、临床诊断：脉细，舌淡，苔薄黄。

脏燥证，服前方后手心出汗、午后烦躁，[illegible]

[illegible]（[illegible]）

处方：

西洋参10g　生北芪10g　[illegible]10g

川郁金10g　大红枣15g　浮小麦15g

[illegible]10g　地骨皮10g　制首乌15g

云茯神15g　炒枣仁15g　龙眼肉10g

北枸杞15g　麦门冬10g　[illegible]10g

[illegible]10g　冬瓜皮10g　生甘草5g

7付水煎服日一付早晚分服

医师签名：[signature] 2012年11月30日

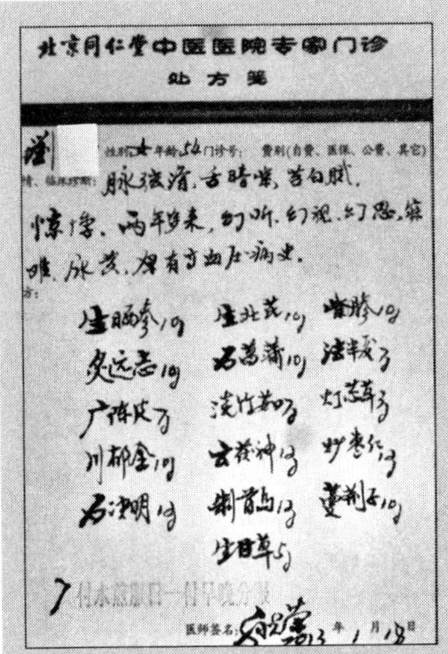

北京同仁堂中医医院专家门诊

处方笺

姓名：[illegible]　性别：女　年龄：54　门诊号：　费别（自费、医保、公费、其它）

病情、临床诊断：脉弦滑，舌暗紫，苔白腻。

[illegible]、两年多来，幻听、幻视、幻[illegible]、[illegible]

[illegible]，有高血压病史。

处方：

生晒参10g　生北芪10g　[illegible]10g

炙远志10g　石菖蒲10g　[illegible]3g

广陈皮7g　淡竹茹10g　灯芯草3g

川郁金10g　云茯神15g　炒枣仁15g

石决明15g　制首乌15g　蔓荆子10g

生甘草5g

7付水煎服日一付早晚分服

医师签名：[signature] 2013年1月18日

六、失眠方

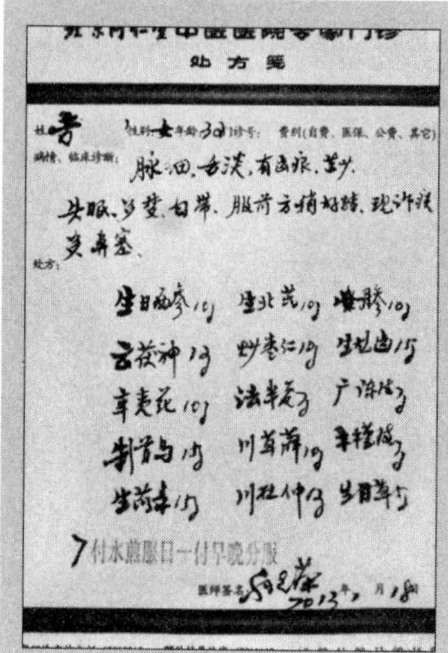

北京同仁堂中医医院专家门诊
处方笺

姓名：李 性别：女 年龄：3[illegible] 门诊号： 费别(自费、医保、公费、其它)
病情、临床诊断：脉细、舌淡，有齿痕，苔少。
失眠、多梦、白带、服前方精神转好，现[illegible]
处方：
生晒参10g 生北芪10g 紫丹参10g
云茯神15g 炒枣仁15g 生地黄15g
辛夷花10g 法半夏10g 广陈皮10g
制首乌15g 川芎[illegible]10g [illegible]10g
生薏[illegible]15g 川杜仲15g 生甘草5g
7付水煎服日一付早晚分服
医师签名：孙光荣 2013年 月18日

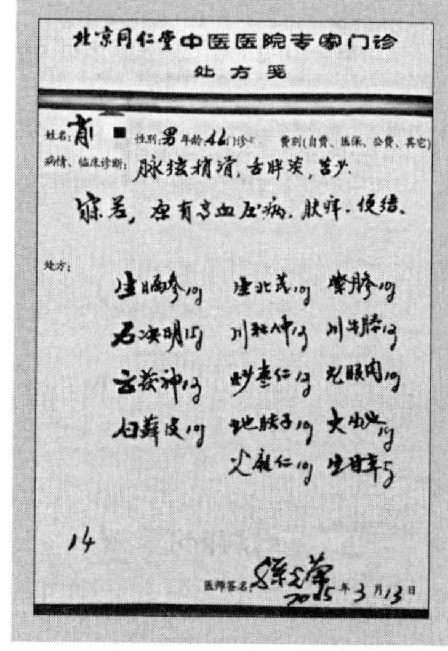

北京同仁堂中医医院专家门诊
处方笺

姓名：肖■ 性别：男 年龄：46 门诊号： 费别(自费、医保、公费、其它)
病情、临床诊断：脉弦稍滑，舌胖淡，苔少。
寐差，原有高血压病，肤痒，便结。
处方：
生晒参10g 生北芪10g 紫丹参10g
石决明15g 川杜仲15g 川牛膝15g
云茯神15g 炒枣仁15g 龙眼肉10g
白藓皮10g 地肤子10g 大[illegible]10g
火麻仁10g 生甘草5g
14
医师签名：孙光荣 2015年3月13日

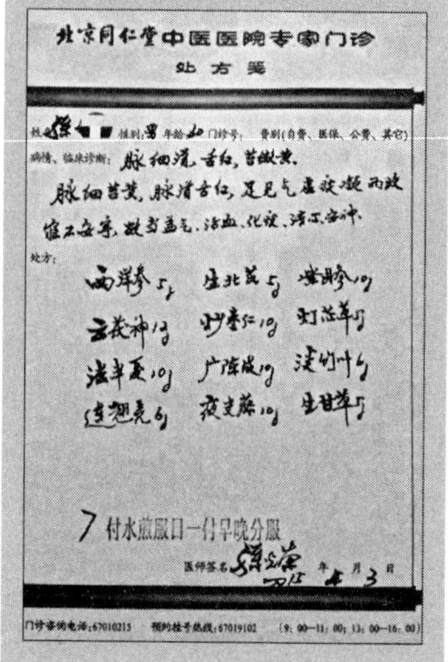

北京同仁堂中医医院专家门诊
处方笺

姓名：孙■ 性别：男 年龄：40 门诊号： 费别(自费、医保、公费、其它)
病情、临床诊断：脉细滑，舌红，苔微黄。
脉细苔黄，脉滑舌红，是见气虚痰凝而致值不安宁，拟当益气、活血、化痰、清心安神。
处方：
西洋参5g 生北芪5g 紫丹参10g
云茯神15g 炒枣仁15g 灯芯草5g
法半夏10g 广陈皮10g 淡竹叶5g
远志肉5g 夜交藤10g 生甘草5g
7付水煎服日一付早晚分服
医师签名：孙光荣 2015年4月3日
门诊咨询电话：67010215 预约挂号热线：67019102 （9:00—11:00；13:00—16:00）

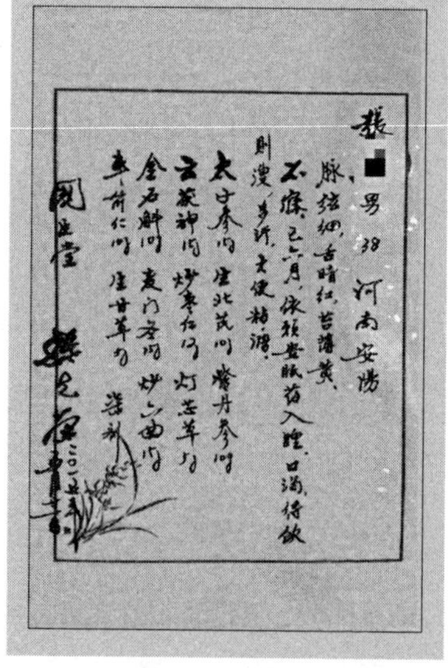

裴■ 男 38 河南安阳
脉弦细，舌暗红，苔薄黄。
不寐已六月，依赖安眠药入睡，口渴，待饮则渴，多汗，大便秘溏。
太子参10 生北芪10 紫丹参10
云茯神15 炒枣仁15 灯芯草3
金石斛10 麦门冬10 炒山曲10
车前仁10 生甘草5 [illegible]
同仁堂 孙光荣 二〇一五年[illegible]

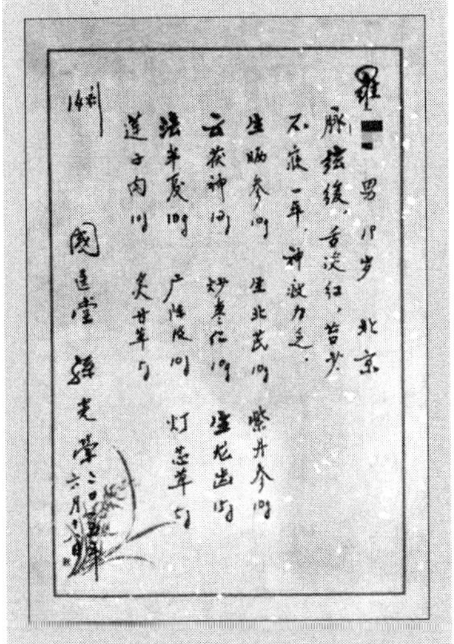

罗■ 男 19岁 北京
脉弦缓，舌淡红，苔少。
不寐一年，神疲力乏。
生晒参10g 生北芪10g 紫丹参10g
云茯神10g 炒枣仁10g 生龙齿15g
法半夏10g 广陈皮10g 灯芯草5g
莲子肉10g 炙甘草5g
14剂
国医堂 孙光荣 二〇一五年六月

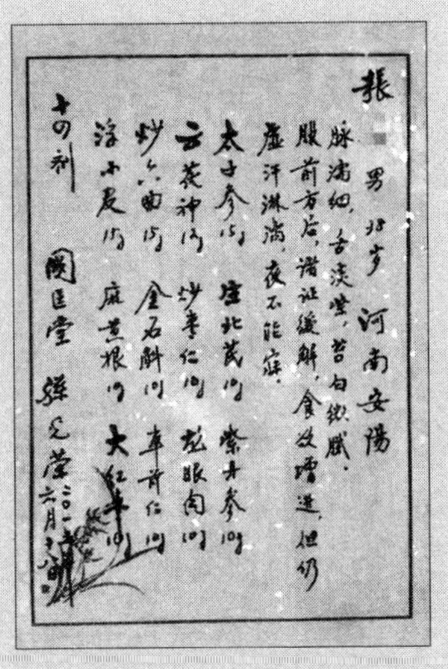

张■ 男 38岁 河南安阳
脉涩细，舌淡莹，苔白欲腻。
服前方后，诸证缓解，食欲增进，但仍
虚汗淋漓，夜不能寐。
太子参15g 生北芪10g 紫丹参10g
云茯神15g 炒枣仁10g 龙眼肉10g
炒六曲15g 金石斛10g 车前仁10g
浮小麦15g 麻黄根10g 大红枣10g
十四剂
国医堂 孙光荣 二〇一五年六月

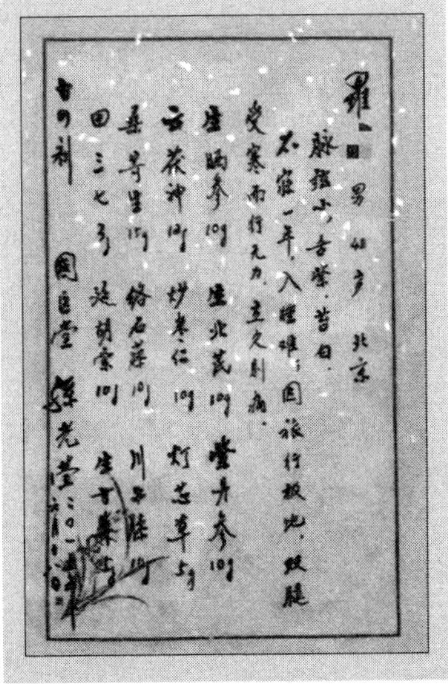

罗■ 男 41岁 北京
脉弦小，舌紫，苔白。
不寐一年，入睡难；因旅行极地，双腿
受寒而行无力，立久则痛。
生晒参10g 生北芪10g 紫丹参10g
云茯神10g 炒枣仁10g 灯芯草5g
桑寄生15g 络石藤10g 川牛膝10g
田三七3g 延胡索10g 生甘草5g
十四剂
国医堂 孙光荣 二〇一五年六月

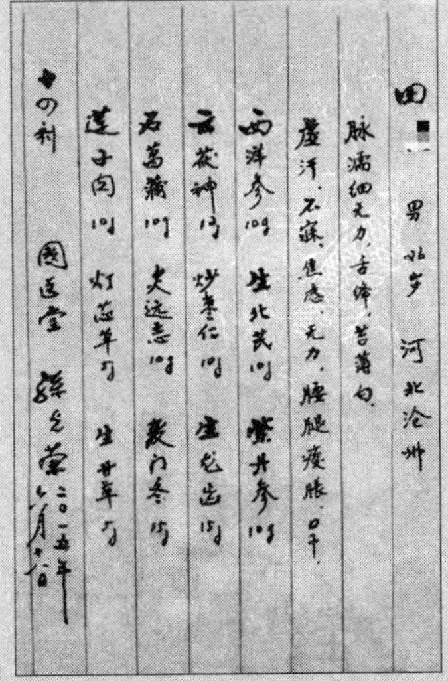

田■ 男 44岁 河北沧州
脉涩细无力，舌绛，苔薄白。
虚汗，不寐，焦虑，无力，腰腿痠胀，口干。
西洋参10g 生北芪10g 紫丹参10g
云茯神15g 炒枣仁10g 生龙齿15g
石菖蒲10g 炙远志10g 麦门冬15g
莲子肉10g 灯芯草5g 生甘草5g
十四剂
国医堂 孙光荣 二〇一五年六月

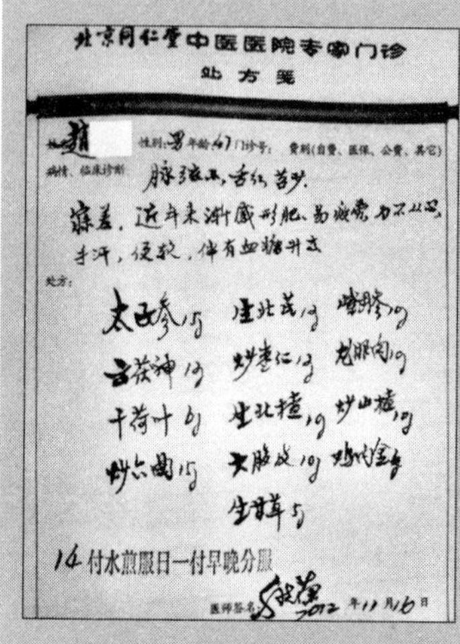

北京同仁堂中医医院专家门诊

处方笺

姓名：赵　性别：男　年龄：67　门诊号：　费别（自费、医保、公费、其它）

病情、临床诊断：脉弦滑，舌红，苔少。

症见：近年来渐感形肥、易疲劳乏力不明显，手汗，便软，伴有血糖升高。

处方：

太子参15g　生北芪10g　紫丹参10g

云茯神10g　炒枣仁10g　龙眼肉10g

干荷叶6g　生北楂10g　炒山楂10g

炒六曲15g　大腹皮10g　鸡内金6g

生甘草5g

14付水煎服日一付早晚分服

医师签名：孙光荣　2012年11月16日

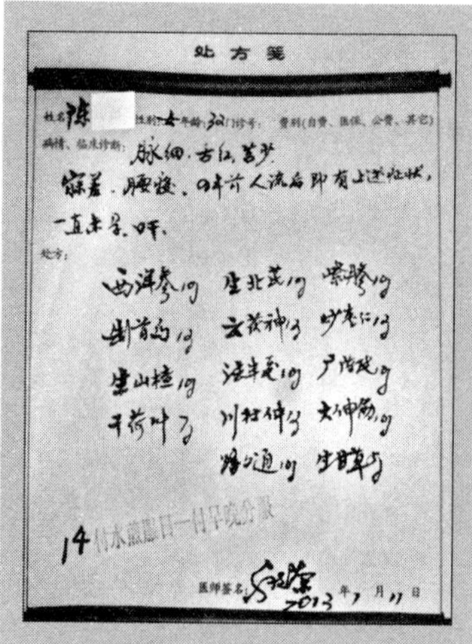

处方笺

姓名：陈　性别：女　年龄：32　门诊号：　费别（自费、医保、公费、其它）

病情、临床诊断：脉细，舌红，苔少。

症见：腰酸，四年前人流后即有上述症状，一直未孕，口干。

处方：

西洋参10g　生北芪10g　紫丹参10g

制首乌10g　云茯神5g　炒枣仁10g

生山楂10g　淫羊藿10g　广陈皮10g

干荷叶5g　川杜仲5g　大伸筋10g

路路通10g　生甘草5g

14付水煎服日一付早晚分服

医师签名：孙光荣　2013年7月11日

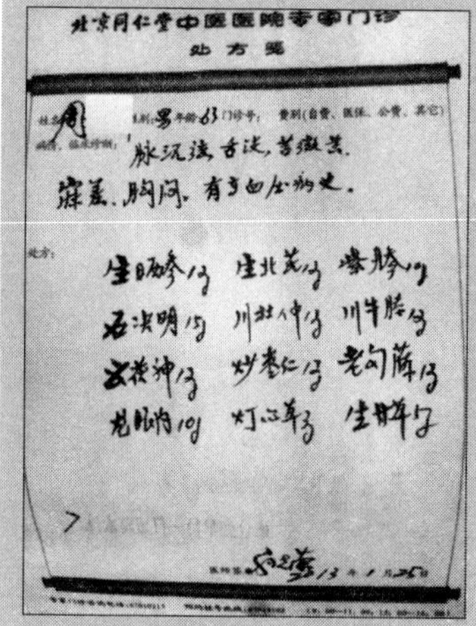

北京同仁堂中医医院专家门诊

处方笺

姓名：周　性别：男　年龄：63　门诊号：　费别（自费、医保、公费、其它）

病情、临床诊断：脉沉弦，舌淡，苔微黄。

症见：胸闷，有高血压病史。

处方：

生晒参15g　生北芪15g　紫丹参10g

石决明15g　川杜仲15g　川牛膝15g

云茯神15g　炒枣仁15g　老勾藤15g

龙眼肉10g　灯心草3g　生甘草5g

7

医师签名：孙光荣　13年1月25日

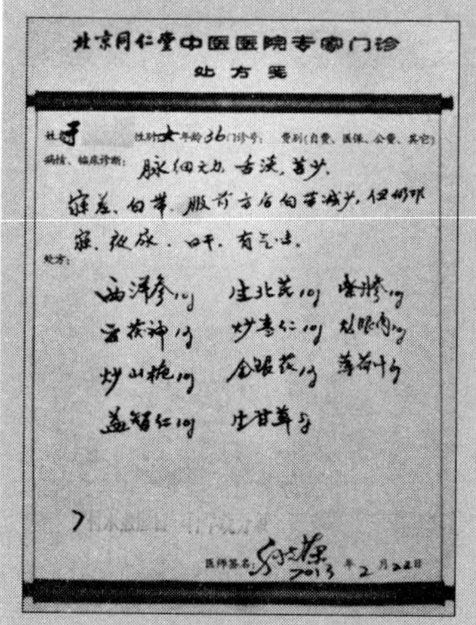

北京同仁堂中医医院专家门诊

处方笺

姓名：于　性别：女　年龄：36　门诊号：　费别（自费、医保、公费、其它）

病情、临床诊断：脉细无力，舌淡，苔少。

症见：白带，服前方后白带减少，但仍[illegible]，夜尿，口干，有气味。

处方：

西洋参10g　生北芪10g　紫丹参10g

云茯神15g　炒枣仁10g　龙眼肉10g

炒山栀10g　金银花15g　薄荷叶6g

益智仁10g　生甘草5g

7

医师签名：孙光荣　2013年2月22日

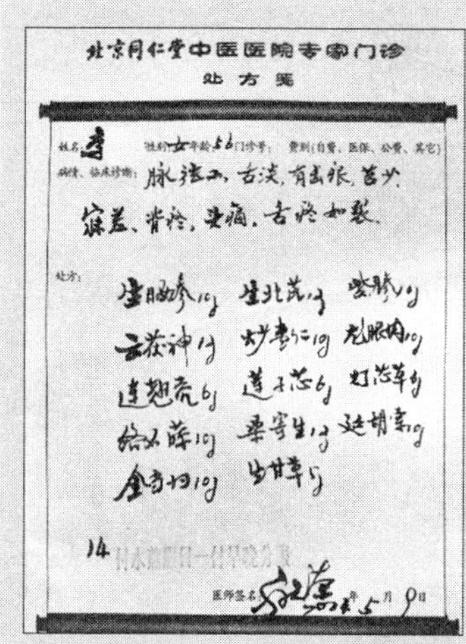
北京同仁堂中医医院专家门诊
处方笺
姓名：李 性别：女 年龄：56 门诊号： 费别（自费、医保、公费、其它）
病情、临床诊断：脉弦细，舌淡，有齿痕，苔少，
寐差、背冷、头痛、舌疮如裂。
处方：
生晒参10g 生北芪10g 紫丹参10g
云茯神15g 炒枣仁10g 龙眼肉10g
连翘壳6g 莲子芯6g 灯芯草3g
络石藤10g 桑寄生15g 延胡索10g
全当归10g 生甘草5g
14付水煎服日一付早晚分服
医师签名：孙光荣 2015年5月9日

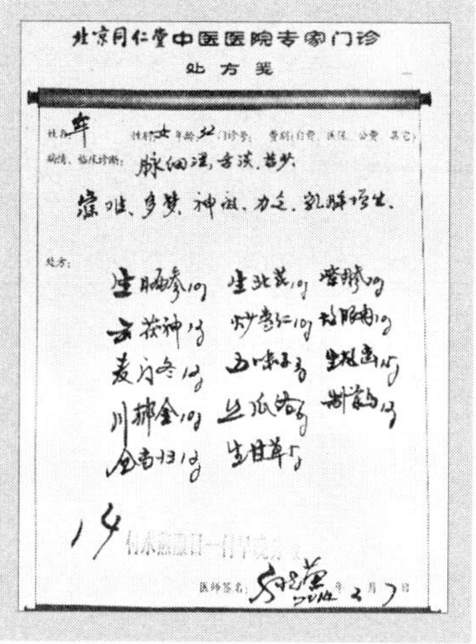
北京同仁堂中医医院专家门诊
处方笺
姓名：李 性别：女 年龄：42 门诊号： 费别（自费、医保、公费、其它）
病情、临床诊断：脉细涩，舌淡，苔少，
寐难、多梦、神疲、乏力、乳腺增生。
处方：
生晒参10g 生北芪10g 紫丹参10g
云茯神15g 炒枣仁10g 龙眼肉10g
麦门冬15g 五味子3g 生牡蛎15g
川郁金10g 丝瓜络6g [illegible]15g
全当归10g 生甘草5g
14付水煎服日一付早晚分服
医师签名：孙光荣 2015年 月7日

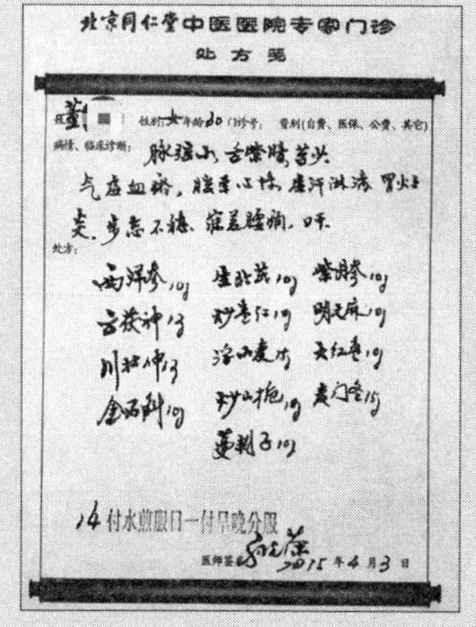
北京同仁堂中医医院专家门诊
处方笺
姓名：刘■ 性别：女 年龄：60 门诊号： 费别（自费、医保、公费、其它）
病情、临床诊断：脉弦小，舌紫暗，苔少，
气虚血瘀，胆囊不快，虚汗淋漓，胃火上炎，多虑不稳，寐差腰痛，口干。
处方：
西洋参10g 生北芪10g 紫丹参10g
云茯神15g 炒枣仁10g 明天麻10g
川杜仲15g 浮小麦15g 大红枣10g
金石斛10g 炒山栀10g 麦门冬15g
蔓荆子10g
14付水煎服日一付早晚分服
医师签名：孙光荣 2015年4月3日

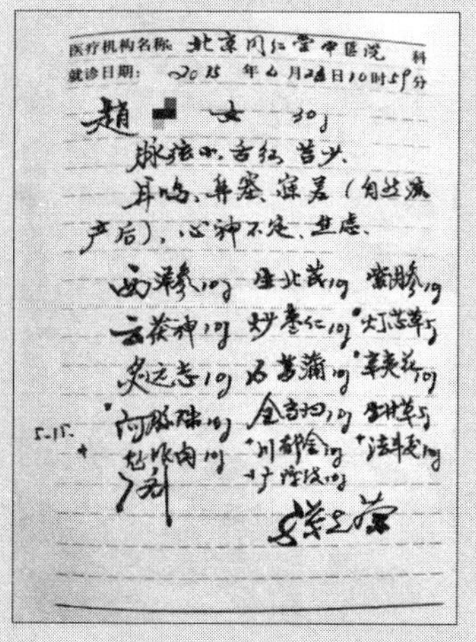
医疗机构名称：北京同仁堂中医院 科
就诊日期：2015年4月24日10时58分
赵■ 女 40岁
脉弦小，舌红，苔少。
耳鸣、鼻塞、寐差（自然流产后），心神不定、焦虑。
西洋参10g 生北芪10g 紫丹参10g
云茯神10g 炒枣仁10g *灯芯草5g
炙远志10g 石菖蒲10g *辛夷花10g
*阿胶珠10g 全当归10g 生甘草5g
5-15. *龙眼肉10g *川郁金10g *法半夏10g
*广陈皮10g
7剂
孙光荣

医疗机构名称：同仁堂中医院　科

就诊日期：2015年3月13日10时29分

樊■ ■　男　33岁

脉弦紧，舌淡紫，苔少而滑

心烦易怒，眩晕耳鸣，难寐乏力，便难尿黄，肝肾二脏之患，肝实而肾虚是也。

生晒参10g　生北芪10g　紫丹参10g

云茯神15g　炒枣仁10g　灯芯草5g

川杜仲15g　女贞子10g　菟丝子10g

大腹皮10g　龟板胶10g　生甘草5g

北柴胡10g　大熟地10g　火麻仁10g

莱菔子10g　麦门冬15g

7剂　孙光荣

1

七、耳鸣方

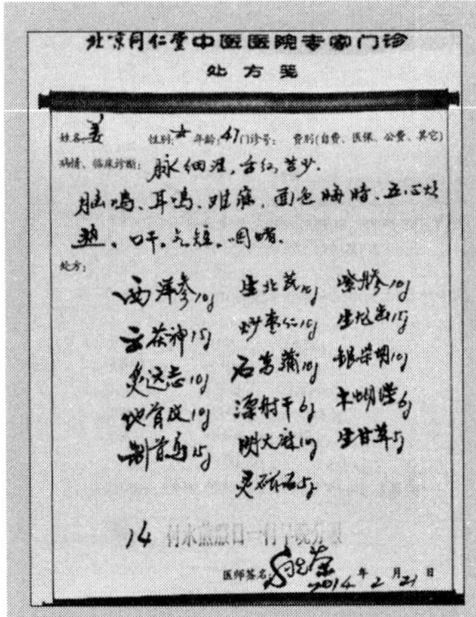

北京同仁堂中医医院专家门诊

处方笺

姓名：姜　性别：女　年龄：47　门诊号：　费别（自费、医保、公费、其它）

病情、临床诊断：脉细涩，舌红，苔少。脑鸣、耳鸣、难寐，面色晦暗，五心烦热，口干，气短，胸闷。

处方：

西洋参10g　生北芪10g　紫丹参10g

云茯神15g　炒枣仁10g　生龙齿15g

炙远志10g　石菖蒲10g　银柴胡10g

地骨皮10g　[illegible]射干6g　木蝴蝶6g

制首乌15g　明天麻10g　生甘草5g

灵磁石15g

14 付水煎服日一付早晚分服

医师签名：孙光荣　2014年2月21日

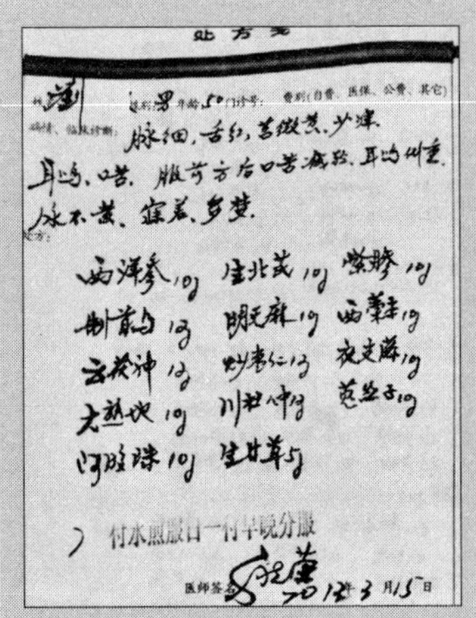

处方笺

姓名：刘　性别：男　年龄：50　门诊号：　费别（自费、医保、公费、其它）

病情、临床诊断：脉细，舌红，苔微黄，少津。耳鸣、[illegible]，服前方后口苦减轻，耳鸣仍重，尿不黄，寐差，多梦。

处方：

西洋参10g　生北芪10g　紫丹参10g

制首乌15g　明天麻10g　西[illegible]10g

云茯神15g　炒枣仁15g　夜交藤10g

大熟地10g　川杜仲15g　菟丝子10g

阿胶珠10g　生甘草5g

7 付水煎服日一付早晚分服

医师签名：孙光荣　2015年3月15日

八、多梦方

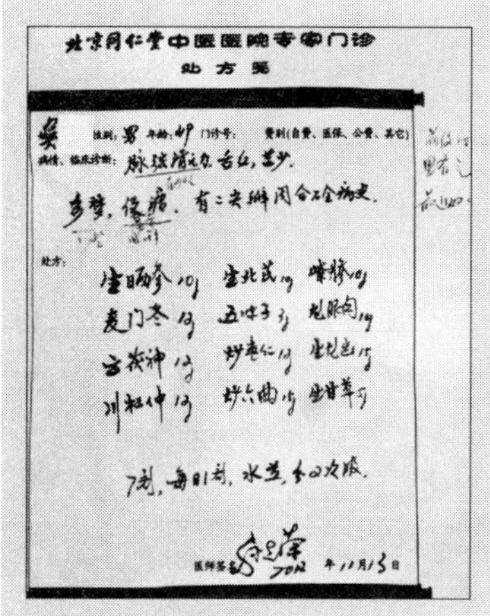

北京同仁堂中医医院专家门诊

处方笺

姓名：吴 性别：男 年龄：49 门诊号： 费别（自费、医保、公费、其它）

病情、临床诊断：脉弦滑无力，舌红，苔少。

多梦，便溏，有二尖瓣闭合不全病史。

处方：

生晒参10g 生北芪10g [illegible]10g

麦门冬15g 五味子3g 龙眼肉10g

云茯神15g 炒枣仁15g 生龙齿15g

川杜仲15g 炒六曲15g 生甘草5g

7剂，每日1剂，水煎，分2次服。

医师签名：孙光荣 年11月13日

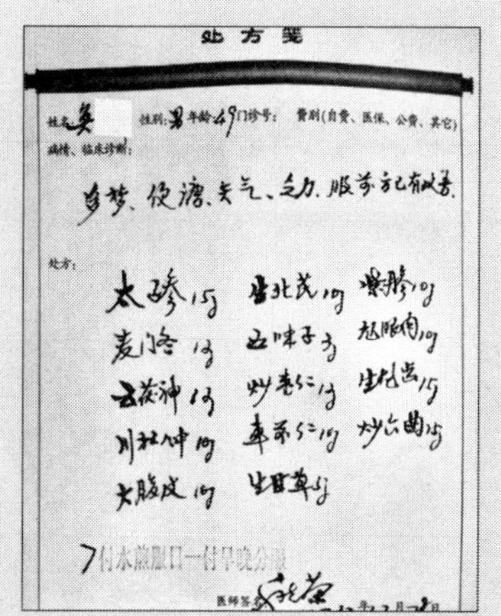

处方笺

姓名：吴 性别：男 年龄：49 门诊号： 费别（自费、医保、公费、其它）

病情、临床诊断：

多梦、便溏、失气、乏力，服药后已有改善。

处方：

太子参15g 生北芪10g [illegible]10g

麦门冬15g 五味子3g 龙眼肉10g

云茯神15g 炒枣仁15g 生龙齿15g

川杜仲10g 柏子仁10g 炒六曲15g

大腹皮10g 生甘草5g

7付 水煎服日一付早晚分服

医师签名：孙光荣

九、眩晕方

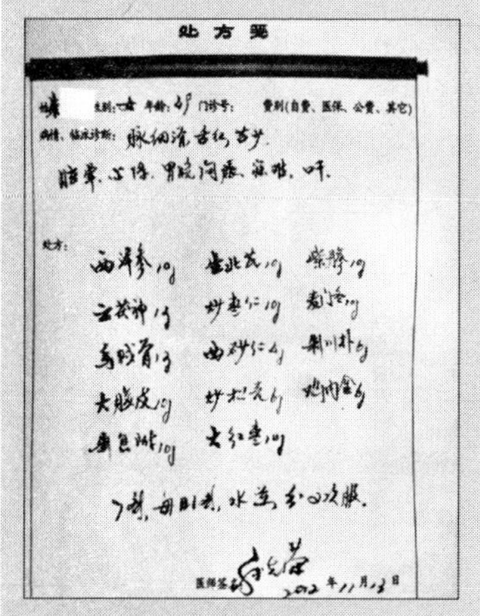

处方笺

姓名： 性别：女 年龄：69 门诊号： 费别（自费、医保、公费、其它）

病情、临床诊断：脉细滑，舌红，苔少。

眩晕，心悸，胃脘闷痛，[illegible]，[illegible]。

处方：

西洋参10g 生北芪10g [illegible]10g

云茯神15g 炒枣仁10g [illegible]10g

乌贼骨10g 西砂仁4g 制川朴6g

大腹皮10g 炒枳壳6g 鸡内金6g

[illegible]10g 大红枣10g

7剂，每日1剂，水煎，分2次服。

医师签名：孙光荣 2012年11月13日

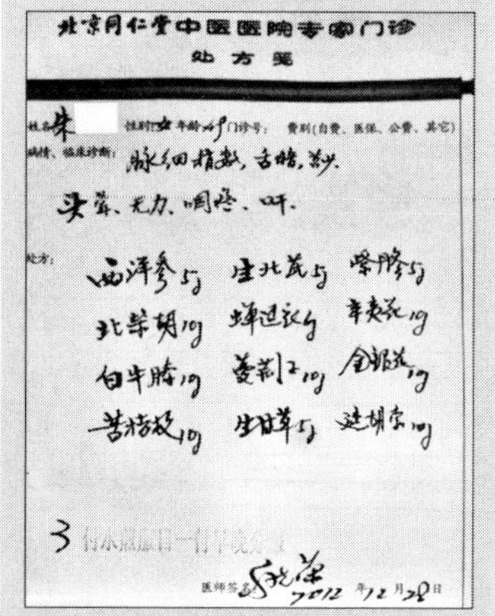

北京同仁堂中医医院专家门诊

处方笺

姓名：朱 性别：女 年龄：45 门诊号： 费别（自费、医保、公费、其它）

病情、临床诊断：脉细稍数，舌暗，苔少。

头晕、无力、咽疼、[illegible]。

处方：

西洋参5g 生北芪5g [illegible]5g

北柴胡10g 蝉退衣6g 辛夷花10g

白牛膝10g 蔓荆子10g 金银花10g

苦桔梗10g 生甘草5g 延胡索10g

3付 水煎服日一付早晚分服

医师签名：孙光荣 2012年12月28日

姓名：王[姓名遮挡] 性别：男 年龄：59 门诊号： 费别（自费、医保、公费、其它）
病情、临床诊断：脉弦稍滑，舌绛，苔黑腻。
眩晕，有高血压病史，现感头晕、口干、便秘，睡时有胸闷，伴有鼻衄史。
处方：
生晒参10g 生北芪10g 紫丹参10g
石决明15g 川杜仲10g 川牛膝10g
制首乌15g 明天麻10g 炒白术10g
辛夷花10g 木蝴蝶6g 蒲公英10g
佩兰叶10g 金荞麦10g 薤白头10g
化橘红6g 生甘草5g
7
医师签名：孙光荣 13年1月18日

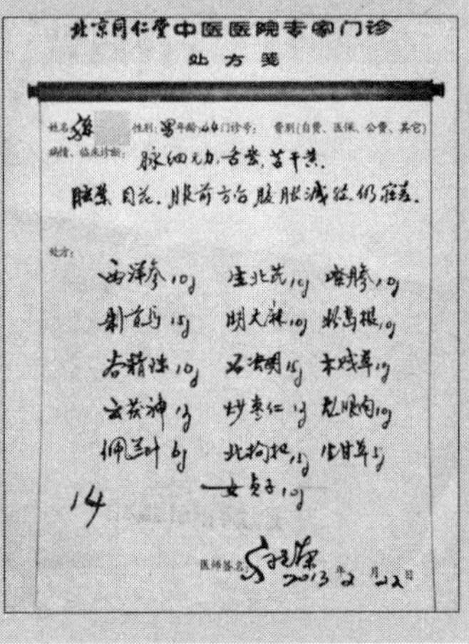
北京同仁堂中医医院专家门诊
处方笺
姓名：[姓名遮挡] 性别：男 年龄：64 门诊号： 费别（自费、医保、公费、其它）
病情、临床诊断：脉细无力，舌紫，苔中黄。
眩晕、目花，服前方后腹胀减轻，仍寐差。
处方：
西洋参10g 生北芪10g 紫丹参10g
制首乌15g 明天麻10g 粉葛根10g
谷精珠10g 石决明15g 木贼草10g
云茯神15g 炒枣仁15g 龙眼肉10g
佩兰叶6g 北枸杞15g 生甘草5g
女贞子10g
14
医师签名：孙光荣 2013年2月22日

北京同仁堂中医医院专家门诊
处方笺
姓名：[姓名遮挡] 性别：男 年龄：66 门诊号： 费别（自费、医保、公费、其它）
病情、临床诊断：脉沉细，舌红，苔黄。
头晕、目花、寐差、腹胀、乏力、口苦。
处方：
生晒参10g 生北芪10g 紫丹参10g
制首乌15g 明天麻10g [illegible]10g
云茯神15g 炒枣仁15g 生牡蛎15g
大腹皮10g 炒山栀10g 制川朴6g
法半夏7g 广陈皮7g 生甘草5g
北枸杞15g 冬桑叶10g
7
医师签名：孙光荣 2013年1月25日

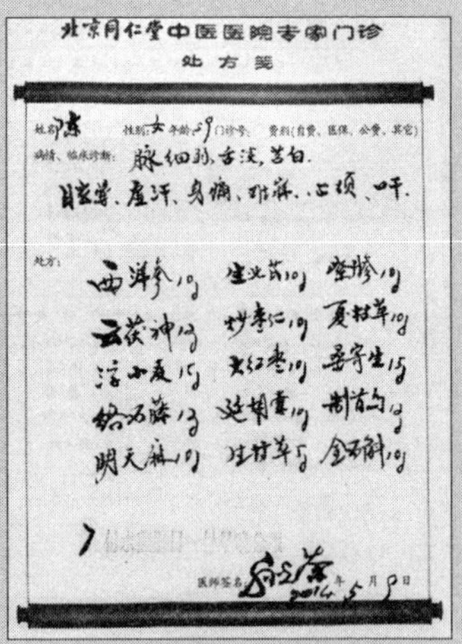
北京同仁堂中医医院专家门诊
处方笺
姓名：陈 性别：女 年龄：59 门诊号： 费别（自费、医保、公费、其它）
病情、临床诊断：脉细弱，舌淡，苔白。
眩晕、虚汗、身痛、肢麻、心烦、口干。
处方：
西洋参10g 生北芪10g 紫丹参10g
云茯神15g 炒枣仁10g 夏枯草10g
浮小麦15g 大红枣10g 桑寄生15g
络石藤15g 延胡索10g 制首乌15g
明天麻10g 生甘草5g 金石斛10g
7
医师签名：孙光荣 2014年5月8日

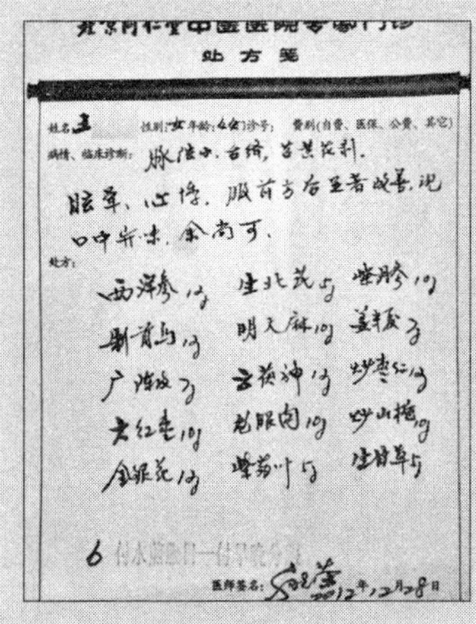
北京同仁堂中医医院专家门诊

处方笺

姓名：王 性别：女 年龄：46 门诊号： 费别（自费、医保、公费、其它）

病情、临床诊断：脉弦细，舌淡，苔黄花剥。

眩晕、心悸，服前方后显著减轻，现口中干苦，余尚可。

处方：

西洋参10g 生北芪5g 紫丹参10g

制首乌10g 明天麻10g 姜半夏3g

广陈皮3g 云茯神10g 炒枣仁10g

大红枣10g 龙眼肉10g 炒山栀10g

金银花10g 紫苏叶5g 生甘草5g

6付水煎服日一付早晚分服

医师签名：孙光荣 2012年12月28日

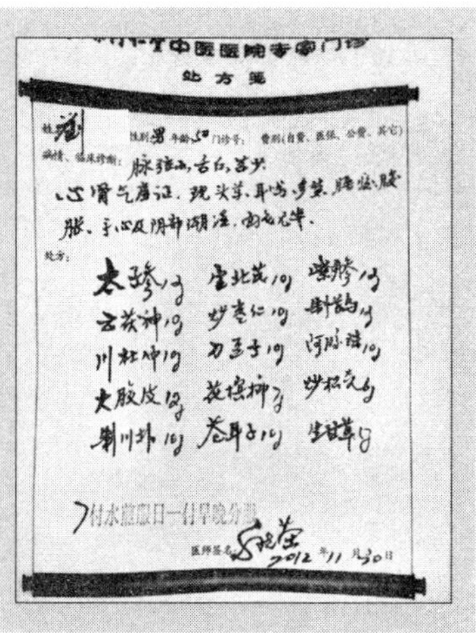
北京同仁堂中医医院专家门诊

处方笺

姓名：谢 性别：男 年龄：50 门诊号： 费别（自费、医保、公费、其它）

病情、临床诊断：脉弦细，舌红，苔少。

心肾气虚证，现头晕、耳鸣、多梦、腰酸腿胀、手心及阴部潮湿，面色无华。

处方：

太子参10g 生北芪10g 紫丹参10g

云茯神10g 炒枣仁10g 制首乌10g

川杜仲10g 女贞子10g 阿胶珠10g

大腹皮10g 花槟榔3g 炒枳壳6g

制川朴10g 苍耳子10g 生甘草5g

7付水煎服日一付早晚分服

医师签名：孙光荣 2012年11月30日

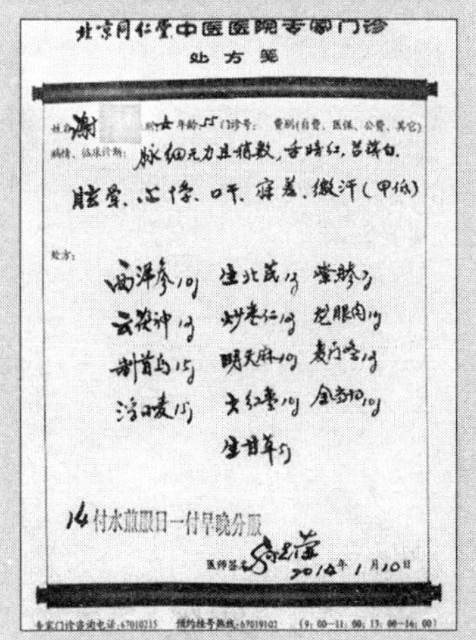
北京同仁堂中医医院专家门诊

处方笺

姓名：谢 性别：女 年龄：55 门诊号： 费别（自费、医保、公费、其它）

病情、临床诊断：脉细无力且稍数，舌暗红，苔薄白。

眩晕、心悸、口干、疲惫、微汗（甲低）

处方：

西洋参10g 生北芪10g 紫丹参7g

云茯神10g 炒枣仁10g 龙眼肉10g

制首乌15g 明天麻10g 麦门冬10g

浮小麦15g 大红枣10g 金石斛10g

生甘草5g

14付水煎服日一付早晚分服

医师签名：孙光荣 2014年1月10日

专家门诊咨询电话：67010215 预约挂号热线：67019102 （9：00—11：00；13：00—16：00）

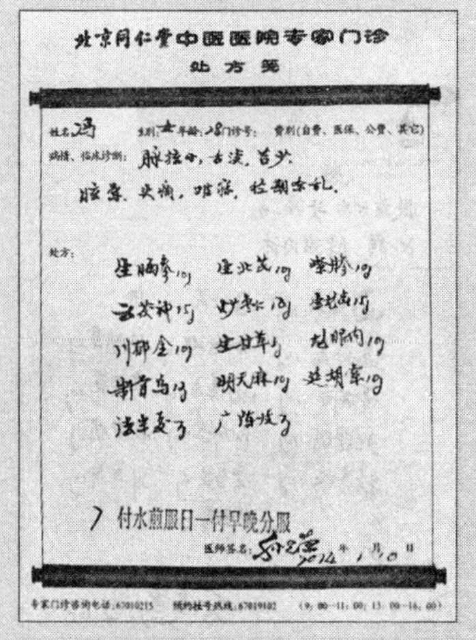
北京同仁堂中医医院专家门诊

处方笺

姓名：冯 性别：女 年龄：28 门诊号： 费别（自费、医保、公费、其它）

病情、临床诊断：脉弦细，舌淡，苔少。

眩晕、头痛、难寐，经期紊乱。

处方：

生晒参10g 生北芪10g 紫丹参10g

云茯神15g 炒枣仁10g 益智仁15g

川郁金10g 生甘草5g 龙眼肉10g

制首乌10g 明天麻10g 延胡索10g

浮小麦5g 广陈皮5g

7付水煎服日一付早晚分服

医师签名：孙光荣 2014年1月10日

专家门诊咨询电话：67010215 预约挂号热线：67019102 （9：00—11：00；13：00—16：00）

十、头胀方

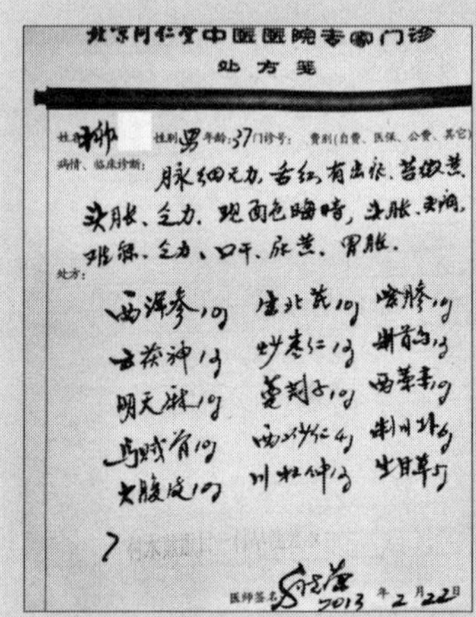
北京同仁堂中医医院专家门诊
处方笺
姓名 性别 年龄 门诊号 费别(自费、医保、公费、其它)
病情、临床诊断：
处方：
付水煎服日一付早晚分服
医师签名 2013 年 2 月 22 日

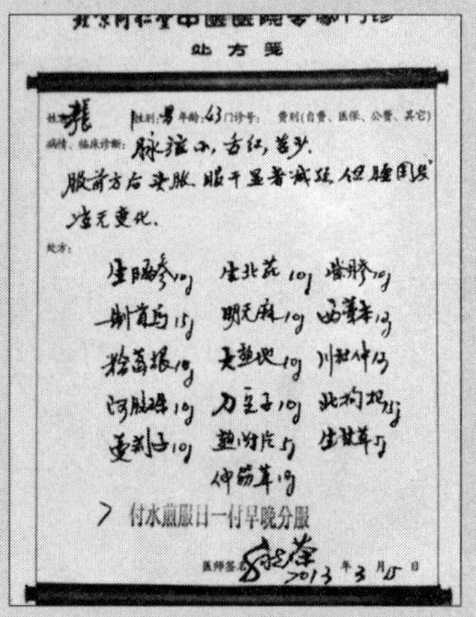
北京同仁堂中医医院专家门诊
处方笺
姓名 性别 年龄 门诊号 费别(自费、医保、公费、其它)
病情、临床诊断：
处方：
付水煎服日一付早晚分服
医师签名 2013 年 3 月 15 日

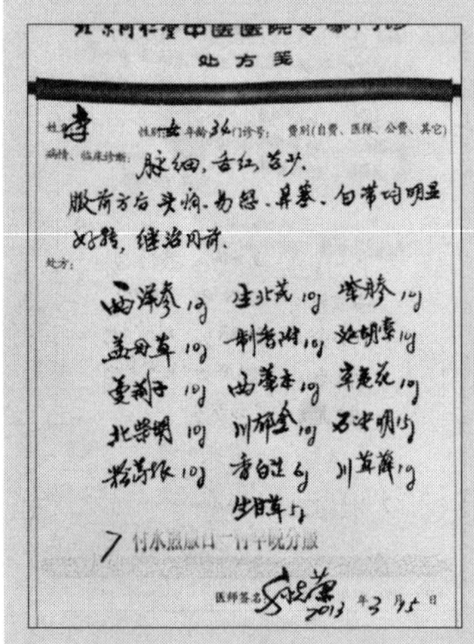
北京同仁堂中医医院专家门诊
处方笺
姓名 性别 年龄 门诊号 费别(自费、医保、公费、其它)
病情、临床诊断：
处方：
付水煎服日一付早晚分服
医师签名 2013 年 3 月 15 日

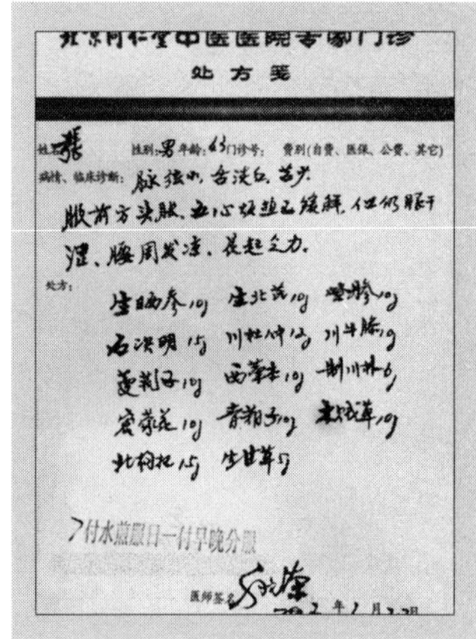
北京同仁堂中医医院专家门诊
处方笺
姓名 性别 年龄 门诊号 费别(自费、医保、公费、其它)
病情、临床诊断：
处方：
付水煎服日一付早晚分服
医师签名 年 月 日

十一、成人神疲方

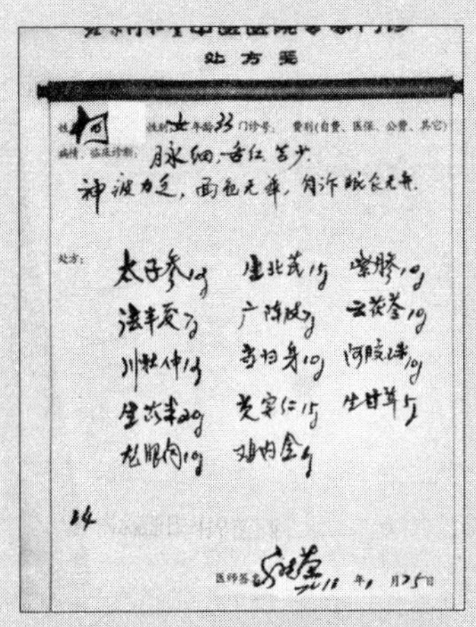
处方笺

姓名：何 性别：女 年龄：33 门诊号： 费别（自费、医保、公费、其它）

病情、临床诊断：脉细，舌红，苔少。神疲乏力，面色无华，月汛眠食无异。

处方：

太子参10g 生北芪15g [illegible]10g

法半夏5g 广陈皮5g 云茯苓10g

川杜仲15g 当归身10g 阿胶珠10g

生薏米20g 炙枣仁15g 生甘草5g

龙眼肉10g 鸡内金5g

14

医师签名：孙光荣 2011年1月25日

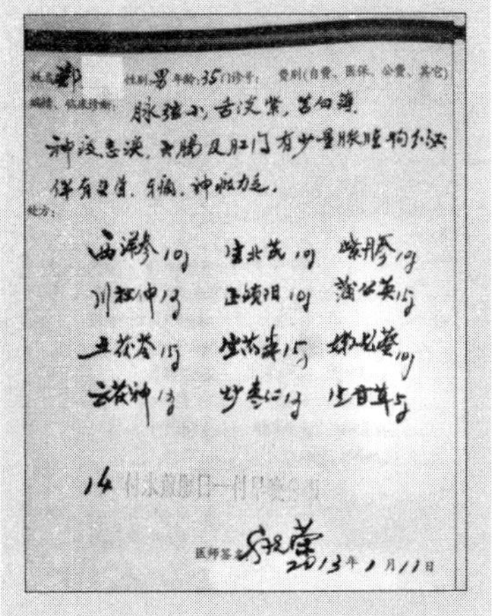
姓名：郑 性别：男 年龄：35 门诊号： 费别（自费、医保、公费、其它）

病情、临床诊断：脉弦小，舌淡紫，苔白薄。神疲意淡，直肠及肛门有少量脓性物分泌，伴有里急、不痛，神疲乏力。

处方：

西洋参10g 生北芪10g [illegible]10g

川杜仲15g [illegible]10g 蒲公英15g

云茯苓15g 生薏米15g [illegible]10g

云茯神15g 炒枣仁15g 生甘草5g

14 付 水煎服 日一付 早晚分服

医师签名：孙光荣 2013年1月11日

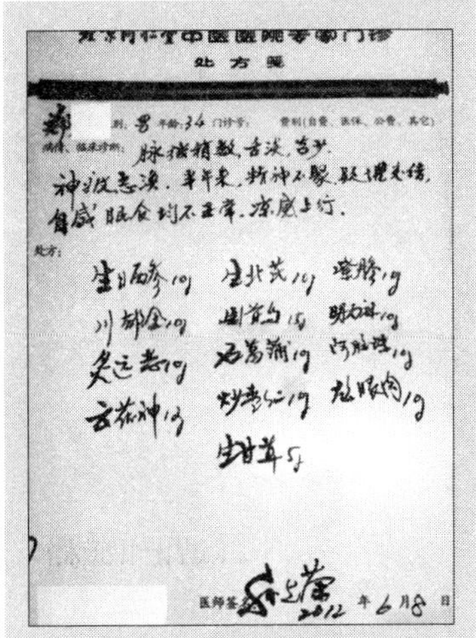
处方笺

姓名：郑 性别：男 年龄：34 门诊号： 费别（自费、医保、公费、其它）

病情、临床诊断：脉弦稍数，舌淡，苔少。神疲意淡，半年来精神不聚，思维交错，自感眠食均不正常，求医上行。

处方：

生晒参10g 生北芪10g [illegible]10g

川郁金10g 制首乌15g 明天麻10g

炙远志10g 石菖蒲10g 阿胶珠10g

云茯神15g 炒枣仁10g 龙眼肉10g

生甘草5g

医师签名：孙光荣 2012年6月18日

十二、中风方

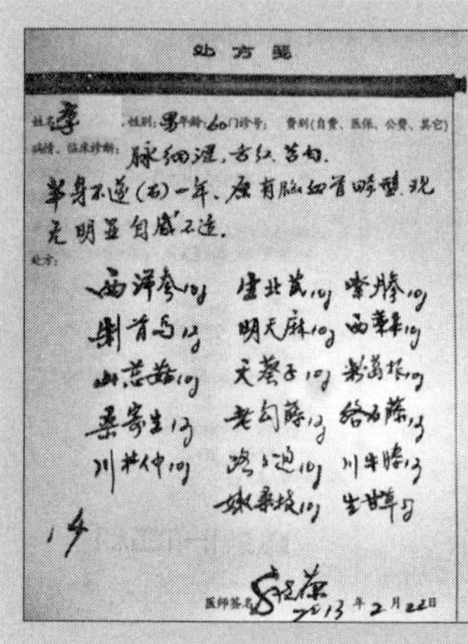

处方笺

姓名：李　性别：男　年龄：60　门诊号：　费别（自费、医保、公费、其它）

病情、临床诊断：脉细涩，舌红苔白。半身不遂（右）一年，原有脑血管畸型，现无明显自感不适。

处方：

西洋参10g　生北芪10g　紫丹参10g
制首乌10g　明天麻10g　西草薢10g
山慈菇10g　天葵子10g　葛根10g
桑寄生10g　老钩藤10g　络石藤10g
川杜仲10g　路路通10g　川牛膝10g
嫩桑枝10g　生甘草5g

14

医师签名：孙光荣　2013年2月22日

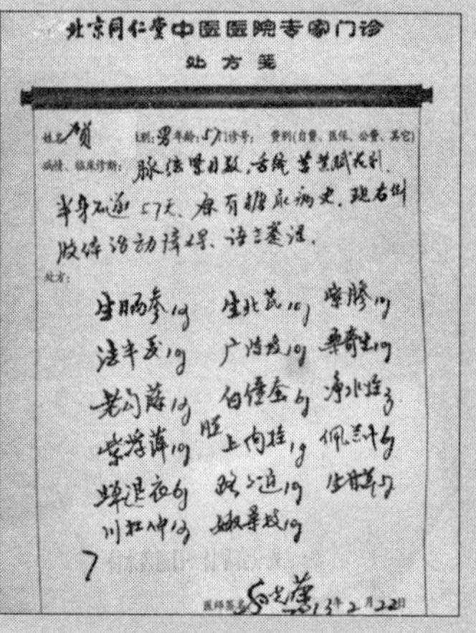

北京同仁堂中医医院专家门诊

处方笺

姓名：贺　性别：男　年龄：57　门诊号：　费别（自费、医保、公费、其它）

病情、临床诊断：脉弦细数，舌绛苔黄腻根剥。半身不遂57天，原有糖尿病史，现右侧肢体活动障碍、语言蹇涩。

处方：

生晒参10g　生北芪10g　紫丹参10g
法半夏10g　广陈皮10g　桑寄生10g
老钩藤10g　白僵蚕6g　净水蛭3g
紫浮萍10g　肚上肉桂1g　佩兰10g
蝉退衣6g　路路通10g　生甘草5g
川杜仲10g　嫩桑枝10g

7

医师签名：孙光荣　2013年2月22日

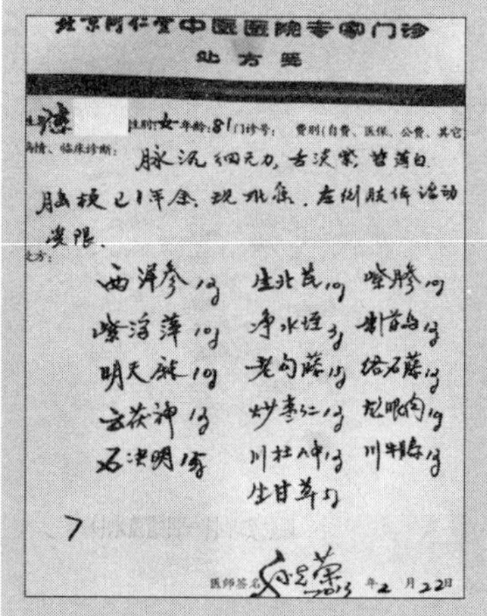

北京同仁堂中医医院专家门诊

处方笺

姓名：潘　性别：女　年龄：81　门诊号：　费别（自费、医保、公费、其它）

病情、临床诊断：脉沉细无力，舌淡紫，苔薄白。脑梗已1年余，现水肿，左侧肢体活动受限。

处方：

西洋参10g　生北芪10g　紫丹参10g
紫浮萍10g　净水蛭3g　制首乌10g
明天麻10g　老钩藤10g　络石藤10g
云茯神10g　炒枣仁10g　龙眼肉10g
石决明15g　川杜仲10g　川牛膝10g
生甘草5g

7

医师签名：孙光荣　2013年2月22日

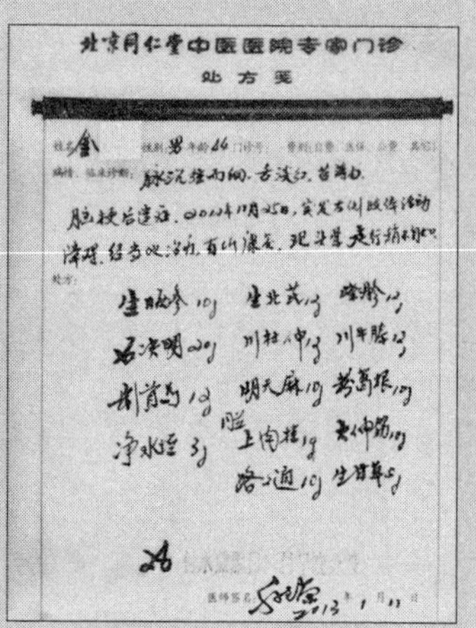

北京同仁堂中医医院专家门诊

处方笺

姓名：金　性别：男　年龄：46　门诊号：　费别（自费、医保、公费、其它）

病情、临床诊断：脉沉弦而细，舌淡红，苔薄白。脑梗后遗症，2012年11月25日，突发右侧肢体活动障碍，经当地治疗，有所康复，现手掌[illegible]

处方：

生晒参10g　生北芪10g　紫丹参10g
石决明20g　川杜仲10g　川牛膝10g
制首乌10g　明天麻10g　葛根10g
净水蛭3g　肚上肉桂1g　鸡血藤10g
路路通10g　生甘草5g

28

医师签名：孙光荣　2013年1月11日

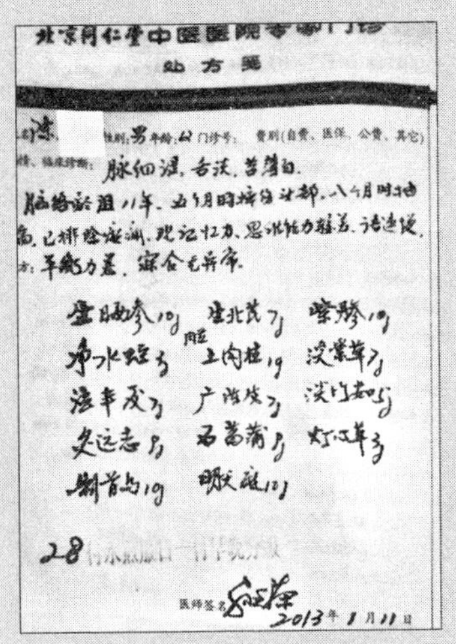

北京同仁堂中医医院专家门诊

处方笺

姓名： 性别：男 年龄：61 门诊号： 费别(自费、医保、公费、其它)

病情、临床诊断：脉细涩，舌淡，苔薄白。

脑络瘀阻11年。[illegible]

处方：

生晒参10g 生北芪7g [illegible]10g

净水蛭3g 上肉桂1g [illegible]7g

法半夏7g 广陈皮7g 淡竹茹5g

炙远志7g 石菖蒲7g 灯心草3g

制首乌10g 明天麻10g

28付水煎服日一付早晚分服

医师签名 孙光荣 2013年1月11日

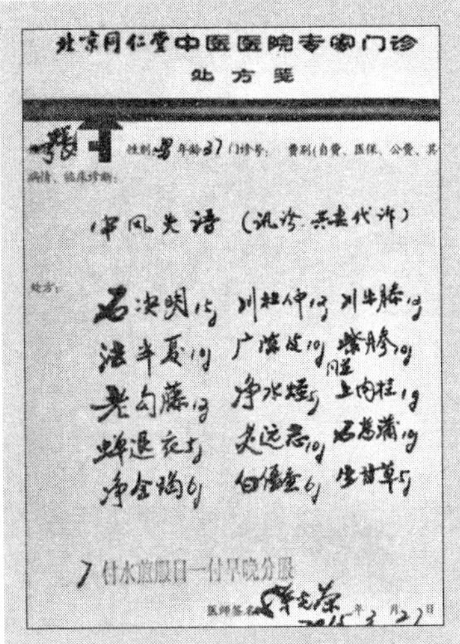

北京同仁堂中医医院专家门诊

处方笺

姓名： 性别：男 年龄：37 门诊号： 费别(自费、医保、公费、其它)

病情、临床诊断：中风失语（讯诊 其妻代述）

处方：

石决明15g 川杜仲15g 川牛膝10g

法半夏10g 广陈皮10g [illegible]10g

老钩藤10g 净水蛭5g 上肉桂1g

蝉退衣5g 炙远志10g 石菖蒲10g

净全蝎6g 白僵蚕6g 生甘草5g

7付水煎服日一付早晚分服

医师签名 孙光荣 2015年3月27日

十三、脑萎缩方

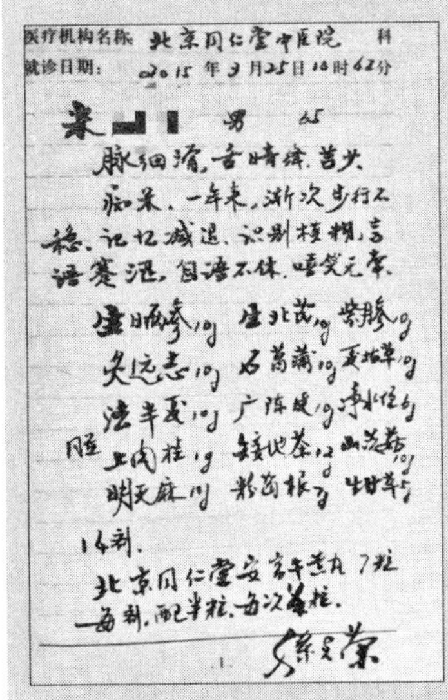

医疗机构名称：北京同仁堂中医院 科

就诊日期：2015年9月25日14时42分

男 65

脉细涩，舌暗红，苔少。

痴呆，一年来，渐次步行不稳，记忆减退，识别模糊，言语蹇涩，自语不休，嬉笑无常。

生晒参10g 生北芪10g [illegible]10g

炙远志10g 石菖蒲10g [illegible]10g

法半夏10g 广陈皮10g 净水蛭6g

上肉桂1g [illegible]12g [illegible]10g

明天麻10g 粉葛根3g 生甘草5g

14剂。

北京同仁堂安宫牛黄丸 7粒

每剂，配半粒，每次半粒。

孙光荣

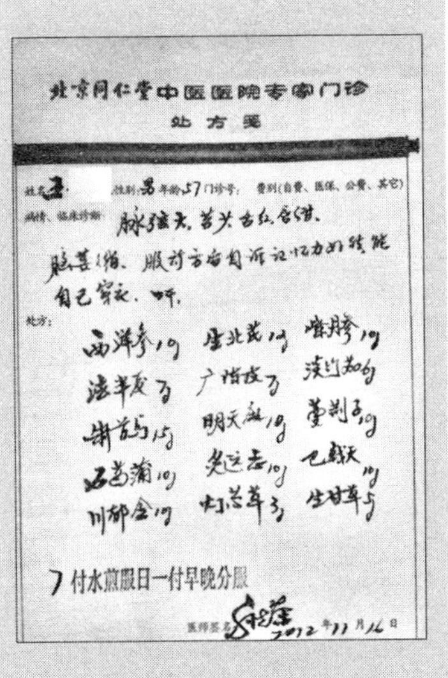

北京同仁堂中医医院专家门诊

处方笺

姓名： 性别：男 年龄：57 门诊号： 费别(自费、医保、公费、其它)

病情、临床诊断：脉弦大，苔少舌红，[illegible]。

脑萎缩，服该方后自诉记忆力好转能自己穿衣、吃饭。

处方：

西洋参10g 生北芪10g [illegible]10g

法半夏7g 广陈皮7g 淡竹茹6g

制首乌15g 明天麻10g 蔓荆子10g

石菖蒲10g 炙远志10g 巴戟天10g

川郁金10g 灯心草3g 生甘草5g

7付水煎服日一付早晚分服

医师签名 孙光荣 2012年11月16日

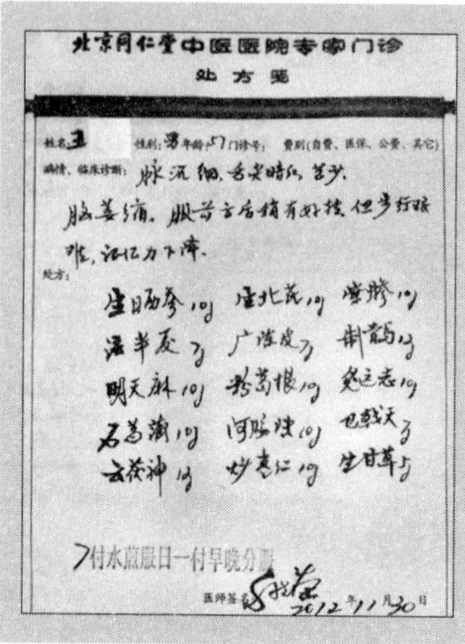
北京同仁堂中医医院专家门诊
处方笺
姓名：王　性别：男　年龄：57　门诊号：　费别（自费、医保、公费、其它）
病情、临床诊断：脉沉细，舌淡暗红，苔少。
脑萎缩。服前方后稍有好转，但步行困难，记忆力下降。
处方：
生晒参10g　生北芪10g　紫河车10g
法半夏9g　广陈皮9g　制首乌10g
明天麻10g　粉葛根10g　炙远志10g
石菖蒲10g　阿胶珠10g　巴戟天9g
云茯神10g　炒枣仁10g　生甘草5g
7付水煎服日一付早晚分服
医师签名：孙光荣　2012年11月30日

十四、脑瘤方

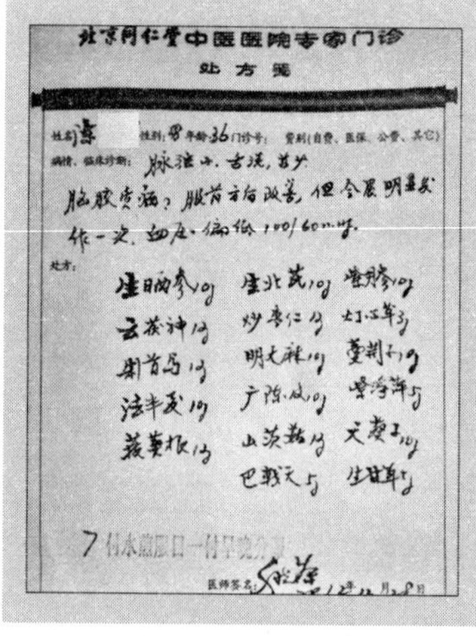
北京同仁堂中医医院专家门诊
处方笺
姓名：谭　性别：男　年龄：36　门诊号：　费别（自费、医保、公费、其它）
病情、临床诊断：脉弦小，舌淡，苔少。
脑胶质瘤？服前方后改善，但今晨明显发作一次，血压偏低100/60mmHg。
处方：
生晒参10g　生北芪10g　紫河车10g
云茯神10g　炒枣仁10g　灯心草3g
制首乌10g　明天麻10g　蔓荆子10g
法半夏10g　广陈皮10g　紫浮萍5g
菝葜根10g　山慈菇10g　天葵子10g
巴戟天5g　生甘草5g
7付水煎服日一付早晚分服
医师签名：孙光荣　2012年12月28日

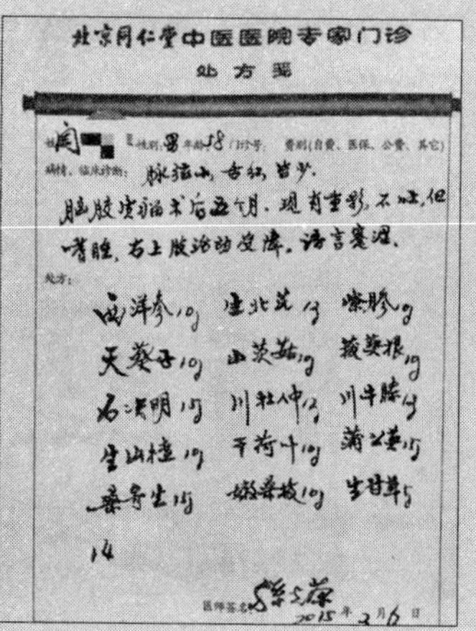
北京同仁堂中医医院专家门诊
处方笺
姓名：闫　性别：男　年龄：58　门诊号：　费别（自费、医保、公费、其它）
病情、临床诊断：脉弦小，舌红，苔少。
脑胶质瘤术后五个月，现有重影，不吐，但嗜睡，右上肢活动受限，语言蹇涩。
处方：
西洋参10g　生北芪10g　紫河车10g
天葵子10g　山慈菇10g　菝葜根10g
石决明15g　川杜仲10g　川牛膝10g
生山楂10g　干荷叶10g　蒲公英10g
桑寄生15g　蛇舌草10g　生甘草5g
14
医师签名：孙光荣　2015年2月6日

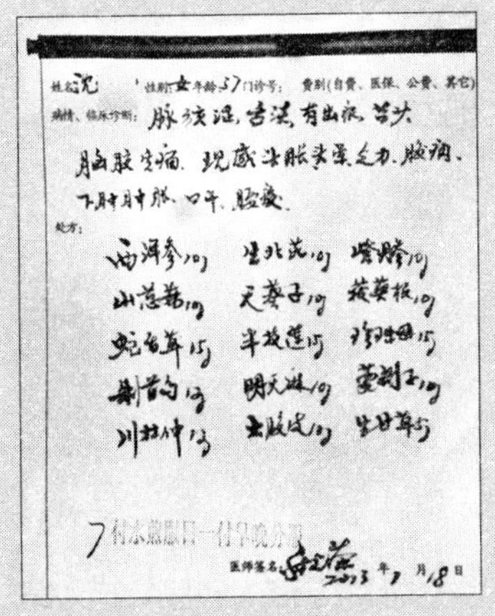

姓名：沈 性别：女 年龄：57 门诊号： 费别（自费、医保、公费、其它）

病情、临床诊断：脉弦滑，舌淡，有齿痕，苔少

脑胶质瘤，现感头胀头晕乏力，腕痛，下肢肿胀，口干，眩晕。

处方：

西洋参10g 生北芪10g 紫丹参10g

山慈菇10g 天葵子10g 菝葜根10g

蛇舌草15g 半枝莲15g 珍珠母15g

制首乌10g 明天麻10g 蔓荆子10g

川杜仲10g 大腹皮10g 生甘草5g

7付水煎服日一付早晚分服

医师签名：孙光荣 2013年7月18日

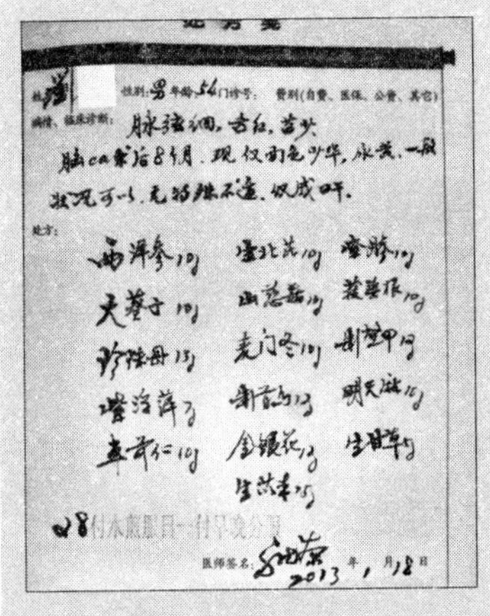

处方笺

姓名：刘 性别：男 年龄：54 门诊号： 费别（自费、医保、公费、其它）

病情、临床诊断：脉弦细，舌红，苔少

脑CA术后8个月，现仅面色少华，纳差，一般状况可以，无明显不适，饮食口干。

处方：

西洋参10g 生北芪10g 紫丹参10g

天葵子10g 山慈菇10g 菝葜根10g

珍珠母15g 麦门冬10g 制鳖甲10g

紫浮萍3g 制首乌10g 明天麻15g

薏苡仁10g 金银花10g 生甘草5g

生白术15g

28付水煎服日一付早晚分服

医师签名：孙光荣 2013年1月18日

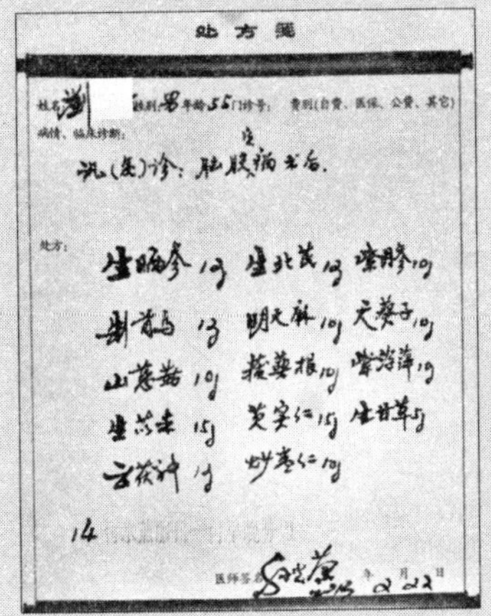

处方笺

姓名：刘 性别：男 年龄：55 门诊号： 费别（自费、医保、公费、其它）

病情、临床诊断：

巩（复）诊：脑胶质瘤术后。

处方：

生晒参10g 生北芪10g 紫丹参10g

制首乌10g 明天麻10g 天葵子10g

山慈菇10g 菝葜根10g 紫浮萍10g

生白术15g 芡实仁15g 生甘草5g

云茯神10g 炒枣仁10g

14付水煎服日一付早晚分服

医师签名：孙光荣 年2月22日

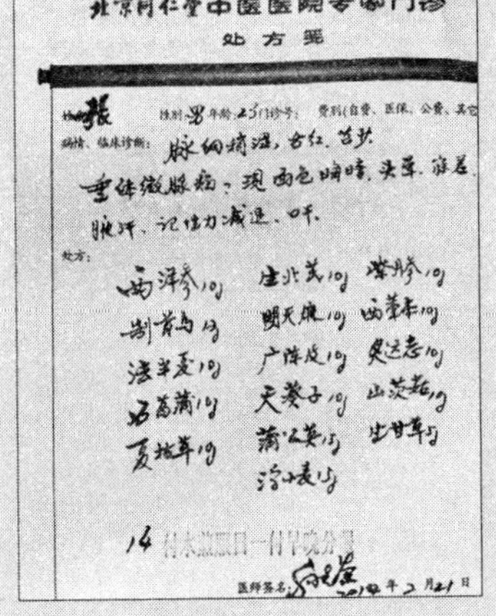

北京同仁堂中医医院专家门诊

处方笺

姓名：张 性别：男 年龄：43 门诊号： 费别（自费、医保、公费、其它）

病情、临床诊断：脉细滑涩，舌红，苔少

垂体微腺瘤，现面色晦暗，头晕，疲乏，脱发，记忆力减退，口干。

处方：

西洋参10g 生北芪10g 紫丹参10g

制首乌10g 明天麻10g 山茱萸10g

淮小麦10g 广陈皮10g 炙远志10g

石菖蒲10g 天葵子10g 山慈菇10g

夏枯草10g 蒲公英15g 生甘草5g

浮小麦15g

14付水煎服日一付早晚分服

医师签名：孙光荣 2014年2月21日

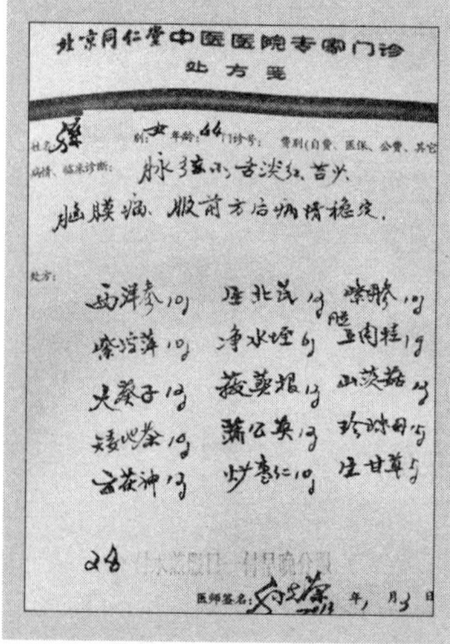

北京同仁堂中医医院专家门诊
处方笺

姓名 性别 女 年龄 46 门诊号 费别(自费、医保、公费、其它)
病情、临床诊断：脉弦小，舌淡红，苔少。
脑膜瘤，服前方后病情稳定。

处方：
西洋参10g 生北芪15g 紫丹参10g
紫浮萍10g 净水蛭6g 肉桂1g
天葵子15g 菝葜根15g 山慈菇15g
绞股蓝10g 蒲公英15g 珍珠母15g
云茯神15g 炒枣仁10g 生甘草5g

28

医师签名：孙光荣 2013年1月3日

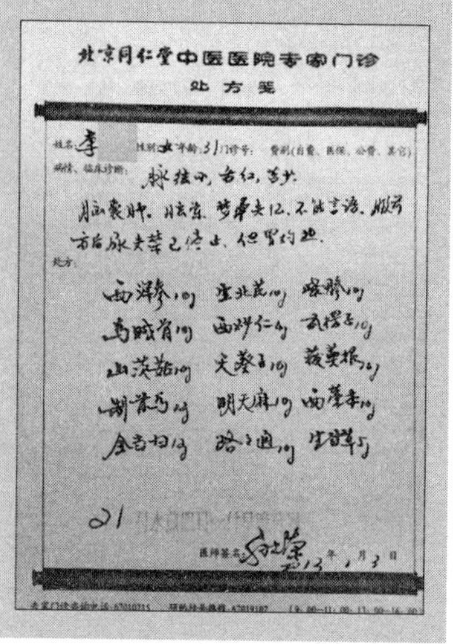

北京同仁堂中医医院专家门诊
处方笺

姓名 李 性别 女 年龄 31 门诊号 费别(自费、医保、公费、其它)
病情、临床诊断：脉弦小，舌红，苔少。
脑囊肿，脑炎，梦幻多，不能言语，服前方后脉大势已停止，但胃纳差。

处方：
西洋参10g 生北芪10g 紫丹参10g
乌贼骨10g 西砂仁4g 広橘络6g
山慈菇10g 天葵子10g 菝葜根10g
蝉蜕6g 明天麻10g 西茵陈10g
金银花10g 路路通10g 生甘草5g

21

医师签名：孙光荣 2013年1月3日

十五、上呼吸道方

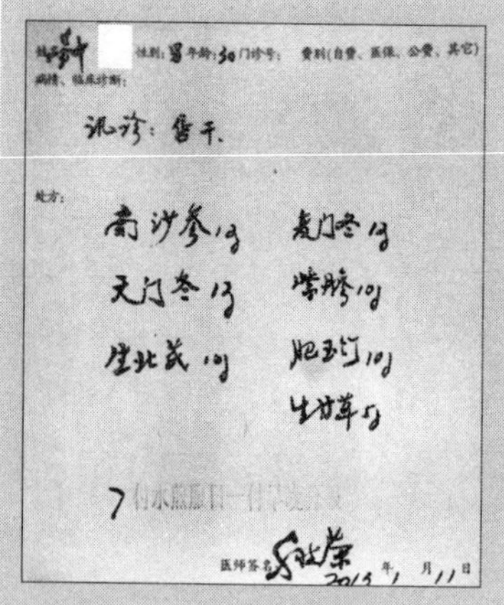

姓名 性别 男 年龄 30 门诊号 费别(自费、医保、公费、其它)
病情、临床诊断：
咽痒，音干。

处方：
南沙参10g 麦门冬10g
天门冬10g 紫丹参10g
生北芪10g 肥玉竹10g
生甘草5g

7

医师签名：孙光荣 2013年1月11日

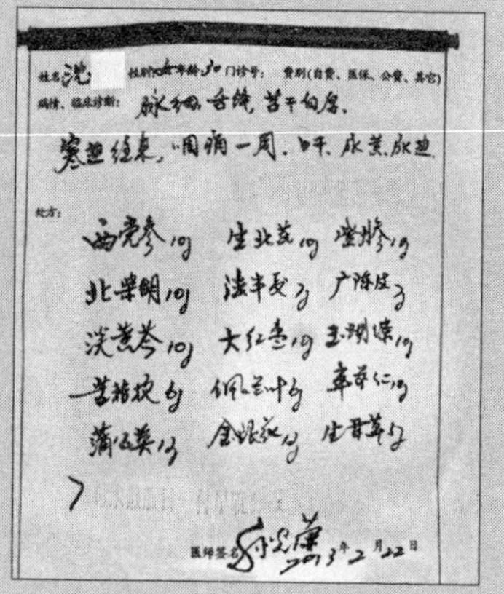

姓名 性别 女 年龄 40 门诊号 费别(自费、医保、公费、其它)
病情、临床诊断：脉细，舌绛，苔干白厚。
寒热往来，咽痛一周，口干，欣热欣热。

处方：
西党参10g 生北芪10g 紫丹参10g
北柴胡10g 法半夏7g 广陈皮7g
炒黄芩10g 大红枣10g 玉蝴蝶10g
荆芥穗6g 佩兰叶6g 车前仁10g
蒲公英15g 金银花15g 生甘草5g

7

医师签名：孙光荣 2013年2月22日

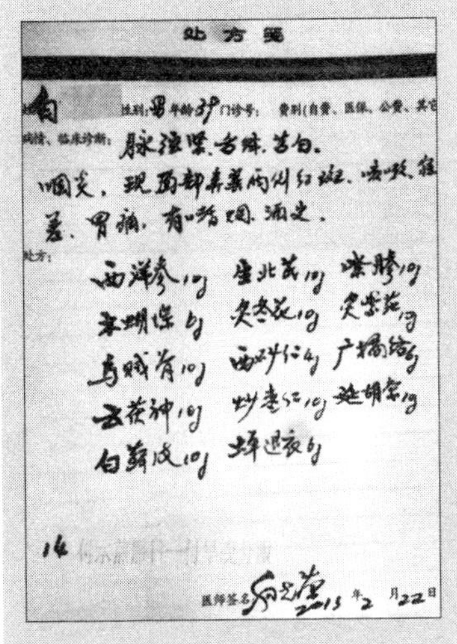

处方笺

姓别:男 年龄:37 门诊号: 费别(自费、医保、公费、其它)

病情、临床诊断:脉滑紧,舌胖,苔白。

咽炎,现面部鼻翼两侧红斑,咳嗽,痰多,胃痛,有吸烟、酒史。

处方:

西洋参10g 生北芪10g 紫丹参10g

木蝴蝶6g 炙冬花10g 炙紫菀10g

乌贼骨10g 西砂仁4g 广橘络6g

云茯神10g 炒枣仁10g 延胡索10g

白鲜皮10g 蝉退衣6g

14

医师签名:孙光荣 2013年2月22日

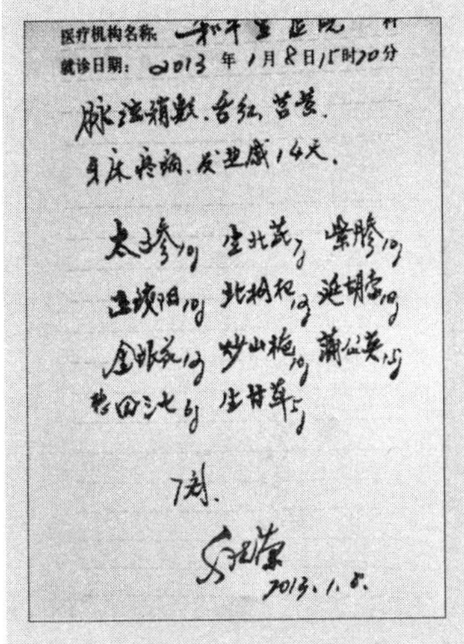

医疗机构名称:和平医院 科

就诊日期:2013年1月8日15时20分

脉滑稍数,舌红,苔黄。

身体疼痛,发热感14天。

太子参10g 生北芪7g 紫丹参10g

[illegible]10g 北枸杞10g 延胡索10g

金银花10g 炒山栀10g 蒲公英15g

[illegible]田三七6g 生甘草5g

7剂。

孙光荣

2013.1.8.

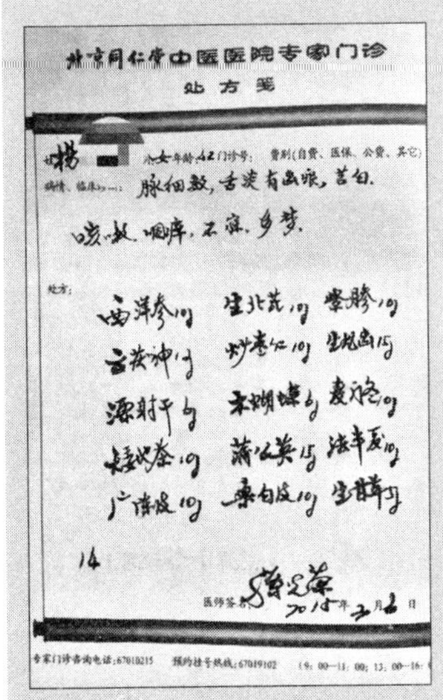

北京同仁堂中医医院专家门诊

处方笺

杨 女 年龄42 门诊号: 费别(自费、医保、公费、其它)

病情、临床诊断:脉细数,舌淡有齿痕,苔白。

咳嗽,咽痒,不寐,多梦。

处方:

西洋参10g 生北芪10g 紫丹参10g

云茯神10g 炒枣仁10g 生龙齿15g

炙射干6g 木蝴蝶6g 麦冬10g

绿萼梅10g 蒲公英15g 法半夏10g

广陈皮10g 桑白皮10g 生甘草5g

14

医师签名:孙光荣 2013年2月6日

专家门诊咨询电话:67010215 预约挂号热线:67019102 (9:00—11:00;13:00—16:

十六、颈部疾病方

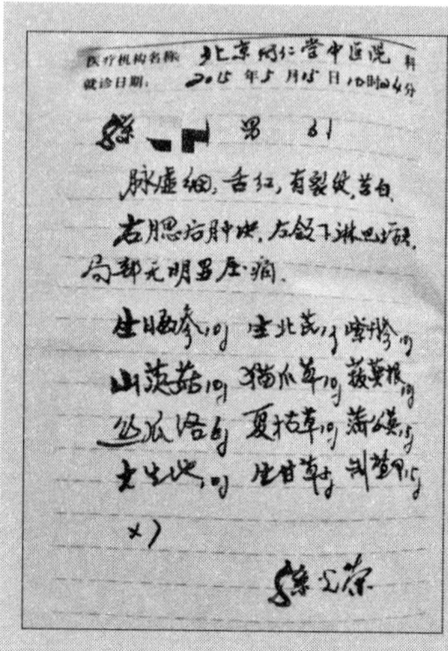

医疗机构名称：北京同仁堂中医院 科
就诊日期：2015年5月15日10时04分

孙■ 男 61

脉虚细，舌红，有裂纹，苔白。
右腮腺肿块，左颌下淋巴结肿，局部无明显压痛。

生晒参10g 生北芪15g 紫丹参10g
山慈菇10g 猫爪草10g 菝葜根10g
丝瓜络6g 夏枯草10g 蒲公英15g
大生地10g 生甘草5g 制鳖甲15g

×7

孙光荣

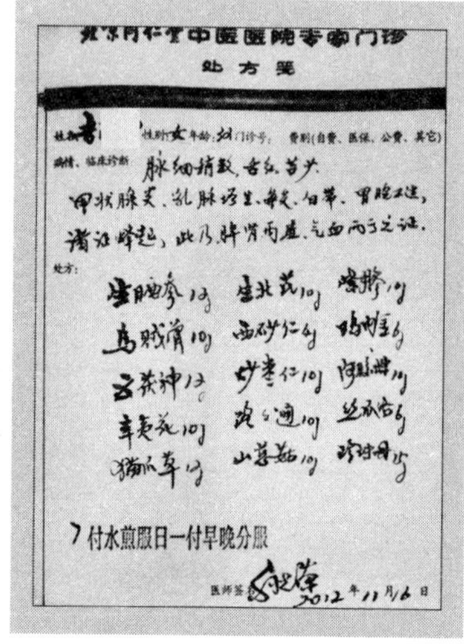

北京同仁堂中医医院专家门诊
处方笺

姓名：李■ 性别：女 年龄：41 门诊号： 费别（自费、医保、公费、其它）
病情、临床诊断：脉细弦数，舌红，苔少。
甲状腺炎、乳腺增生、脱发、白带、胃脘不适，潮热时起，此乃脾肾两虚、气血两亏之证。
处方：
生晒参12g 生北芪10g 紫丹参10g
乌贼骨10g 西砂仁4g 鸡内金6g
云茯神12g 炒枣仁10g 何首乌10g
辛夷花10g 路路通10g 丝瓜络6g
猫爪草15g 山慈菇10g 珍珠母15g

7付水煎服日一付早晚分服

医师签名：孙光荣 2012年11月6日

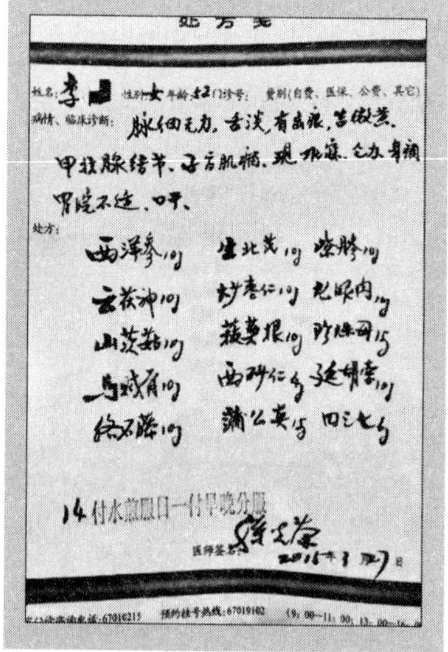

处方笺

姓名：李■ 性别：女 年龄：42 门诊号： 费别（自费、医保、公费、其它）
病情、临床诊断：脉细无力，舌淡，有齿痕，苔微黄。
甲状腺结节、子宫肌瘤、现水肿、乏力身痛、胃脘不适、口干。
处方：
西洋参10g 生北芪10g 紫丹参10g
云茯神10g 炒枣仁10g 龙眼肉10g
山慈菇10g 菝葜根10g 珍珠母15g
乌贼骨10g 西砂仁4g 延胡索10g
络石藤10g 蒲公英15g 田三七6g

14付水煎服日一付早晚分服

医师签名：孙光荣 2015年3月27日

专家门诊咨询电话：67010215 预约挂号热线：67019102 （9：00—11：00，13：00—16：00）

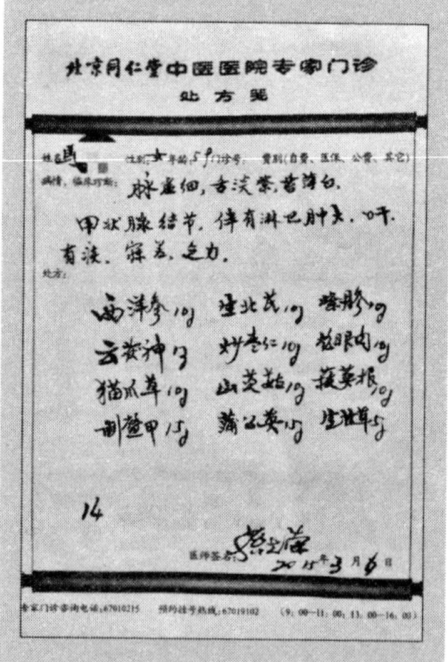

北京同仁堂中医医院专家门诊
处方笺

姓名：马■ 性别：女 年龄：59 门诊号： 费别（自费、医保、公费、其它）
病情、临床诊断：脉虚细，舌淡紫，苔薄白。
甲状腺结节，伴有淋巴肿大，口干，有痰，寐差，乏力。
处方：
西洋参10g 生北芪10g 紫丹参10g
云茯神15g 炒枣仁10g 龙眼肉10g
猫爪草10g 山慈菇10g 菝葜根10g
制鳖甲15g 蒲公英15g 生甘草5g

14

医师签名：孙光荣 2015年3月6日

专家门诊咨询电话：67010215 预约挂号热线：67019102 （9：00—11：00，13：00—16：00）

十七、咳嗽方

医疗机构名称：和平里医院 科
就诊日期：2013年1月8日16时5分
王 女 48 卒说
脉弦稍数，舌红，苔少。
咳嗽、发热一周。一周前，发热，咽痒、咳嗽，不喘，无痰，现已退烧，但其余症状无改善。
荆芥穗10g 南杏仁10g 咳嗽 风热犯肺
麦门冬10g 冬桑叶10g 紫丹参7g
枇杷叶10g 法半夏7g 广陈皮7g
矮地茶10g 炙冬花10g 炙紫菀10g
蒲公英10g 金银花10g 生甘草5g
7付 孙光荣 2013.1.8.

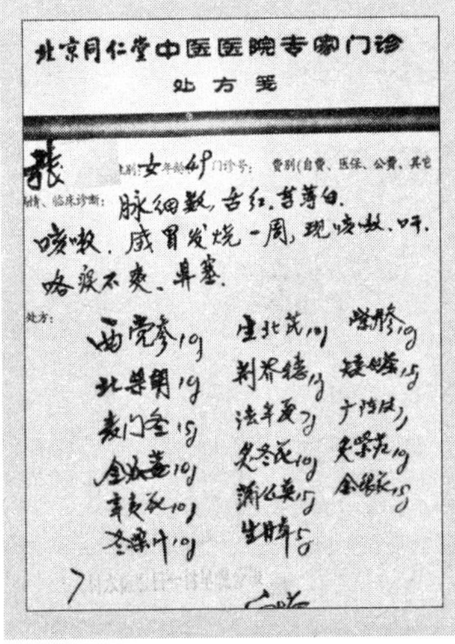
北京同仁堂中医医院专家门诊
处方笺
姓名：张 性别：女 年龄：49 门诊号： 费别（自费、医保、公费、其它）
病情、临床诊断：脉细数，舌红，苔薄白。
咳嗽，感冒发烧一周，现咳嗽、咽喉痰不爽、鼻塞。
处方：
西党参10g 生北芪10g 紫丹参10g
北柴胡10g 荆芥穗10g 矮地茶15g
麦门冬15g 法半夏7g 广陈皮7g
全瓜蒌10g 炙冬花10g 炙紫菀10g
辛夷花10g 蒲公英15g 金银花15g
冬桑叶10g 生甘草5g
7 付水煎服日一付早晚分服
孙光荣

处方笺
姓名：姜 性别：男 年龄：62 门诊号： 费别（自费、医保、公费、其它）
病情、临床诊断：脉弦滑无力，舌质暗，苔白腻。
咳嗽，痰多，难寐，易醒，多汗，盗汗，口干，气短。
处方：
西洋参10g 生北芪10g 紫丹参10g
矮地茶15g 百部根10g 蒲公英15g
全瓜蒌10g 法半夏10g 广陈皮10g
浮小麦15g 云茯神15g 炒枣仁15g
化橘红10g 生甘草5g
7 付水煎服日一付早晚分服
医师签名：孙光荣 2014年2月21日

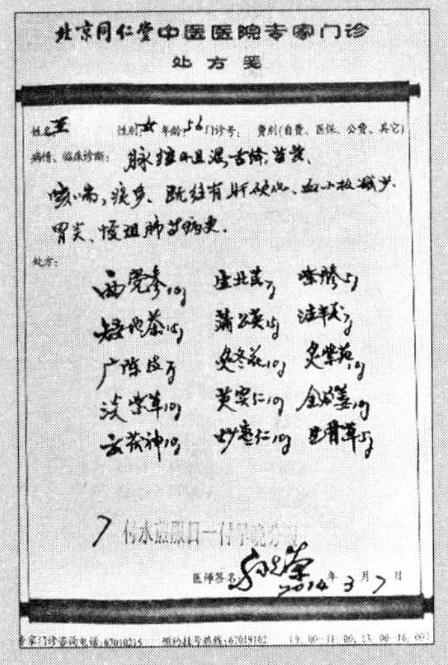
北京同仁堂中医医院专家门诊
处方笺
姓名：王 性别：女 年龄：56 门诊号： 费别（自费、医保、公费、其它）
病情、临床诊断：脉弦细且涩，舌暗苔黄。
咳、喘，痰多，既往有肝硬化，血小板减少，胃炎、慢性肺心病史。
处方：
西党参10g 生北芪7g 紫丹参5g
矮地茶15g 蒲公英15g 法半夏7g
广陈皮7g 炙冬花10g 炙紫菀10g
淡竹叶10g 薏苡仁10g 全瓜蒌10g
云茯神15g 炒枣仁10g 生甘草5g
7 付水煎服日一付早晚分服
医师签名：孙光荣 2014年3月7日

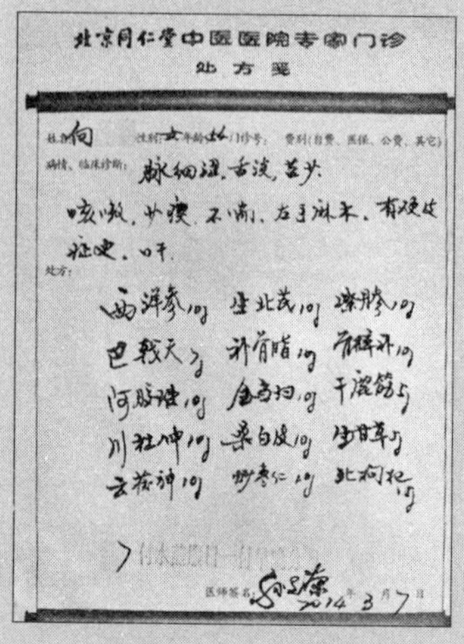

北京同仁堂中医医院专家门诊
处方笺

姓名：向 性别：女 年龄：66 门诊号： 费别（自费、医保、公费、其它）
病情、临床诊断：脉细弦，舌淡，苔少。
咳嗽，少痰，不喘，左手麻木，有颈椎病史，口干。
处方：
西洋参10g 生北芪10g 紫丹参10g
巴戟天7g 补骨脂10g 石楠藤10g
阿胶珠10g 金狗脊10g 千年健5g
川杜仲10g 桑白皮10g 生甘草5g
云茯神10g 炒枣仁10g 北枸杞15g
7付水煎服日一付早晚分服
医师签名：孙光荣 2014年3月7日

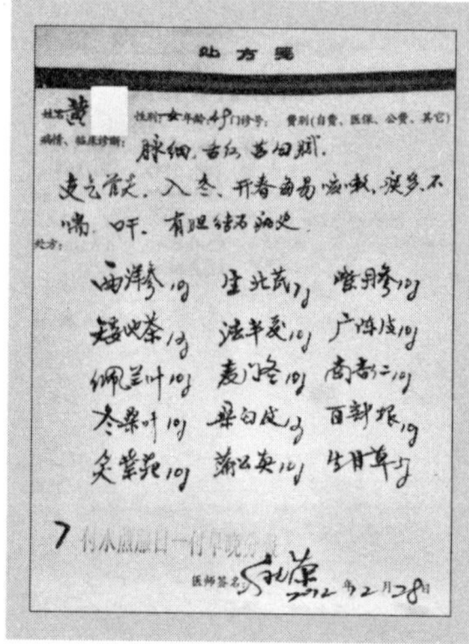

处方笺

姓名：黄 性别：女 年龄：49 门诊号： 费别（自费、医保、公费、其它）
病情、临床诊断：脉细，舌红，苔白腻。
支气管炎，入冬、开春每易咳嗽，痰多，不喘，口干，有胆结石病史。
处方：
西洋参10g 生北芪7g 紫丹参10g
矮地茶10g 法半夏10g 广陈皮10g
佩兰叶10g 麦门冬10g 南杏仁10g
冬桑叶10g 桑白皮7g 百部根10g
炙紫菀10g 蒲公英10g 生甘草5g
7付水煎服日一付早晚分服
医师签名：孙光荣 2012年2月28日

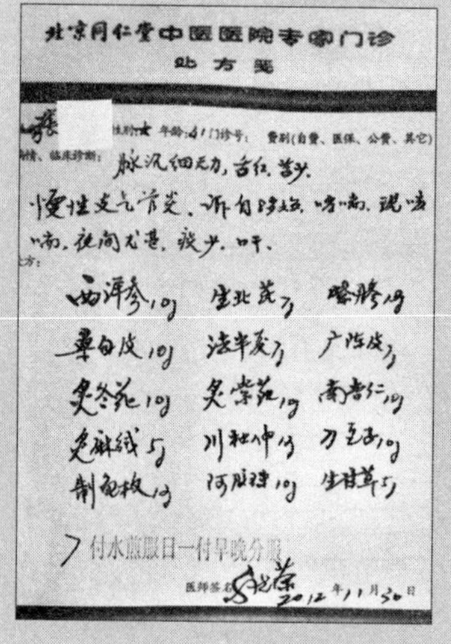

北京同仁堂中医医院专家门诊
处方笺

姓名：张 性别：女 年龄：61 门诊号： 费别（自费、医保、公费、其它）
病情、临床诊断：脉沉细无力，舌红，苔少。
慢性支气管炎，诉[illegible]，咳喘，既咳喘，夜间尤甚，痰少，口干。
处方：
西洋参10g 生北芪7g 紫丹参10g
桑白皮10g 法半夏7g 广陈皮7g
炙冬花10g 炙紫菀10g 南杏仁10g
炙麻绒5g 川杜仲10g 刀豆子10g
制龟板10g 阿胶珠10g 生甘草5g
7付水煎服日一付早晚分服
医师签名：孙光荣 2012年11月30日

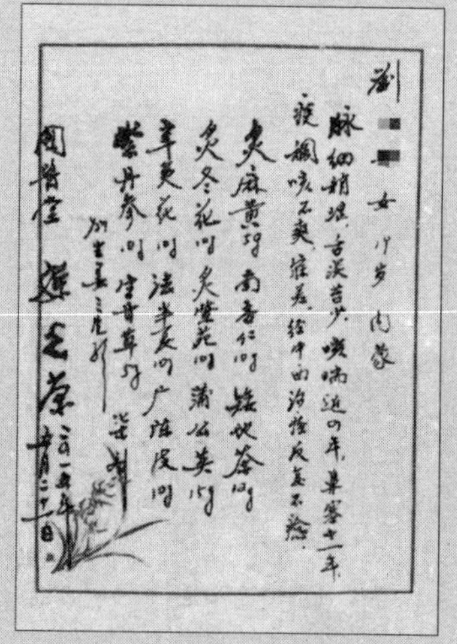

刘■■ 女 17岁 内蒙
脉细稍弦，舌淡苔少，咳喘近四年，鼻塞十一年，
痰黏咳不爽，缠绵，经中西治疗反复不愈。
炙麻黄5g 南杏仁10g 矮地茶10g
炙冬花10g 炙紫菀10g 蒲公英15g
辛夷花10g 法半夏10g 广陈皮10g
紫丹参10g 生甘草5g 七剂
加生姜三片
国医堂 孙光荣 二〇一五年十月二十一日

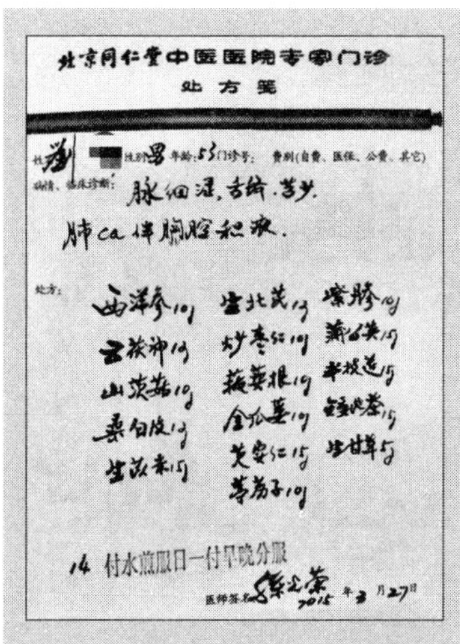

北京同仁堂中医医院专家门诊

处方笺

姓名：[illegible] 性别：男 年龄：53 门诊号： 费别（自费、医保、公费、其它）

病情、临床诊断：脉细涩，舌暗，苔少。

肺ca伴胸腔积液。

处方：

西洋参10g 生北芪15g 紫胎10g

云茯神15g 炒枣仁10g 蒲公英15g

山茱萸10g 藤梨根10g 半枝莲15g

桑白皮15g 金荞麦10g [illegible]15g

生苡米15g 光杏仁15g 生甘草5g

葶苈子10g

14 付水煎服日一付早晚分服

医师签名：孙光荣 2015年3月27日

十八、心血管疾病方

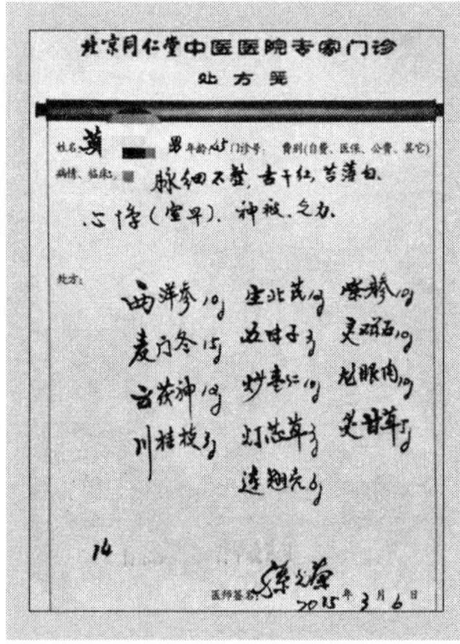

北京同仁堂中医医院专家门诊

处方笺

姓名：黄[illegible] 男 年龄：45 门诊号： 费别（自费、医保、公费、其它）

病情、临床：脉细不整，舌干红，苔薄白。

心悸（室早），神疲、乏力。

处方：

西洋参10g 生北芪10g 紫胎10g

麦门冬15g 五味子3g 灵磁石10g

云茯神10g 炒枣仁10g 龙眼肉10g

川桂枝3g 灯芯草3g 炙甘草5g

连翘壳6g

14

医师签名：孙光荣 2015年3月6日

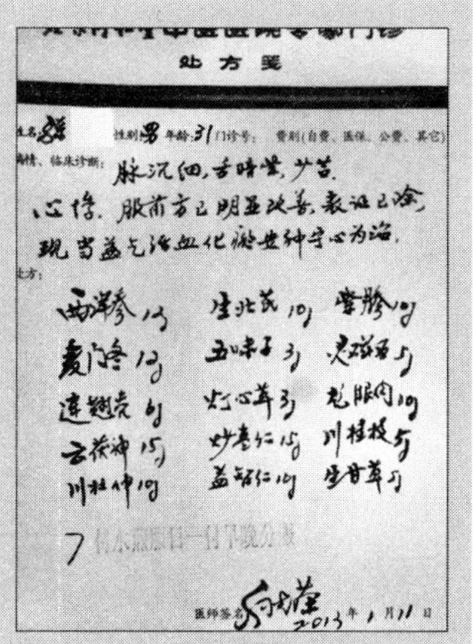

北京同仁堂中医医院专家门诊

处方笺

姓名：[illegible] 性别：男 年龄：31 门诊号： 费别（自费、医保、公费、其它）

病情、临床诊断：脉沉细，舌暗紫，少苔。

心悸，服前方已明显改善，表证已除，现当益气活血化瘀安神宁心为治。

处方：

西洋参12g 生北芪10g 紫胎10g

麦门冬12g 五味子3g 灵磁石5g

连翘壳6g 灯心草3g 龙眼肉10g

云茯神15g 炒枣仁15g 川桂枝5g

川杜仲10g 益智仁10g 生甘草5g

7 付水煎服日一付早晚分服

医师签名：孙光荣 2013年1月11日

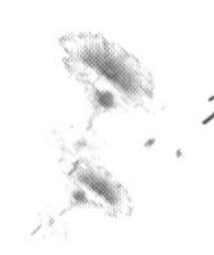

医疗机构名称 和平里医院 科
就诊日期：2013年1月8日15时17分

脉弦紧稍数，舌红，苔黄。
心悸、胃脘不适、眼结膜充血，数证并发，此为气阴两虚、中焦失运所致。

太子参15g 生北芪10g 紫丹参10g
石决明15g 川杜仲15g 川牛膝10g
乌贼骨10g 西砂仁6g 广橘络6g
木贼草10g 灵磁石5g 灯心草3g
云茯神15g 炒枣仁15g 生甘草5g

7剂。

孙光荣 2013.1.8.

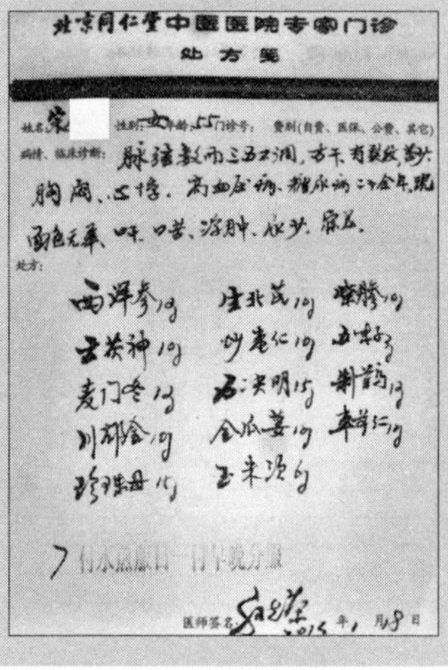

北京同仁堂中医医院专家门诊
处方笺

姓名：宋 性别：女 年龄：55 门诊号： 费别（自费、医保、公费、其它）
病情、临床诊断：脉弦数而三五不调，舌干，有裂纹，苔少。胸闷、心悸，高血压病、糖尿病二十余年，现面色无华、口干、口苦、浮肿、眠少、尿多。
处方：

西洋参10g 生北芪10g 紫丹参10g
云茯神10g 炒枣仁10g 五味子3g
麦门冬15g 石决明15g 刺蒺藜10g
川郁金10g 全瓜蒌10g 柏子仁10g
珍珠母15g 玉米须6g

7 付水煎服日一付早晚分服

医师签名：孙光荣 2015年1月8日

北京同仁堂中医医院专家门诊
处方笺

姓名：柳 性别：男 年龄：37 门诊号： 费别（自费、医保、公费、其它）
病情、临床诊断：脉弦稍数，舌淡红，苔少。
脾肾两虚，遗泄、心悸。
处方：

西洋参10g 生北芪10g 紫丹参10g
制首乌10g 西砂仁4g 广橘络6g
乌贼骨10g 明天麻10g 川杜仲15g
灵磁石3g 龙眼肉10g 生甘草5g

7 付水煎服日一付早晚分服

医师签名：孙光荣 2013年3月22日

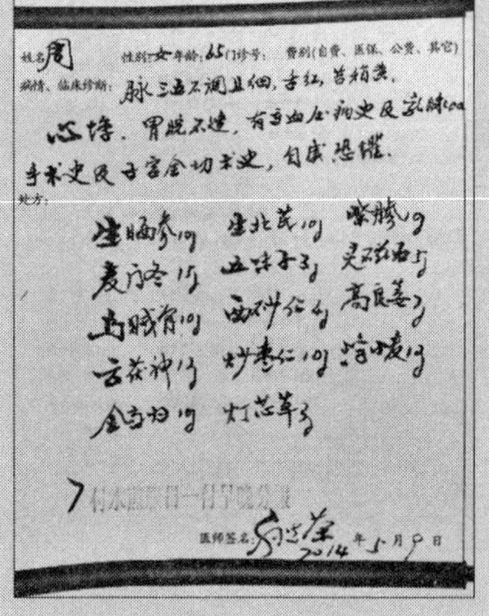

姓名：周 性别：女 年龄：65 门诊号： 费别（自费、医保、公费、其它）
病情、临床诊断：脉三五不调且细，舌红，苔稍黄。心悸、胃脘不适，有高血压病史及乳腺癌手术史及子宫全切术史，自感恐惧。
处方：

生晒参10g 生北芪10g 紫丹参10g
麦门冬15g 五味子3g 灵磁石5g
乌贼骨10g 西砂仁4g 高良姜3g
云茯神15g 炒枣仁10g 淡竹叶10g
全当归10g 灯芯草3g

7 付水煎服日一付早晚分服

医师签名：孙光荣 2014年1月9日

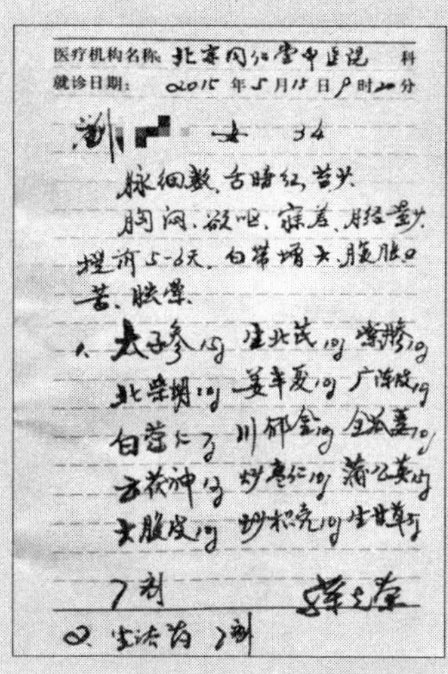

医疗机构名称：北京同仁堂中医院 科
就诊日期：2015年5月15日9时20分

刘■ 女 34

脉细数，舌暗红，苔少。

胸闷，欲呕，寐差，月经量少，提前5-6天，白带增多，腹胀，口苦，眩晕。

1. 太子参15g 生北芪10g 紫[illegible]10g
北柴胡10g 姜半夏10g 广陈皮10g
白蔻仁5g 川郁金10g 全瓜蒌10g
云茯神15g 炒枣仁10g 蒲公英15g
大腹皮10g 炒枳壳10g 生甘草5g

7剂

2. [illegible] 7剂

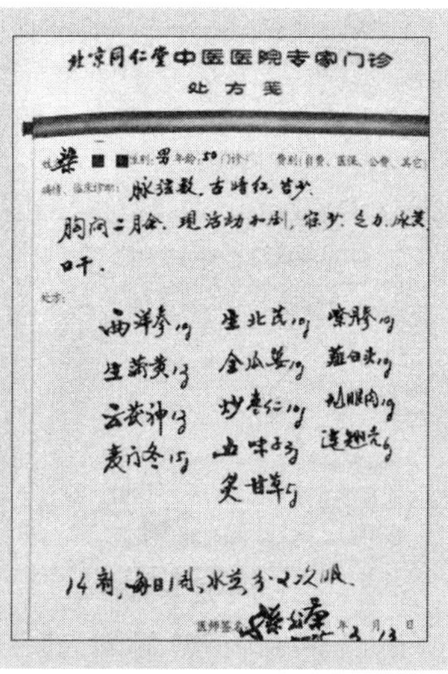

北京同仁堂中医医院专家门诊
处方笺

姓名：姜■ 性别：男 年龄：50 门诊号： 费别（自费、医保、公费、其它）

病情、临床诊断：脉弦数，舌暗红，苔少。

胸闷二月余，现活动加剧，寐少，乏力，眩晕，口干。

处方：

西洋参15g 生北芪10g 紫[illegible]10g
生蒲黄15g 全瓜蒌10g 薤白头10g
云茯神15g 炒枣仁10g 龙眼肉10g
麦门冬15g 五味子5g 连翘壳6g
炙甘草5g

14剂，每日1剂，水煎分2次服。

医师签名： 年5月13日

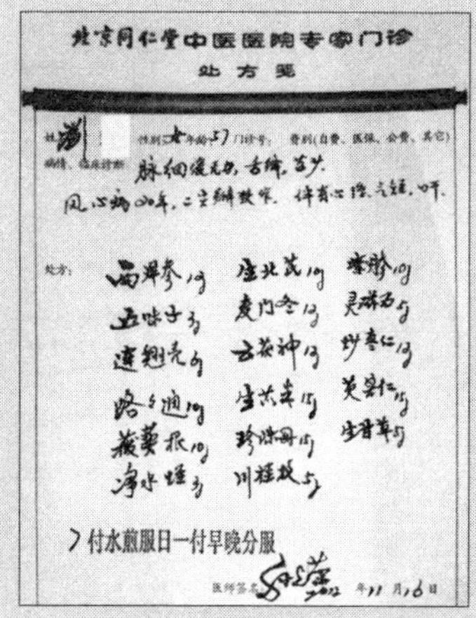

北京同仁堂中医医院专家门诊
处方笺

姓名：刘■ 性别：女 年龄：57 门诊号： 费别（自费、医保、公费、其它）

病情、临床诊断：脉细缓无力，舌暗，苔少。

风心病20年，二尖瓣狭窄，伴有心悸，气短，口干。

处方：

西洋参15g 生北芪15g 紫[illegible]10g
五味子5g 麦门冬15g 灵磁石5g
连翘壳6g 云茯神15g 炒枣仁15g
路路通10g 生苡米15g 芡实仁15g
[illegible]10g 珍珠母15g 生甘草5g
净山萸5g 川桂枝5g

7付水煎服日一付早晚分服

医师签名： 2012年11月16日

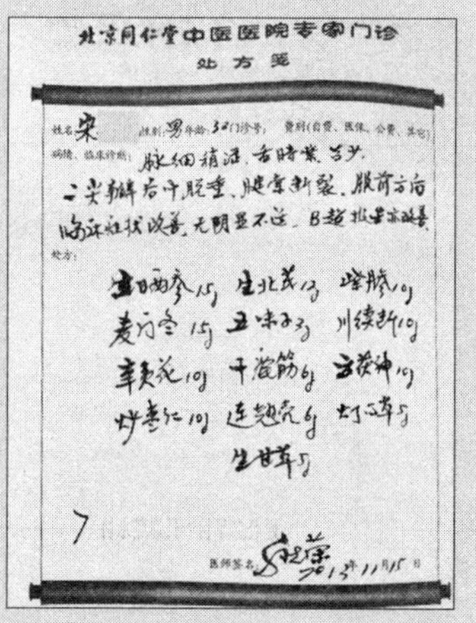

北京同仁堂中医医院专家门诊
处方笺

姓名：宋■ 性别：男 年龄：34 门诊号： 费别（自费、医保、公费、其它）

病情、临床诊断：脉细稍涩，舌暗紫，苔少。

[illegible]

处方：

生晒西洋参15g 生北芪15g 紫[illegible]10g
麦门冬15g 五味子5g 川续断10g
辛夷花10g [illegible]6g 云茯神10g
炒枣仁10g 连翘壳6g [illegible]5g
生甘草5g

7

医师签名： 2013年11月15日

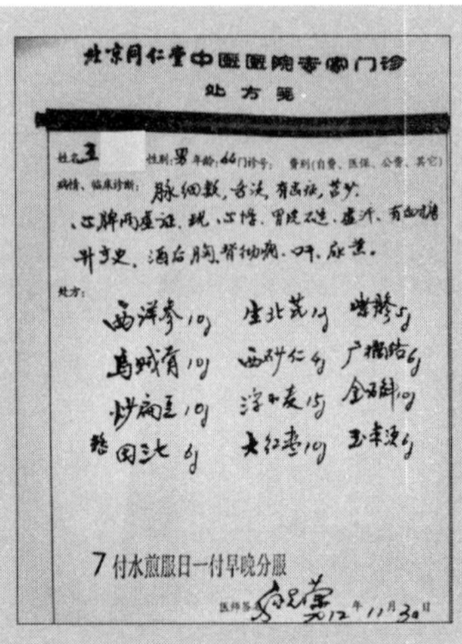

北京同仁堂中医医院专家门诊
处方笺

姓名：王 性别：男 年龄：66 门诊号： 费别（自费、医保、公费、其它）
病情、临床诊断：脉细数，舌淡，有齿痕，苔少。
心脾两虚证。现：心悸、胃脘不适、盗汗、有血小板升高史，酒后胸背部疼痛、心悸、欣快。

处方：
西洋参10g 生北芪15g 紫参5g
乌贼骨10g 西砂仁4g 广橘络6g
炒扁豆10g 浮小麦15g 金石斛10g
参田七6g 大红枣10g 玉米须6g

7付水煎服日一付早晚分服

医师签名：孙光荣 2012年11月30日

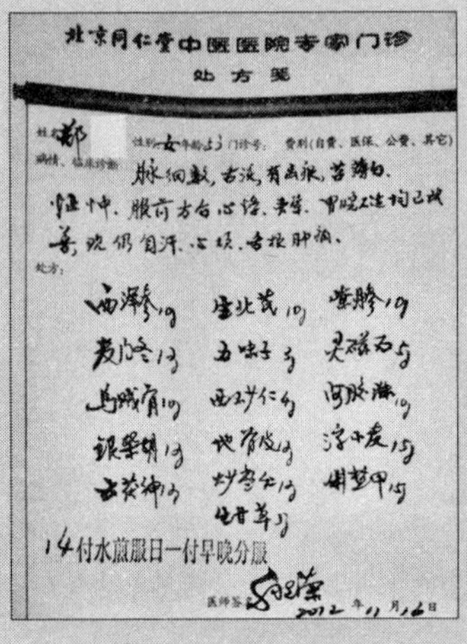

北京同仁堂中医医院专家门诊
处方笺

姓名：郑 性别：女 年龄：53 门诊号： 费别（自费、医保、公费、其它）
病情、临床诊断：脉细数，舌淡，有齿痕，苔薄白。
怔忡，服前方后心悸、失眠、胃脘不适均已改善，现仍自汗、心烦、舌根肿痛。

处方：
西洋参10g 生北芪10g 紫参10g
麦门冬15g 五味子3g 灵磁石5g
乌贼骨10g 西砂仁4g 阿胶珠10g
银柴胡15g 地骨皮15g 浮小麦15g
云茯神15g 炒枣仁15g 制鳖甲15g
生甘草5g

14付水煎服日一付早晚分服

医师签名：孙光荣 2012年11月16日

十九、乳腺疾病方

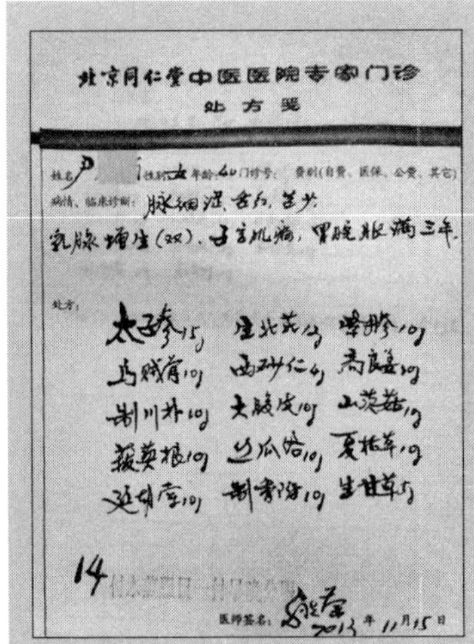

北京同仁堂中医医院专家门诊
处方笺

姓名：尹 性别：女 年龄：40 门诊号： 费别（自费、医保、公费、其它）
病情、临床诊断：脉细涩，舌红，苔少。
乳腺增生（双）、子宫肌瘤，胃脘胀满三年。

处方：
太子参15g 生北芪15g 紫参10g
乌贼骨10g 西砂仁4g 高良姜10g
制川朴10g 大腹皮10g 山慈菇10g
藤梨根10g 丝瓜络10g 夏枯草10g
延胡索10g 制香附10g 生甘草5g

14付水煎服日一付早晚分服

医师签名：孙光荣 2013年11月15日

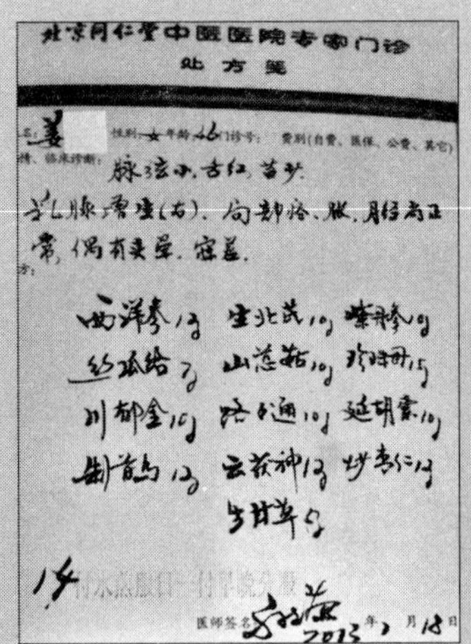

北京同仁堂中医医院专家门诊
处方笺

姓名：姜 性别：女 年龄：46 门诊号： 费别（自费、医保、公费、其它）
病情、临床诊断：脉弦小，舌红，苔少。
乳腺增生（右）、局部疼、胀，月经尚正常，偶有头晕、寐差。

处方：
西洋参12g 生北芪10g 紫参10g
丝瓜络7g 山慈菇10g 珍珠母15g
川郁金10g 路路通10g 延胡索10g
制首乌12g 云茯神12g 炒枣仁12g
生甘草5g

14付水煎服日一付早晚分服

医师签名：孙光荣 2013年?月18日

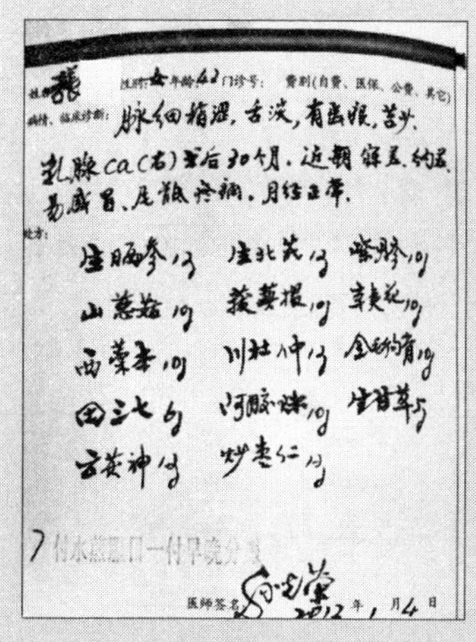

姓名：张 性别：女 年龄：42 门诊号： 费别（自费、医保、公费、其它）

病情、临床诊断：脉细稍涩，舌淡，有齿痕，苔少。乳腺ca（右）术后10个月。近期乏力、纳差、易感冒、足跟疼痛。月经正常。

处方：

生晒参15g 生北芪15g 紫胶10g

山慈菇10g 菝葜根10g 辛夷花10g

山茱萸10g 川杜仲15g 金狗脊10g

田三七6g 阿胶珠10g 生甘草5g

云茯神15g 炒枣仁15g

7付 水煎服日一付早晚分服

医师签名：孙光荣 2012年1月4日

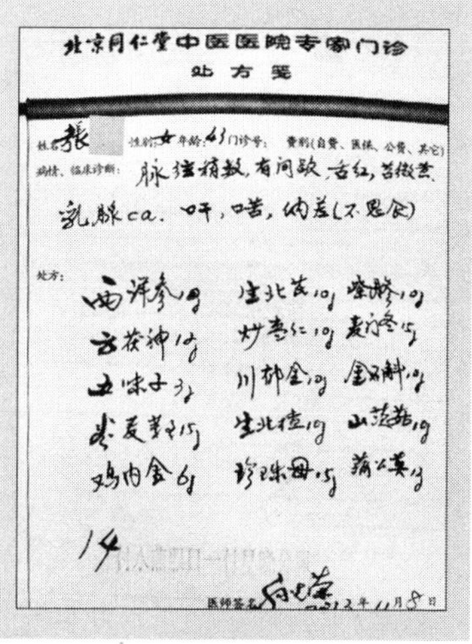

北京同仁堂中医医院专家门诊

处方笺

姓名：张 性别：女 年龄：43 门诊号： 费别（自费、医保、公费、其它）

病情、临床诊断：脉弦稍数，有间歇，舌红，苔微黄。乳腺ca。口干，口苦，纳差（不思食）

处方：

西洋参10g 生北芪10g 紫胶10g

云茯神15g 炒枣仁10g 麦门冬15g

五味子3g 川郁金10g 金石斛10g

炒麦芽15g 生北楂10g 山慈菇10g

鸡内金6g 珍珠母15g 蒲公英15g

14付 水煎服日一付早晚分服

医师签名：孙光荣 2012年11月8日

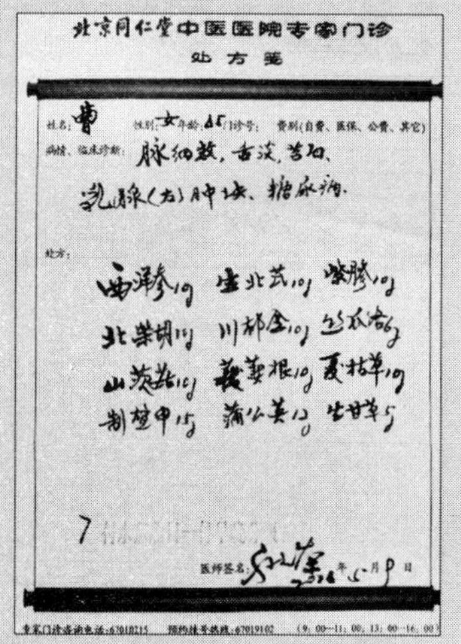

北京同仁堂中医医院专家门诊

处方笺

姓名：曹 性别：女 年龄：45 门诊号： 费别（自费、医保、公费、其它）

病情、临床诊断：脉细数，舌淡，苔白。乳腺（右）肿块、糖尿病。

处方：

西洋参10g 生北芪10g 紫胶10g

北柴胡10g 川郁金10g 丝瓜络6g

山慈菇10g 菝葜根10g 夏枯草10g

制鳖甲15g 蒲公英15g 生甘草5g

7付 水煎服日一付早晚分服

医师签名：孙光荣 2016年5月9日

专家门诊咨询电话：67018215 预约挂号热线：67019102 （9:00—11:00，13:00—16:00）

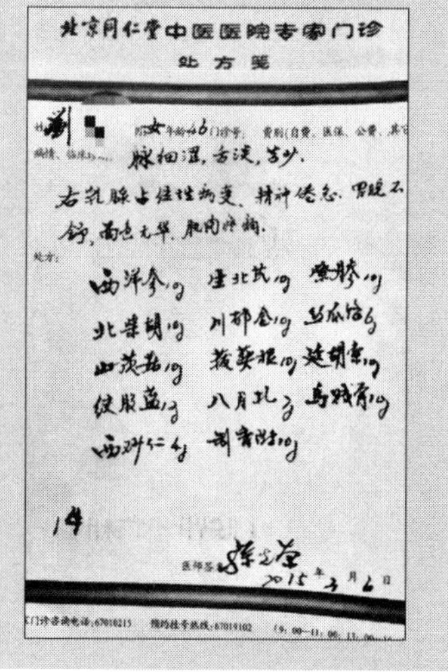

北京同仁堂中医医院专家门诊

处方笺

姓名：刘 性别：女 年龄：46 门诊号： 费别（自费、医保、公费、其它）

病情、临床诊断：脉细涩，舌淡，苔少。右乳腺占位性病变、精神倦怠、胃脘不舒，面色无华，肌肉疼痛。

处方：

西洋参10g 生北芪10g 紫胶10g

北柴胡10g 川郁金10g 丝瓜络6g

山慈菇10g 菝葜根10g 延胡索10g

绞股蓝10g 八月札3g 乌贼骨10g

西砂仁4g 制香附10g

14付

医师签名：孙光荣 2015年3月6日

专家门诊咨询电话：67018215 预约挂号热线：67019102 （9:00—11:00，13:00—16:00）

二十、消化系统疾病方

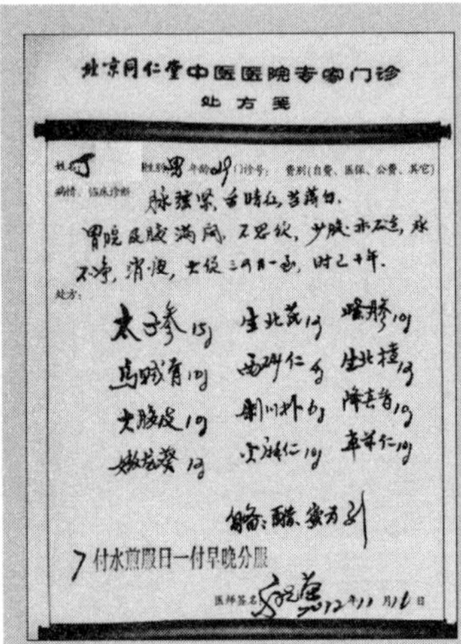

北京同仁堂中医医院专家门诊
处方笺

姓名：丁 性别：男 年龄：49 门诊号： 费别（自费、医保、公费、其它）

病情、临床诊断：脉弦紧，舌暗红，苔薄白。
胃脘及腹满闷，不思饮，少腹亦不适，[illegible]不净，消瘦，大便三两日一次，时已十年。

处方：

太子参15g 生北芪15g 紫[illegible]10g
乌贼骨10g 西砂仁6g 生北楂15g
大腹皮10g 制川朴6g 降真香10g
[illegible]15g 火麻仁10g 郁李仁10g

忌食：酸辣、[illegible]

7付水煎服日一付早晚分服

医师签名：孙光荣 2012年11月16日

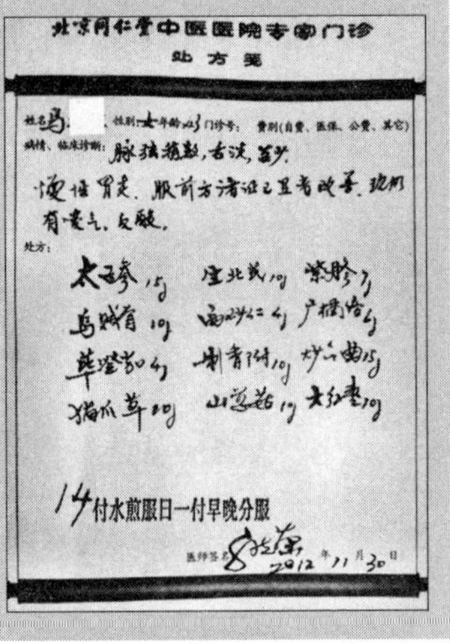

北京同仁堂中医医院专家门诊
处方笺

姓名：马 性别：女 年龄：43 门诊号： 费别（自费、医保、公费、其它）

病情、临床诊断：脉弦稍数，舌淡，苔少。
慢性胃炎，服前方诸证已显著改善，现时有嗳气、反酸。

处方：

太子参15g 生北芪10g 紫[illegible]7g
乌贼骨10g 西砂仁4g 广橘络6g
荜澄茄6g 制香附10g 炒六曲15g
猫爪草10g 山慈菇10g 大红枣10g

14付水煎服日一付早晚分服

医师签名：孙光荣 2012年11月30日

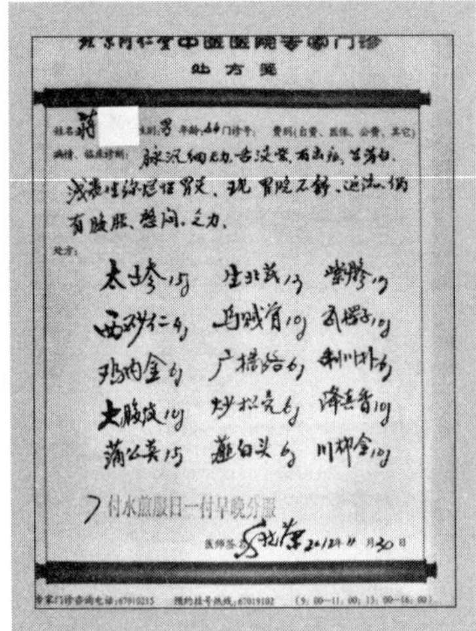

北京同仁堂中医医院专家门诊
处方笺

姓名：蒋 性别：男 年龄：44 门诊号： 费别（自费、医保、公费、其它）

病情、临床诊断：脉沉细无力，舌淡紫，有齿痕，苔薄白。
浅表性糜烂性胃炎，现胃脘不舒，进食后有腹胀、憋闷、乏力。

处方：

太子参15g 生北芪15g 紫[illegible]10g
西砂仁6g 乌贼骨10g 瓦楞子10g
鸡内金6g 广橘络6g 制川朴6g
大腹皮10g 炒枳壳6g 降真香10g
蒲公英15g 薤白头6g 川郁金10g

7付水煎服日一付早晚分服

医师签名：孙光荣 2012年11月30日

专家门诊咨询电话：67019215 预约挂号热线：67019182 （9:00—11:00，13:00—16:00）

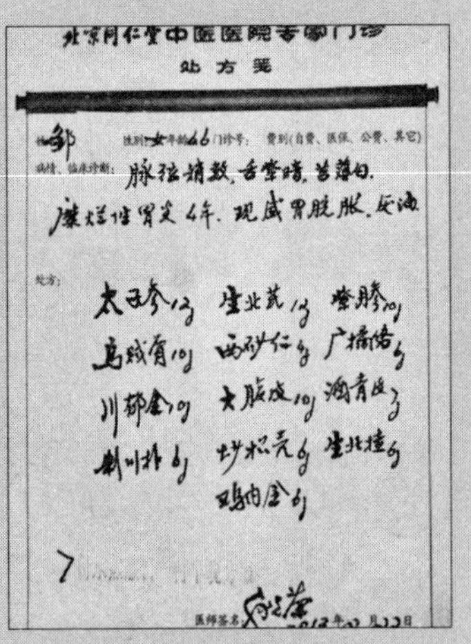

北京同仁堂中医医院专家门诊
处方笺

姓名：郑 性别：女 年龄：66 门诊号： 费别（自费、医保、公费、其它）

病情、临床诊断：脉弦稍数，舌紫暗，苔薄白。
糜烂性胃炎4年，现感胃脘胀、反酸。

处方：

太子参15g 生北芪15g 紫[illegible]10g
乌贼骨10g 西砂仁6g 广橘络6g
川郁金10g 大腹皮10g 酒青皮6g
制川朴6g 炒枳壳6g 生北楂6g
鸡内金6g

7付水煎服日一付早晚分服

医师签名：孙光荣 2012年11月23日

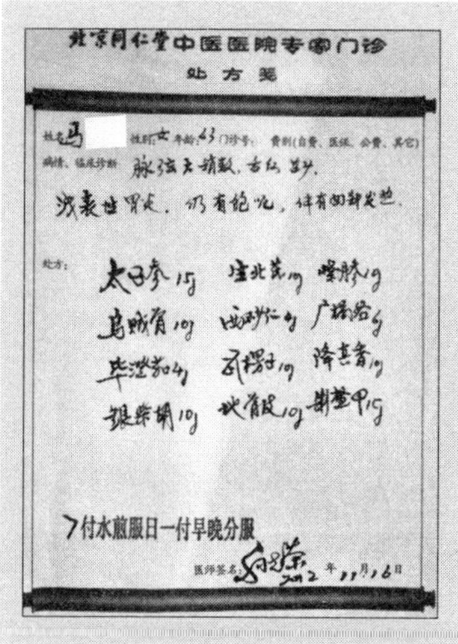

北京同仁堂中医医院专家门诊

处方笺

姓名：马 性别：女 年龄：43 门诊号： 费别（自费、医保、公费、其它）

病情、临床诊断：脉弦无神韧，舌红苔少，

浅表性胃炎，仍有绝经，伴有烘热盗汗。

处方：

太子参15g 生北芪10g 紫丹参10g

乌贼骨10g 西砂仁6g 广橘络6g

荜澄茄4g 瓜蒌子10g 佛手香10g

银柴胡10g 地骨皮10g 鳖甲15g

7付水煎服日一付早晚分服

医师签名：孙光荣 2012年11月16日

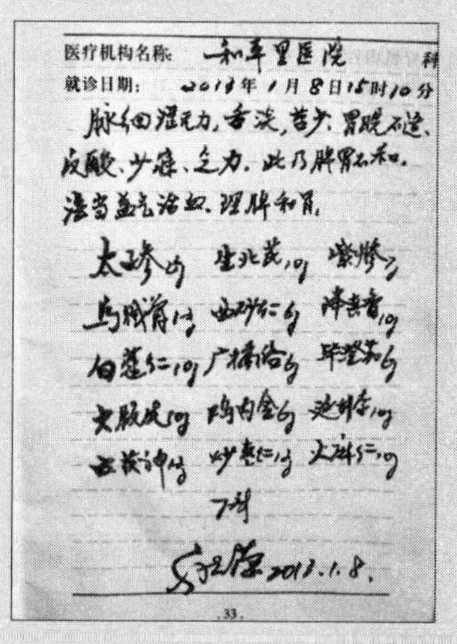

医疗机构名称：和平里医院

就诊日期：2013年1月8日15时10分

脉细涩无力，舌淡，苔少，胃脘不适、反酸、少寐、乏力。此乃脾胃不和。法当益气活血、理脾和胃。

太子参6g 生北芪10g 紫丹参7g

乌贼骨10g 西砂仁6g 佛手香10g

白蔻仁10g 广橘络6g 荜澄茄6g

大腹皮10g 鸡内金6g 延胡索10g

云茯神15g 炒枣仁15g 火麻仁10g

7剂

孙光荣 2013.1.8.

.33.

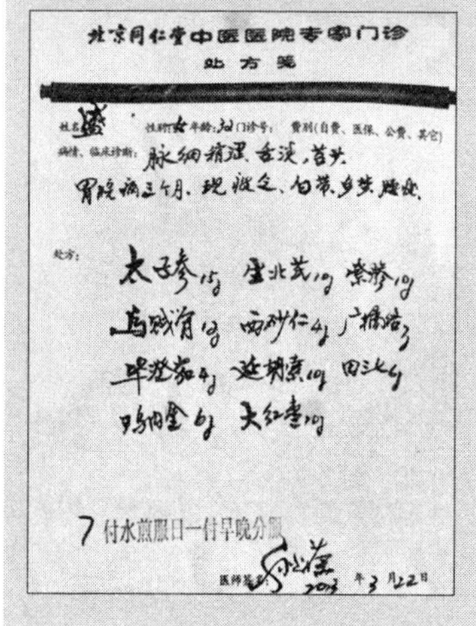

北京同仁堂中医医院专家门诊

处方笺

姓名：盛 性别：女 年龄：32 门诊号： 费别（自费、医保、公费、其它）

病情、临床诊断：脉细稍涩，舌淡，苔少，

胃脘痛三个月，现微乏，白带多时腰酸。

处方：

太子参15g 生北芪10g 紫丹参10g

乌贼骨10g 西砂仁4g 广橘络7g

荜澄茄4g 延胡索10g 田七6g

鸡内金6g 大红枣10g

7付水煎服日一付早晚分服

医师签名：孙光荣 2013年3月22日

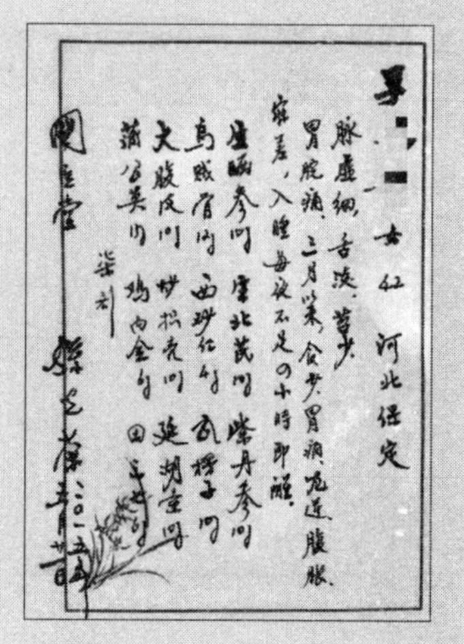

马 女 42 河北保定

脉虚细，舌淡，苔少

胃脘痛，二月以来，食少，胃痛，泛逆，腹胀，

寐差，入睡每夜不足四小时即醒。

生晒参10g 生北芪10g 紫丹参10g

乌贼骨10g 西砂仁6g 瓜蒌子10g

大腹皮10g 炒枳壳10g 延胡索10g

蒲公英10g 鸡内金6g 田三七6g

鉴别

孙光荣 二〇一三年 月廿五日

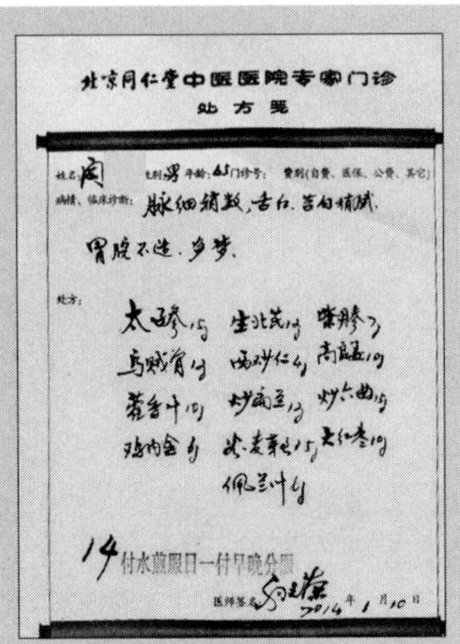

北京同仁堂中医医院专家门诊

处方笺

姓名：阎 性别：男 年龄：65 门诊号： 费别（自费、医保、公费、其它）

病情、临床诊断：脉细稍数，舌红，苔白稍腻。胃脘不适，多梦。

处方：

太子参15g 生北芪15g 紫丹参7g
乌贼骨15g 西砂仁6g 高良姜10g
藿香叶10g 炒扁豆15g 炒六曲15g
鸡内金6g 炒麦芽15g 大红枣10g
佩兰叶6g

14付水煎服日一付早晚分服

医师签名：孙光荣 2014年1月10日

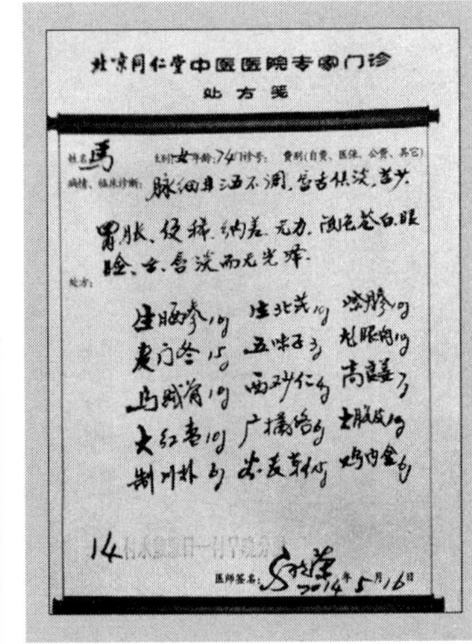

北京同仁堂中医医院专家门诊

处方笺

姓名：马 性别：女 年龄：74 门诊号： 费别（自费、医保、公费、其它）

病情、临床诊断：脉细且涩不润，舌质淡，苔少。胃胀，便稀，纳差，无力，面色苍白，眼睑、舌、唇淡而无光泽。

处方：

生晒参10g 生北芪10g 紫丹参10g
麦门冬15g 五味子3g 龙眼肉10g
乌贼骨10g 西砂仁6g 高良姜7g
大红枣10g 广橘络6g 大腹皮10g
制川朴6g 炒麦芽15g 鸡内金6g

14付水煎服日一付早晚分服

医师签名：孙光荣 2014年5月16日

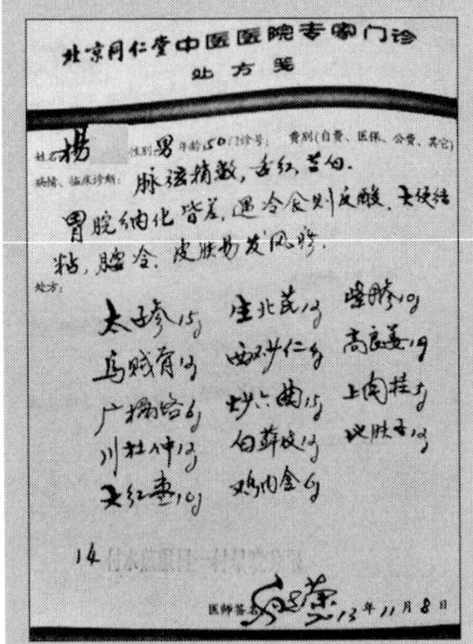

北京同仁堂中医医院专家门诊

处方笺

姓名：杨 性别：男 年龄：50 门诊号： 费别（自费、医保、公费、其它）

病情、临床诊断：脉弦稍数，舌红，苔白。胃脘消化较差，遇冷食则反酸，大便粘，脘冷，皮肤易发风疹。

处方：

太子参15g 生北芪15g 紫丹参10g
乌贼骨15g 西砂仁6g 高良姜10g
广橘络6g 炒六曲15g 上肉桂3g
川杜仲15g 白鲜皮15g 地肤子15g
大红枣10g 鸡内金6g

14付水煎服日一付早晚分服

医师签名：孙光荣 13年11月8日

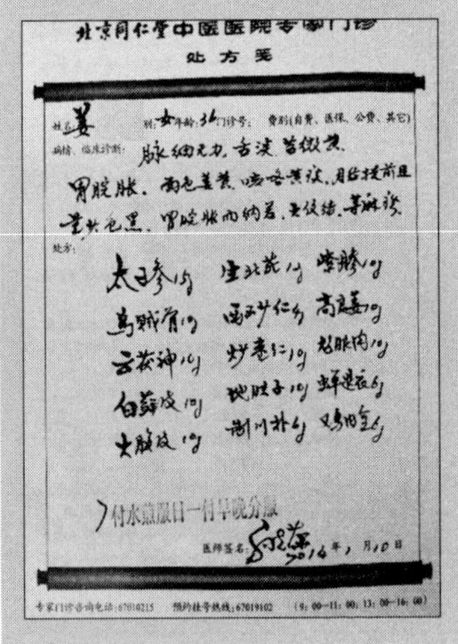

北京同仁堂中医医院专家门诊

处方笺

姓名：姜 性别：女 年龄：36 门诊号： 费别（自费、医保、公费、其它）

病情、临床诊断：脉细无力，舌淡，苔微黄。胃脘胀，面色萎黄，呃逆嗳气，月经提前且量少色黑，胃脘胀而纳差，大便结，荨麻疹。

处方：

太子参15g 生北芪15g 紫丹参10g
乌贼骨10g 西砂仁6g 高良姜10g
云茯神10g 炒枣仁10g 龙眼肉10g
白鲜皮10g 地肤子10g 蝉退衣6g
大腹皮10g 制川朴6g 鸡内金6g

7付水煎服日一付早晚分服

医师签名：孙光荣 2014年1月10日

专家门诊咨询电话：67010215 预约挂号热线：67019102 （9:00—11:00；13:00—16:00）

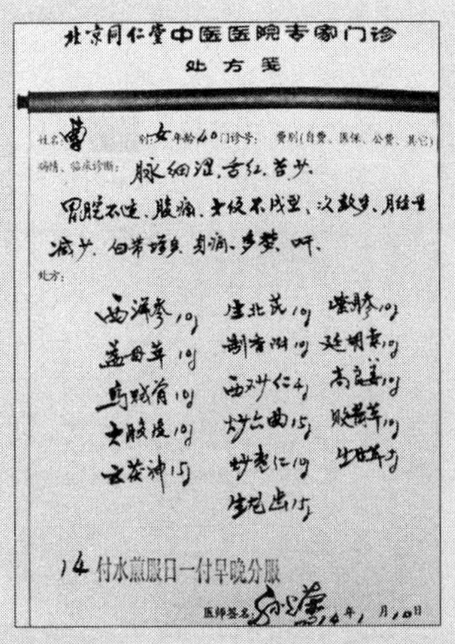

北京同仁堂中医医院专家门诊
处方笺
姓名：曹 性别：女 年龄：60 门诊号： 费别（自费、医保、公费、其它）
病情、临床诊断：脉细涩，舌红，苔少。
胃脘不适、腹痛、大便不成型、次数多、月经量减少，白带增多，头痛、多梦，口干。
处方：
西洋参10g 生北芪10g 黄芩10g
益母草10g 制香附10g 延胡索10g
乌贼骨10g 西砂仁4g 高良姜10g
大腹皮10g 炒六曲15g 败酱草10g
云茯神15g 炒枣仁10g 生甘草5g
生龙齿15g
14付水煎服日一付早晚分服
医师签名：孙光荣 2014年1月10日

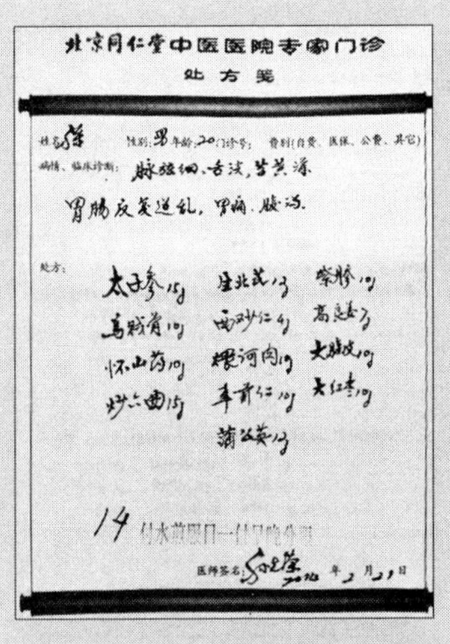

北京同仁堂中医医院专家门诊
处方笺
姓名：孙 性别：男 年龄：20 门诊号： 费别（自费、医保、公费、其它）
病情、临床诊断：脉弦细，舌淡，苔黄滑。
胃肠反复紊乱，胃痛，腹泻。
处方：
太子参15g 生北芪10g 黄芩10g
乌贼骨10g 西砂仁4g 高良姜6g
怀山药10g 煨诃肉10g 大腹皮10g
炒六曲15g 车前仁10g 大红枣10g
蒲公英10g
14付水煎服日一付早晚分服
医师签名：孙光荣 2010年2月21日

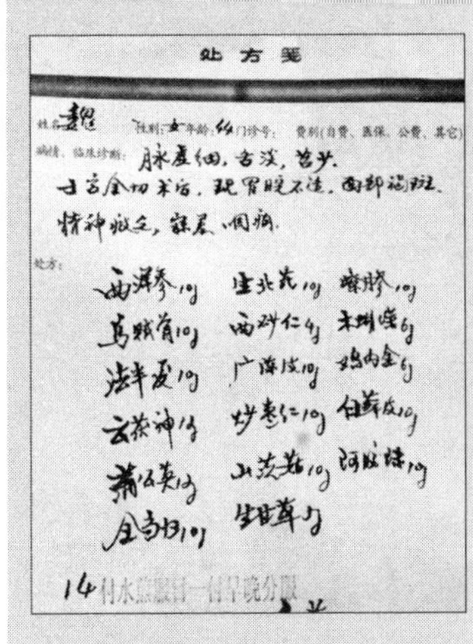

处方笺
姓名：王 性别：女 年龄：44 门诊号： 费别（自费、医保、公费、其它）
病情、临床诊断：脉虚细，舌淡，苔少。
子宫全切术后，现胃脘不适，面部褐斑，精神欠佳，寐差，咽痛。
处方：
西洋参10g 生北芪10g 黄芩10g
乌贼骨10g 西砂仁4g 木蝴蝶6g
法半夏10g 广陈皮10g 鸡内金6g
云茯神15g 炒枣仁10g 白鲜皮10g
蒲公英10g 山慈菇10g 阿胶珠10g
全当归10g 生甘草5g
14付水煎服日一付早晚分服

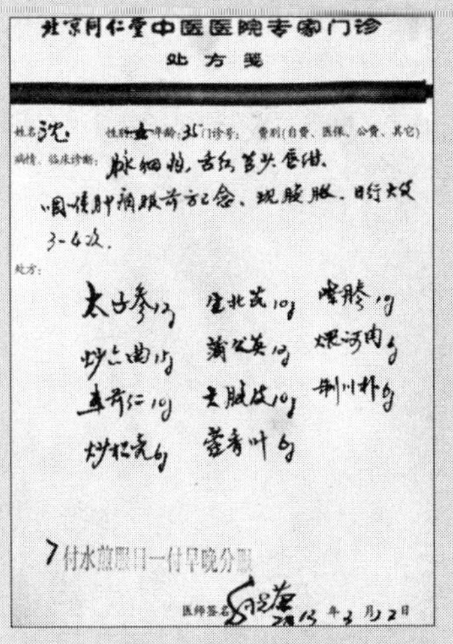

北京同仁堂中医医院专家门诊
处方笺
姓名：沈 性别：女 年龄：35 门诊号： 费别（自费、医保、公费、其它）
病情、临床诊断：脉细弱，舌红，苔少微腻。
咽喉肿痛腹部不适，现腹胀，日行大便3-4次。
处方：
太子参15g 生北芪10g 黄芩10g
炒六曲15g 蒲公英10g 煨诃肉6g
车前仁10g 大腹皮10g 制川朴6g
炒枳壳6g 藿香叶6g
7付水煎服日一付早晚分服
医师签名：孙光荣 2013年3月2日

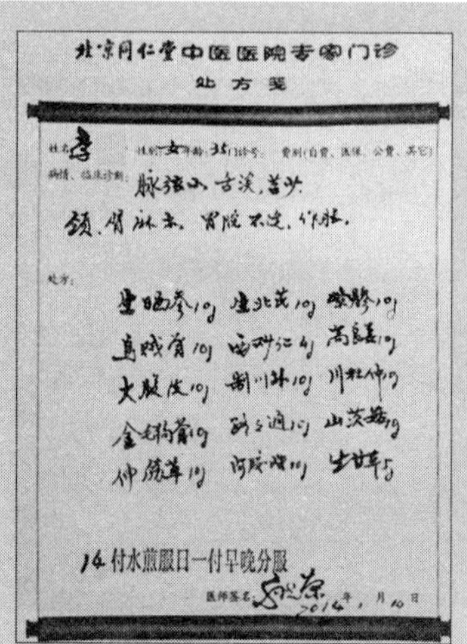

北京同仁堂中医医院专家门诊
处方笺

姓名：李 性别：女 年龄：35 门诊号： 费别(自费、医保、公费、其它)
病情、临床诊断：脉弦小，舌淡，苔少。
颈、背麻木，胃脘不适，纳[illegible]。

处方：
生晒参10g 生北芪10g 紫丹参10g
乌贼骨10g 西砂仁4g 高良姜10g
大腹皮10g 制川朴10g 川杜仲10g
金狗脊10g 路路通10g 山茱萸10g
伸筋草10g 阿胶珠10g 生甘草5g

14付水煎服日一付早晚分服

医师签名：孙光荣 2014年 月10日

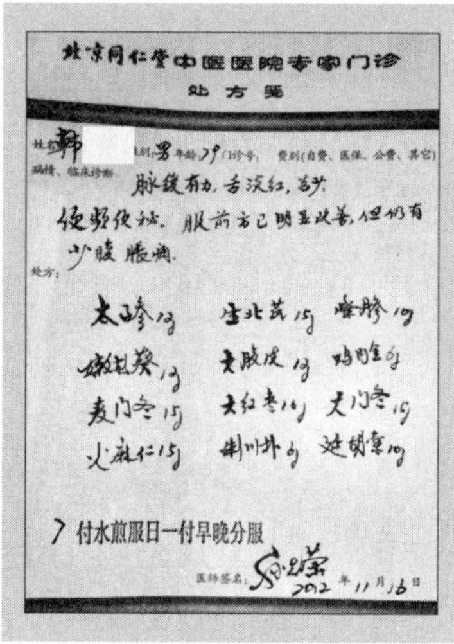

北京同仁堂中医医院专家门诊
处方笺

姓名：郭 性别：男 年龄：79 门诊号： 费别(自费、医保、公费、其它)
病情、临床诊断：脉弦有力，舌淡红，苔少。
[illegible]，服前方已明显改善，但仍有少腹胀痛。

处方：
太子参15g 生北芪15g 紫丹参10g
嫩龙葵15g 大腹皮15g 鸡内金6g
麦门冬15g 大红枣10g 天门冬15g
火麻仁15g 制川朴6g 延胡索10g

7付水煎服日一付早晚分服

医师签名：孙光荣 2012年11月16日

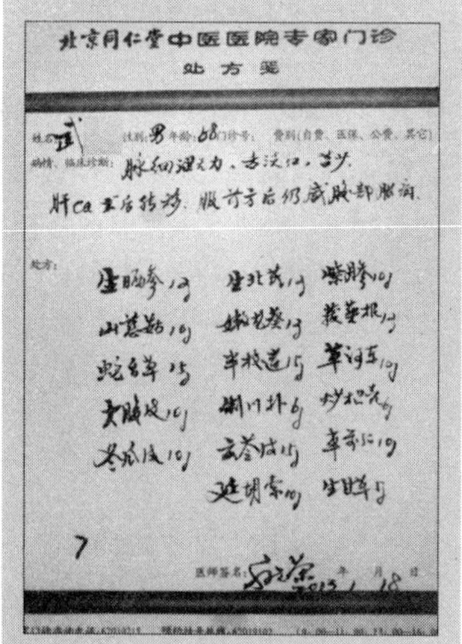

北京同仁堂中医医院专家门诊
处方笺

姓名：武 性别：男 年龄：68 门诊号： 费别(自费、医保、公费、其它)
病情、临床诊断：脉细涩无力，舌淡红，苔少。
肝ca术后转移，服前方后仍感腹部胀痛。

处方：
生晒参10g 生北芪10g 紫丹参10g
山慈菇10g 嫩龙葵15g 藤梨根15g
蛇舌草15g 半枝莲15g 草河车10g
大腹皮10g 制川朴6g 炒枳壳6g
冬瓜皮10g 云茯苓15g 车前仁10g
延胡索10g 生甘草5g

7

医师签名：孙光荣 2013年1月18日

专家门诊咨询电话：67010215 预约挂号热线：67019102 (9:00—11:00，13:00—16:00)

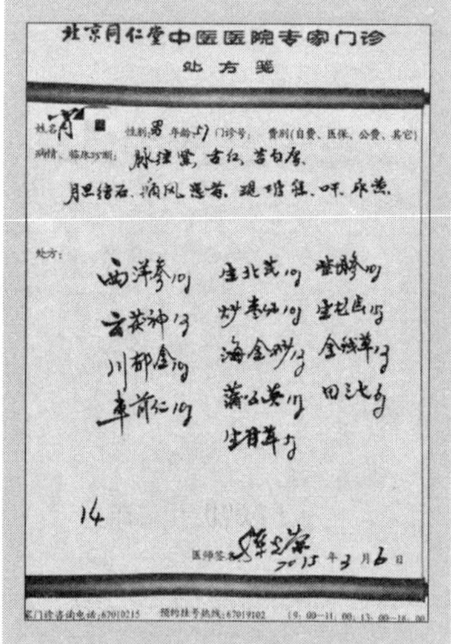

北京同仁堂中医医院专家门诊
处方笺

姓名：肖 性别：男 年龄：57 门诊号： 费别(自费、医保、公费、其它)
病情、临床诊断：脉弦紧，舌红，苔白厚。
胆结石、痛风患者，[illegible]。

处方：
西洋参10g 生北芪10g 紫丹参10g
云茯神15g 炒枣仁10g 生龙齿15g
川郁金10g 海金沙15g 金钱草15g
车前仁10g 蒲公英15g 田三七6g
生甘草5g

14

医师签名：孙光荣 2013年3月6日

专家门诊咨询电话：67010215 预约挂号热线：67019102 (9:00—11:00，13:00—16:00)

医疗机构名称：北京同仁堂中医院 科

就诊日期：2015年3月27日11时50分

张 女 29

脉弦细，舌淡暗，苔少。

肠道应激综合征。胃脘不舒，嗳气、腹部胀、便溏，多梦。

生晒参5g 生北芪10g 紫丹参10g

乌贼骨10g 西砂仁6g 降真香5g

白蔻仁5g 大腹皮10g 炒枳壳6g

白鲜皮10g 姜厚朴10g 莱菔子10g

干荷叶6g 云茯神15g 炒枣仁15g

大红枣10g

x 14

孙光荣

·1·

医疗机构名称：同仁堂中医院 科

就诊日期：2015年4月3日10时55分

袁 女 50

脉细，舌淡，苔少。

直肠ca术后6个月，现咽干，胃痛胃胀，不寐。

西洋参10g 生北芪10g 紫丹参10g

云茯神15g 炒枣仁10g 灯心草5g

乌贼骨10g 西砂仁6g 高良姜5g

嫩龙葵15g 山茱萸10g 藤梨根10g

蒲公英15g 生甘草5g

14剂

孙光荣

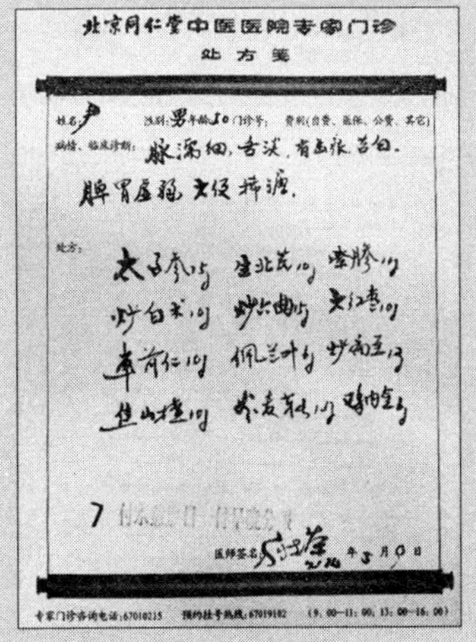

北京同仁堂中医医院专家门诊

处方笺

姓名 尹 性别 男 年龄 50 门诊号： 费别（自费、医保、公费、其它）

病情、临床诊断：脉濡细，舌淡，有齿痕，苔白。

脾胃虚弱，大便溏泄。

处方：

太子参15g 生北芪10g 紫丹参10g

炒白术10g 炒六曲15g 大红枣10g

车前仁10g 佩兰叶6g 炒扁豆15g

焦山楂10g 炒麦芽15g 鸡内金6g

7

医师签名 孙光荣 2013年3月10日

专家门诊咨询电话：67010215 预约挂号热线：67019182 （9:00—11:00，13:00—16:00）

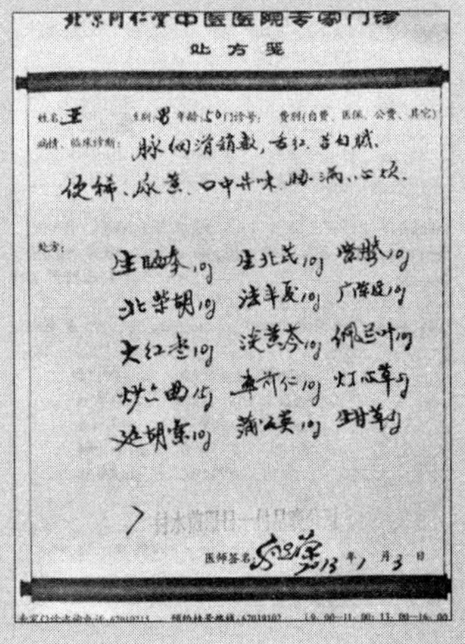

北京同仁堂中医医院专家门诊

处方笺

姓名 王 性别 男 年龄 50 门诊号： 费别（自费、医保、公费、其它）

病情、临床诊断：脉细滑稍数，舌红，苔白腻。

便稀、腹胀、口中异味、胁满、心烦。

处方：

生晒参10g 生北芪10g 紫丹参10g

北柴胡10g 法半夏10g 广陈皮10g

大红枣10g 淡黄芩10g 佩兰叶10g

炒六曲15g 车前仁10g 灯心草5g

延胡索10g 蒲公英10g 生甘草5g

7

医师签名 孙光荣 2013年1月3日

二十一、调糖方

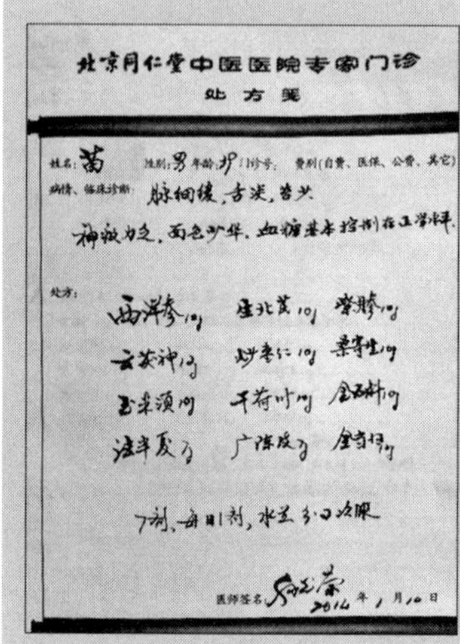

北京同仁堂中医医院专家门诊
处方笺

姓名：苗 性别：男 年龄：57 门诊号： 费别（自费、医保、公费、其它）
病情、临床诊断：脉细缓，舌淡，苔少
神疲乏力，面色少华，血糖基本控制在正常水平。

处方：
西洋参10g 生北芪10g 紫丹参10g
云茯神10g 炒枣仁10g 桑寄生10g
玉米须10g 干荷叶10g 金石斛10g
法半夏9g 广陈皮9g 全当归10g

7剂，每日1剂，水煎分2次服

医师签名：孙光荣 2014年1月10日

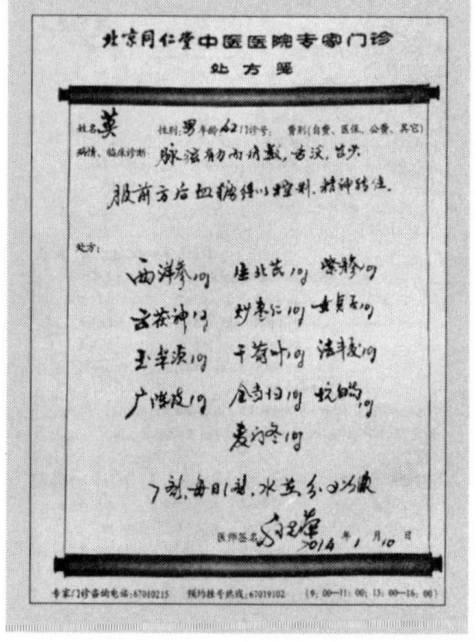

北京同仁堂中医医院专家门诊
处方笺

姓名：莫 性别：男 年龄：62 门诊号： 费别（自费、医保、公费、其它）
病情、临床诊断：脉弦有力而稍数，舌淡，苔少
服前方后血糖得以控制，精神转佳。

处方：
西洋参10g 生北芪10g 紫丹参10g
云茯神10g 炒枣仁10g 女贞子10g
玉米须10g 干荷叶10g 法半夏10g
广陈皮10g 全当归10g 杭白芍10g
麦门冬10g

7剂，每日1剂，水煎分2次服

医师签名：孙光荣 2014年1月10日

专家门诊咨询电话：67010215 预约挂号热线：67019102 （9：00—11：00；13：00—16：00）

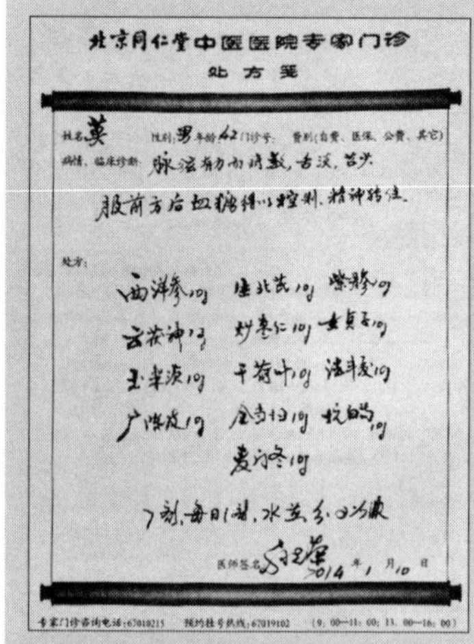

北京同仁堂中医医院专家门诊
处方笺

姓名：莫 性别：男 年龄：62 门诊号： 费别（自费、医保、公费、其它）
病情、临床诊断：脉弦有力而稍数，舌淡，苔少
服前方后血糖得以控制，精神转佳。

处方：
西洋参10g 生北芪10g 紫丹参10g
云茯神10g 炒枣仁10g 女贞子10g
玉米须10g 干荷叶10g 法半夏10g
广陈皮10g 全当归10g 杭白芍10g
麦门冬10g

7剂，每日1剂，水煎分2次服

医师签名：孙光荣 2014年1月10日

专家门诊咨询电话：67010215 预约挂号热线：67019102 （9：00—11：00；13：00—16：00）

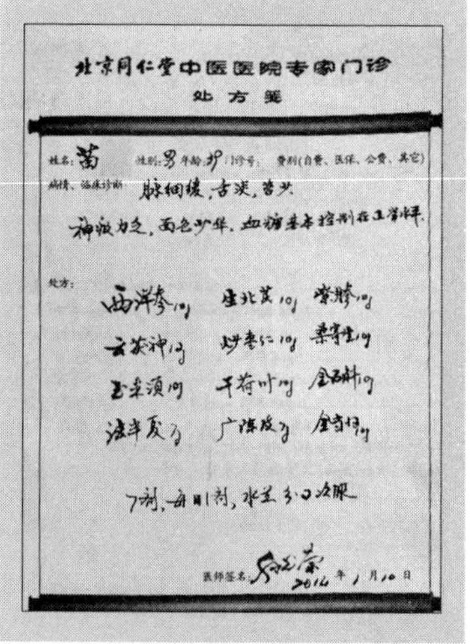

北京同仁堂中医医院专家门诊
处方笺

姓名：苗 性别：男 年龄：57 门诊号： 费别（自费、医保、公费、其它）
病情、临床诊断：脉细缓，舌淡，苔少
神疲乏力，面色少华，血糖基本控制在正常水平。

处方：
西洋参10g 生北芪10g 紫丹参10g
云茯神10g 炒枣仁10g 桑寄生10g
玉米须10g 干荷叶10g 金石斛10g
法半夏9g 广陈皮9g 全当归10g

7剂，每日1剂，水煎分2次服

医师签名：孙光荣 2014年1月10日

二十二、妇科疾病方

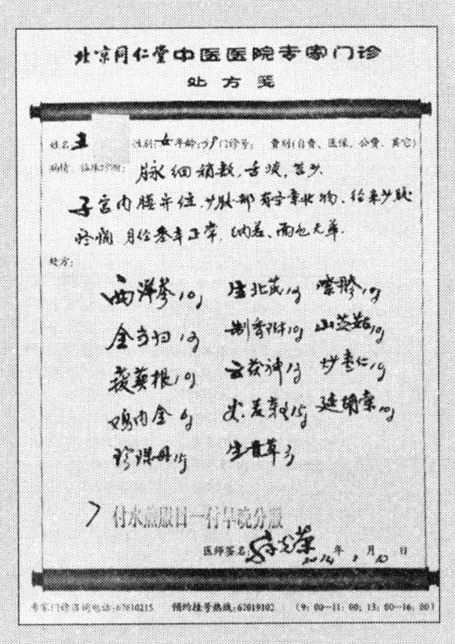

北京同仁堂中医医院专家门诊

处方笺

姓名：王 性别：女 年龄：37 门诊号： 费别（自费、医保、公费、其它）

病情、临床诊断：脉细滑数，舌淡，苔少。

子宫内膜异位，少腹部有包囊状物，经来少腹疼痛，月经基本正常，纳差、面色无华。

处方：

西洋参10g 生北芪15g 紫丹参10g

金当归10g 制香附10g 山慈菇10g

菝葜根10g 云茯神15g 炒枣仁15g

鸡内金5g 炙[illegible]15g 延胡索10g

珍珠母15g 生甘草5g

7 付水煎服日一付早晚分服

医师签名：孙光荣 2014年1月10日

专家门诊咨询电话：67010215 预约挂号热线：67019102 （9:00—11:00，13:00—16:00）

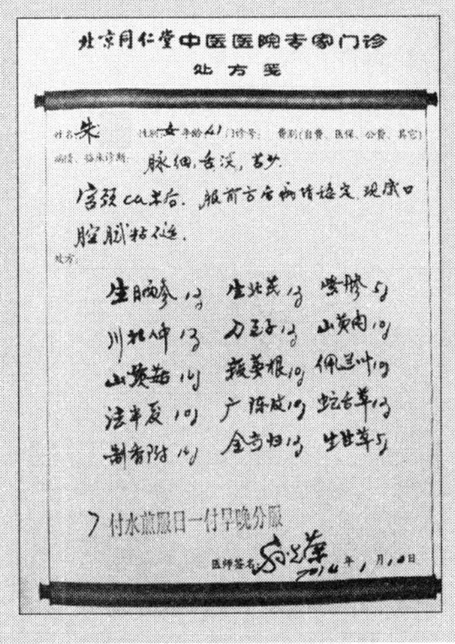

北京同仁堂中医医院专家门诊

处方笺

姓名：朱 性别：女 年龄：41 门诊号： 费别（自费、医保、公费、其它）

病情、临床诊断：脉细，舌淡，苔少。

宫颈ca术后，服前方后病情稳定，现感口腔膜粘[illegible]。

处方：

生晒参15g 生北芪15g 紫丹参5g

川杜仲15g 刀豆子15g 山萸肉10g

山慈菇10g 菝葜根10g 佩兰叶10g

法半夏10g 广陈皮10g 蛇舌草15g

制香附10g 金当归15g 生甘草5g

7 付水煎服日一付早晚分服

医师签名：孙光荣 2014年1月10日

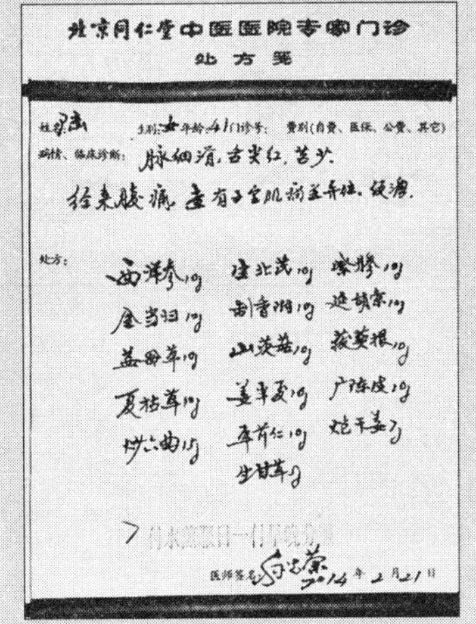

北京同仁堂中医医院专家门诊

处方笺

姓名：[illegible] 性别：女 年龄：41 门诊号： 费别（自费、医保、公费、其它）

病情、临床诊断：脉细滑，舌尖红，苔少。

经来腹痛，查有子宫肌瘤并异位，便溏。

处方：

西洋参10g 生北芪10g 紫丹参10g

金当归10g 制香附10g 延胡索10g

益母草10g 山慈菇10g 菝葜根10g

夏枯草10g 姜半夏10g 广陈皮10g

炒六曲15g 车前仁10g 炮干姜5g

生甘草5g

7 付水煎服日一付早晚分服

医师签名：孙光荣 2014年2月21日

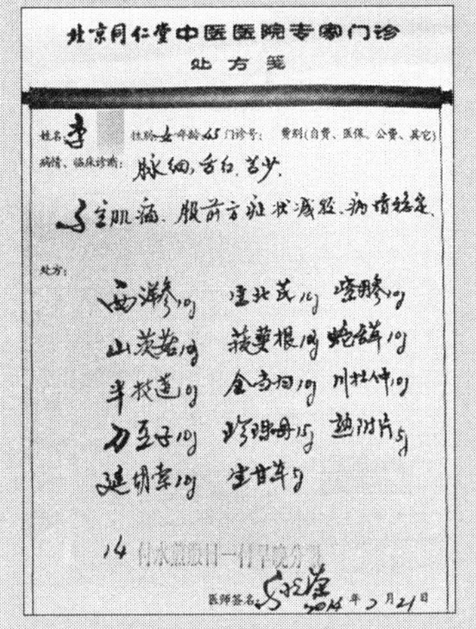

北京同仁堂中医医院专家门诊

处方笺

姓名：李 性别：女 年龄：65 门诊号： 费别（自费、医保、公费、其它）

病情、临床诊断：脉细，舌白，苔少。

子宫肌瘤，服前方症状减轻，病情稳定。

处方：

西洋参10g 生北芪10g 紫丹参10g

山慈菇10g 菝葜根10g 蛇舌草10g

半枝莲10g 金当归10g 川杜仲10g

刀豆子10g 珍珠母15g 熟附片5g

延胡索10g 生甘草5g

14 付水煎服日一付早晚分服

医师签名：孙光荣 2014年2月21日

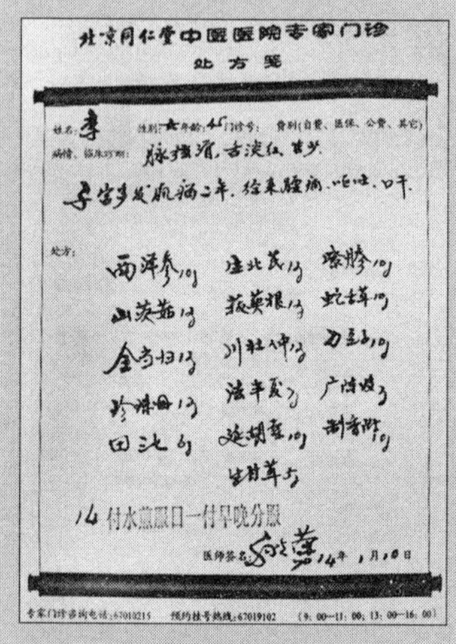

北京同仁堂中医医院专家门诊

处方笺

姓名：李　性别：女　年龄：45　门诊号：　费别（自费、医保、公费、其它）

病情、临床诊断：脉弦滑，舌淡红，苔少。

子宫多发肌瘤二年，经来腹痛，心慌，口干。

处方：

西洋参10g　生北芪15g　紫丹参10g

山慈菇15g　藤梨根15g　蛇舌草10g

全当归15g　川杜仲15g　刀豆子10g

珍珠母15g　法半夏9g　广陈皮9g

田七6g　延胡索10g　制香附10g

生甘草5g

14付水煎服日一付早晚分服

医师签名：　14年1月10日

专家门诊咨询电话：67018215　预约挂号热线：67019102　（9：00—11：00，13：00—16：00）

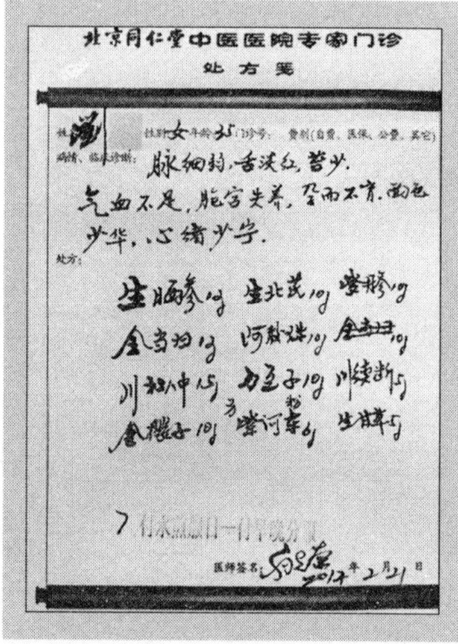

北京同仁堂中医医院专家门诊

处方笺

性别：女　年龄：35　门诊号：　费别（自费、医保、公费、其它）

病情、临床诊断：脉细弱，舌淡红，苔少。

气血不足，胞宫失养，孕而不育，面色少华，心绪少宁。

处方：

生晒参10g　生北芪10g　紫丹参10g

全当归10g　阿胶珠10g　~~全当归~~10g

川杜仲15g　刀豆子10g　川续断15g

金樱子10g　紫河车（粉）6g　生甘草5g

7付水煎服日一付早晚分服

医师签名：　2017年2月21日

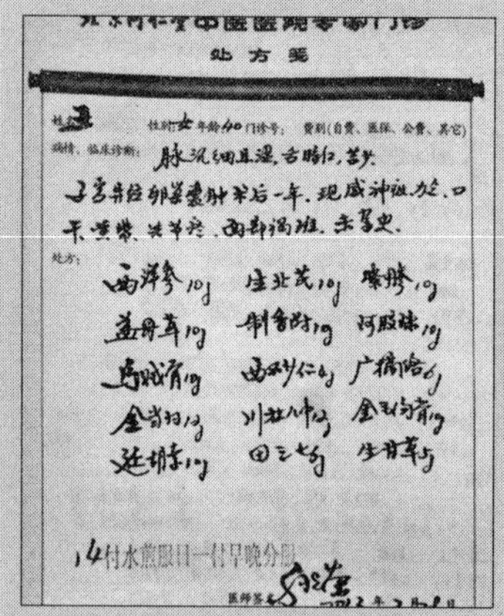

北京同仁堂中医医院专家门诊

处方笺

性别：女　年龄：40　门诊号：　费别（自费、医保、公费、其它）

病情、临床诊断：脉沉细且涩，舌暗红，苔少。

子宫异位卵巢囊肿术后一年，现感神疲、乏力、口干、烦躁、失眠、面部褐斑、未孕史。

处方：

西洋参10g　生北芪10g　紫丹参10g

益母草10g　制香附10g　阿胶珠10g

乌贼骨10g　西砂仁6g　广橘络6g

全当归10g　川杜仲10g　金狗脊10g

延胡索10g　田三七6g　生甘草5g

14付水煎服日一付早晚分服

医师签名：

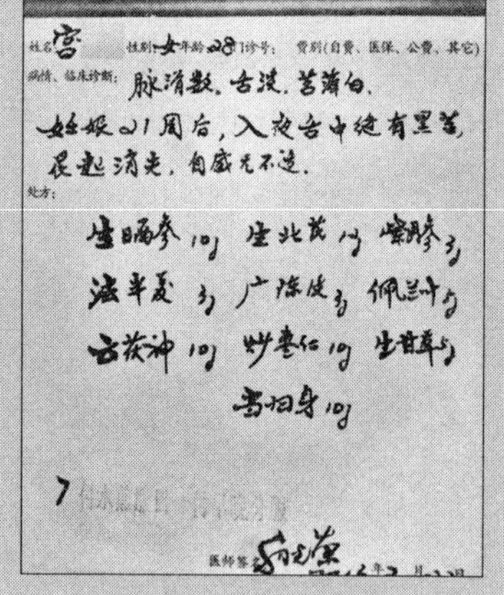

姓名：宫　性别：女　年龄：28　门诊号：　费别（自费、医保、公费、其它）

病情、临床诊断：脉滑数，舌淡，苔薄白。

妊娠21周后，入夜舌中线有黑苔，晨起消失，自感无不适。

处方：

生晒参10g　生北芪15g　紫丹参3g

法半夏3g　广陈皮3g　佩兰叶6g

云茯神10g　炒枣仁10g　生甘草5g

当归身10g

7付水煎服日一付早晚分服

医师签名：

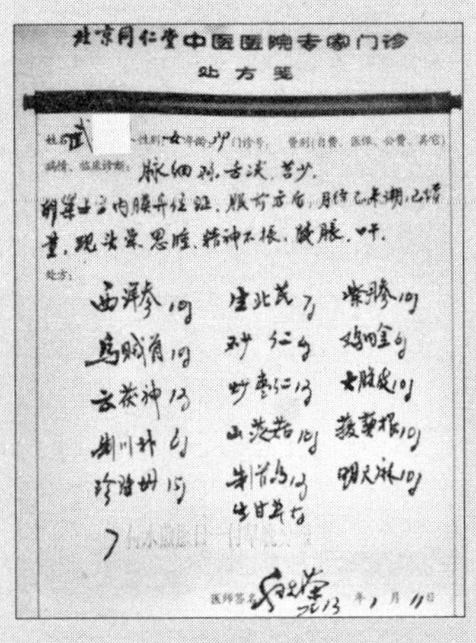

北京同仁堂中医医院专家门诊

处方笺

姓名：武　性别：女　年龄：39　门诊号：　费别（自费、医保、公费、其它）

病情、临床诊断：脉细弦，舌淡，苔少。卵巢子宫内膜异位症，服前方后，月经已来潮，已经量，现头晕、恶心、精神不振、腹胀、口干。

处方：

西洋参10g　生北芪7g　紫丹参10g

乌贼骨10g　砂仁6g　鸡内金6g

云茯神15g　炒枣仁15g　大腹皮10g

川朴6g　山慈菇10g　菝葜根10g

珍珠母15g　制首乌15g　明天麻10g

生甘草5g

7付水煎服日一付早晚分服

医师签名：孙光荣　2013年1月11日

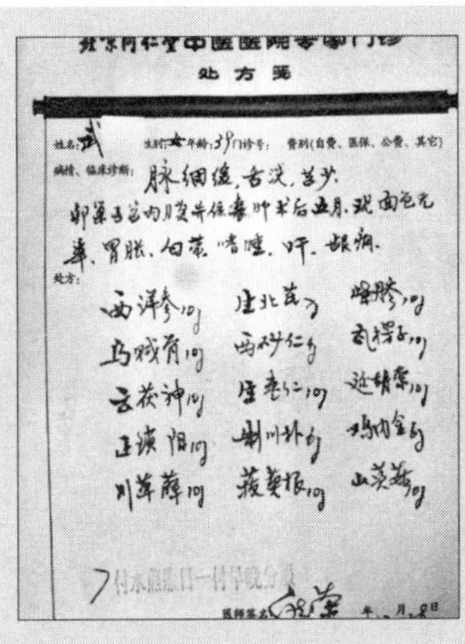

北京同仁堂中医医院专家门诊

处方笺

姓名：武　性别：女　年龄：39　门诊号：　费别（自费、医保、公费、其它）

病情、临床诊断：脉细缓，舌淡，苔少。卵巢子宫内膜异位症术后五月，现面色无华，胃胀、白带、嗜睡、口干、眼涩。

处方：

西洋参10g　生北芪7g　紫丹参10g

乌贼骨10g　西砂仁4g　蔓荆子10g

云茯神10g　生枣仁10g　延胡索10g

玉蝴蝶10g　川朴6g　鸡内金6g

川萆薢10g　菝葜根10g　山慈菇10g

7付水煎服日一付早晚分服

医师签名：孙光荣　年　月8日

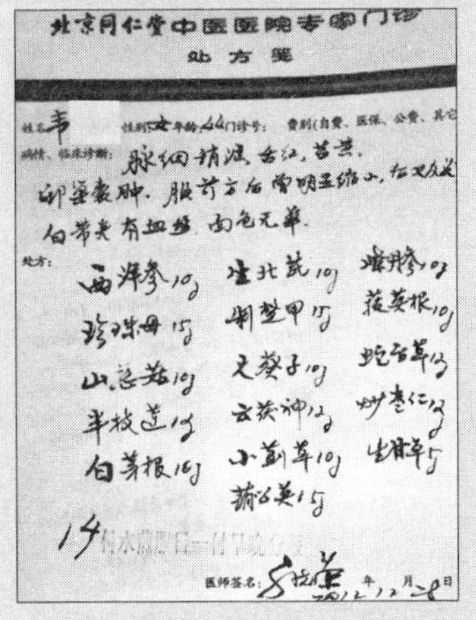

北京同仁堂中医医院专家门诊

处方笺

姓名：韦　性别：女　年龄：44　门诊号：　费别（自费、医保、公费、其它）

病情、临床诊断：脉细稍涩，舌红，苔黄。卵巢囊肿，服前方后囊明显缩小，经又反复，白带夹有血丝，面色无华。

处方：

西洋参10g　生北芪10g　紫丹参10g

珍珠母15g　制鳖甲15g　菝葜根10g

山慈菇10g　天葵子10g　蛇舌草15g

半枝莲15g　云茯神12g　炒枣仁12g

白茅根10g　小蓟草10g　生甘草5g

蒲公英15g

14付水煎服日一付早晚分服

医师签名：孙光荣　2012年12月28日

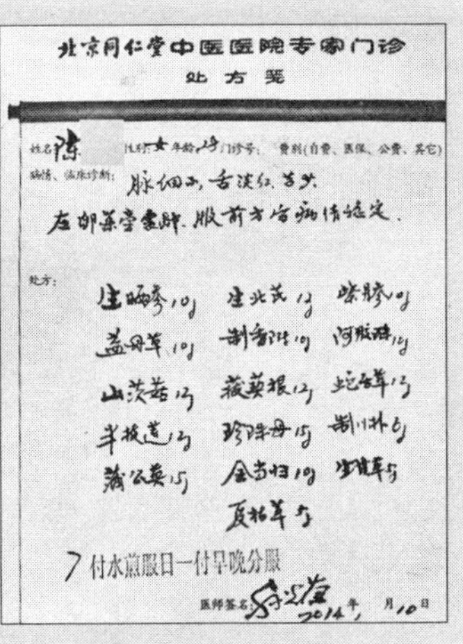

北京同仁堂中医医院专家门诊

处方笺

姓名：陈　性别：女　年龄：29　门诊号：　费别（自费、医保、公费、其它）

病情、临床诊断：脉细弦，舌淡红，苔少。左卵巢囊肿，服前方后病情稳定。

处方：

生晒参10g　生北芪15g　紫丹参10g

益母草10g　制香附10g　阿胶珠10g

山慈菇15g　菝葜根12g　蛇舌草15g

半枝莲15g　珍珠母15g　川朴6g

蒲公英15g　全当归10g　生甘草5g

夏枯草5g

7付水煎服日一付早晚分服

医师签名：孙光荣　2014年　月10日

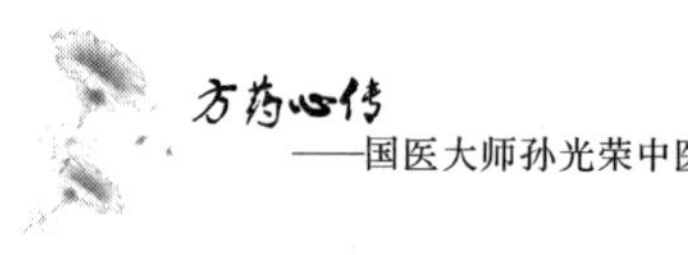

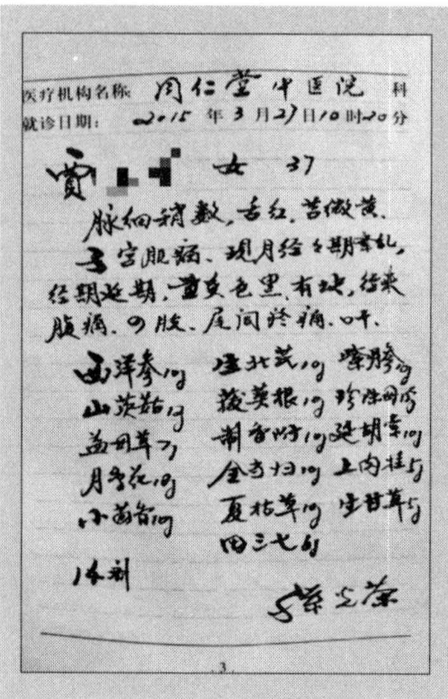
医疗机构名称：同仁堂中医院 科
就诊日期：2015年3月27日10时20分

贾×× 女 37
脉细稍数，舌红，苔微黄。
子宫肌瘤，现月经经期紊乱，经期延期，量多色黑，有块，经来腹痛，四肢、腰间疼痛，口干。

西洋参10g 生北芪10g 紫丹参10g
山慈菇10g 菝葜根10g 珍珠母10g
益母草7g 制香附10g 延胡索10g
月季花10g 全当归10g 上肉桂5g
小茴香10g 夏枯草10g 生甘草5g
田三七5g

14剂

孙光荣

·3·

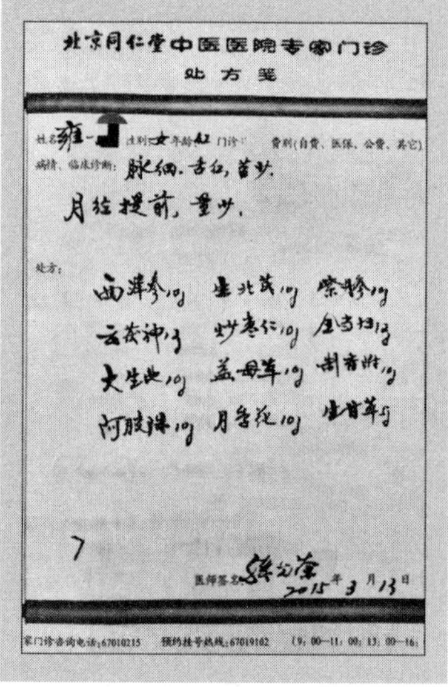
北京同仁堂中医医院专家门诊
处方笺

姓名：雍× 性别：女 年龄：42 门诊号： 费别（自费、医保、公费、其它）
病情、临床诊断：脉细，舌红，苔少。
月经提前，量少。

处方：
西洋参10g 生北芪10g 紫丹参10g
云茯神15g 炒枣仁10g 全当归15g
大生地10g 益母草15g 制香附10g
阿胶珠10g 月季花10g 生甘草5g

7

医师签名：孙光荣 2015年3月13日

专家门诊咨询电话：67010215 预约挂号热线：67019102 （9：00—11：00；13：00—16：

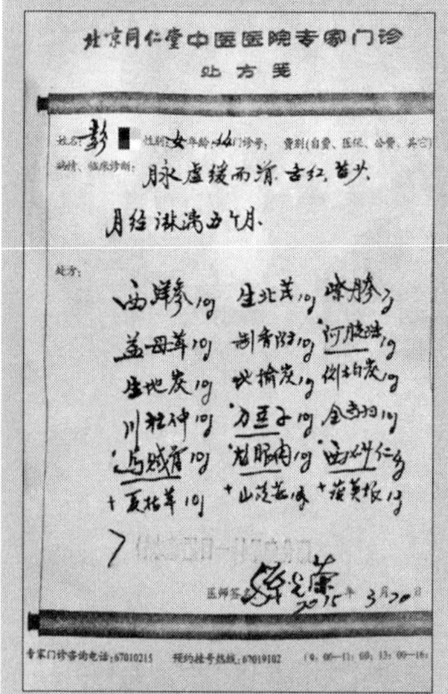
北京同仁堂中医医院专家门诊
处方笺

姓名：彭× 性别：女 年龄：44 门诊号： 费别（自费、医保、公费、其它）
病情、临床诊断：脉虚缓而滑，舌红，苔少。
月经淋漓五个月。

处方：
西洋参10g 生北芪10g 紫丹参7g
益母草10g 制香附10g 阿胶珠10g
生地炭10g 地榆炭10g 侧柏炭10g
川杜仲10g 刀豆子10g 全当归10g
乌贼骨10g 龙眼肉10g 西砂仁4g
+夏枯草10g +山慈菇10g +菝葜根15g

7

医师签名：孙光荣 2015年3月20日

专家门诊咨询电话：67010215 预约挂号热线：67019102 （9：00—11：00；13：00—16：

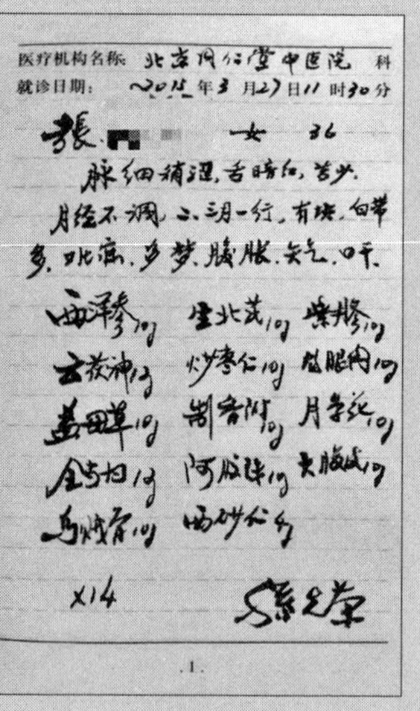
医疗机构名称：北京同仁堂中医院 科
就诊日期：2015年3月27日11时30分

张×× 女 36
脉细稍涩，舌暗红，苔少。
月经不调，二三月一行，有块，白带多，腰痛，多梦，腹胀，气短，口干。

西洋参10g 生北芪10g 紫丹参10g
云茯神15g 炒枣仁10g 龙眼肉10g
益母草10g 制香附10g 月季花10g
全当归15g 阿胶珠10g 大腹皮10g
乌贼骨10g 西砂仁4g

×14

孙光荣

·1·

医疗机构名称：北京同仁堂中医院 科
就诊日期：2015年5月15日9时45分

张：■ 女 38

脉细稍涩，舌淡，苔少。

痛经近8年，月经行期7-10天，量少，色黑，有块，少腹及腰经期冷痛，得热则缓解。

生晒参10g 生北芪10g 紫丹参10g
益母草15g 制香附10g 月季花10g
川红花6g 全当归10g 延胡索10g
泽兰叶10g 广陈皮10g 田三七6g
生甘草5g 吴茱萸10g

14剂，每次月经前七天，服7剂。

孙光荣

·1·

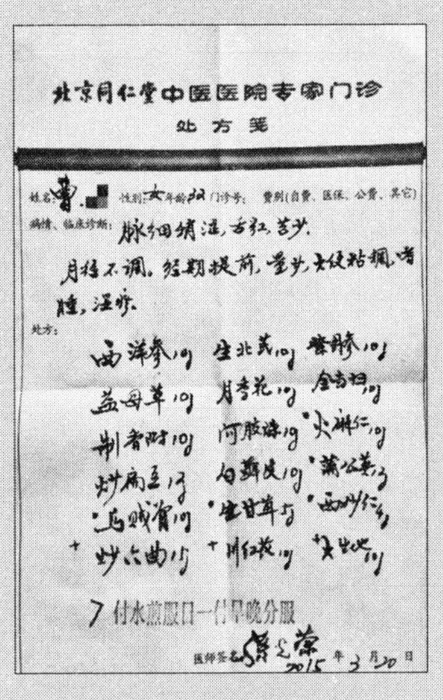

北京同仁堂中医医院专家门诊
处方笺

姓名：曹■ 性别：女 年龄：42 门诊号： 费别(自费、医保、公费、其它)
病情、临床诊断：脉细稍涩，舌红，苔少。
月经不调，经期提前，量少，大便粘稠，嗜睡，湿疹。

处方：
西洋参10g 生北芪10g 紫丹参10g
益母草10g 月季花10g 全当归10g
制香附10g 阿胶珠10g 火麻仁10g
炒扁豆15g 白鲜皮10g 蒲公英15g
乌贼骨10g 生甘草5g 西砂仁4g
炒六曲15g 川红花10g 大生地10g

7付水煎服日一付早晚分服

医师签名：孙光荣 2015年3月30日

处方笺

姓名：赵 性别：女 年龄：43 门诊号： 费别(自费、医保、公费、其它)
病情、临床诊断：脉弦细稍涩，舌红，苔薄白。
经来头痛、乏力。月经量多，有块，经来头痛，周身乏力，右乳结节，伴有白细胞减少，口干。

处方：
西洋参10g 生北芪10g 紫丹参10g
益母草10g 全当归10g 阿胶珠10g
云茯神15g 炒枣仁10g 正川芎5g
蔓荆子10g 延胡索10g 吴茱萸3g
乌贼骨10g 西砂仁4g 制川朴6g

7付水煎服日一付早晚分服

北京同仁堂中医医院专家门诊
处方笺

姓名：郑 性别：女 年龄：53 门诊号： 费别(自费、医保、公费、其它)
病情、临床诊断：脉沉数，舌红，苔少。
脱发，乏力，偶有盗汗，月经行期半月，口干。

处方：
西洋参15g 生北芪10g 紫丹参10g
川郁金10g 炙远志10g 石菖蒲10g
莲子芯10g 灯芯草3g 制首乌15g
云茯神15g 炒枣仁10g 生甘草5g
柏子仁10g 蒲公英15g

7付水煎服日一付早晚分服

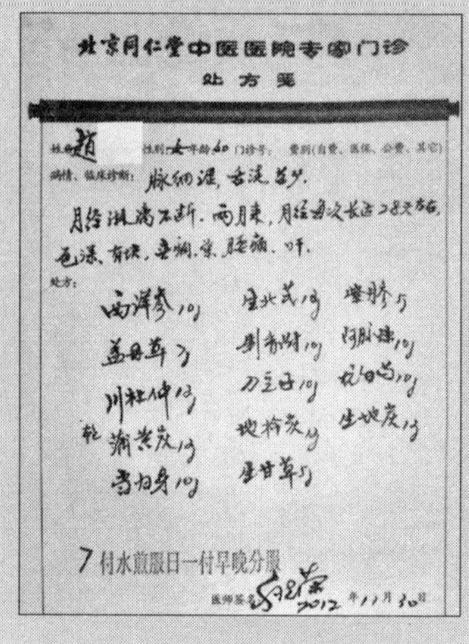
北京同仁堂中医医院专家门诊
处方笺

姓名：赵 性别：女 年龄：40 门诊号： 费别（自费、医保、公费、其它）
病情、临床诊断：脉细涩，舌淡，苔少。
月经淋漓不断，两月来，月经每次长达28天左右，色深，有块，头晕，乏，腰痛，[illegible]。
处方：
西洋参10g 生北芪15g 紫丹参5g
益母草5g 制香附10g 阿胶珠10g
川杜仲15g [illegible]子10g 杭白芍10g
炒蒲黄炭15g 地榆炭15g 生地炭15g
当归身10g 生甘草5g

7付水煎服日一付早晚分服
医师签名：孙光荣 2012年11月30日

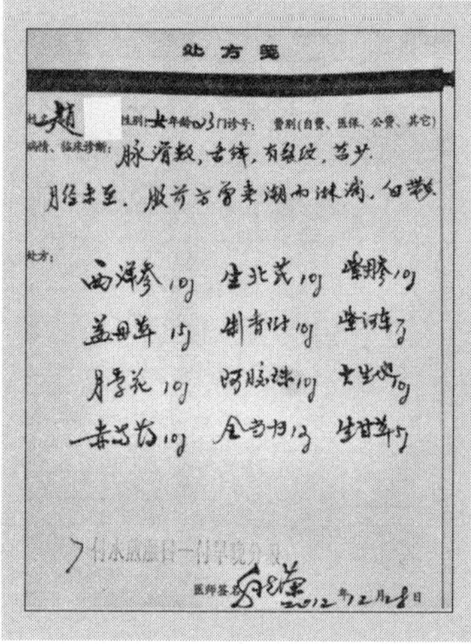
处方笺

姓名：赵 性别：女 年龄：43 门诊号： 费别（自费、医保、公费、其它）
病情、临床诊断：脉滑数，舌绛，有裂纹，苔少。
月经未至，服前方曾来潮而淋漓，白带[illegible]
处方：
西洋参10g 生北芪10g 紫丹参10g
益母草15g 制香附10g [illegible]5g
月季花10g 阿胶珠10g 女贞子10g
赤芍药10g 全当归15g 生甘草5g

7付水煎服日一付早晚分服
医师签名：孙光荣 2012年12月28日

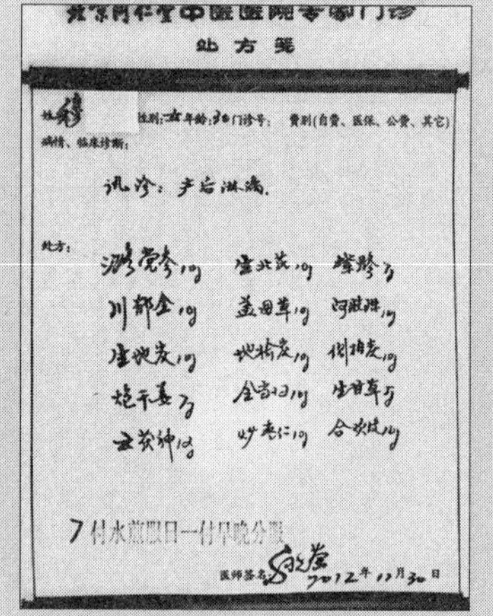
北京同仁堂中医医院专家门诊
处方笺

姓名：蒋 性别：女 年龄：30 门诊号： 费别（自费、医保、公费、其它）
病情、临床诊断：
问诊：产后淋漓。
处方：
潞党参10g 生北芪10g 紫丹参5g
川郁金10g 益母草10g 阿胶珠10g
生地炭10g 地榆炭10g 侧柏炭10g
炮干姜5g 全当归10g 生甘草5g
云茯神15g 炒枣仁10g 合欢皮10g

7付水煎服日一付早晚分服
医师签名：孙光荣 2012年11月30日

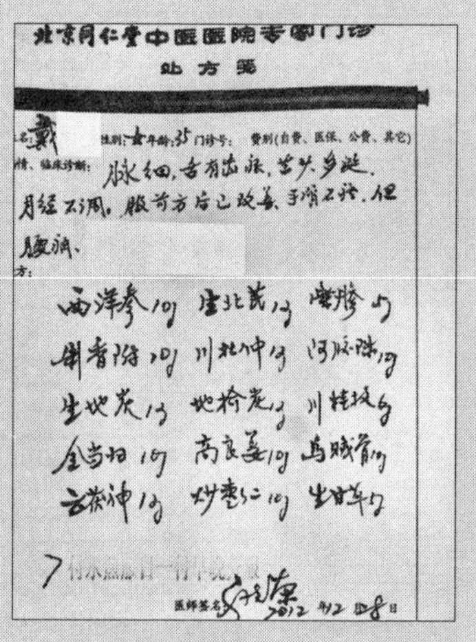
北京同仁堂中医医院专家门诊
处方笺

姓名：戴 性别：女 年龄：35 门诊号： 费别（自费、医保、公费、其它）
病情、临床诊断：脉细，舌有齿痕，苔少多涎。
月经不调，服前方后已改善，手脚不冷，但腹痛。
处方：
西洋参10g 生北芪15g 紫丹参5g
制香附10g 川杜仲15g 阿胶珠10g
生地炭15g 地榆炭15g 川桂枝6g
全当归10g 高良姜10g 乌贼骨10g
云茯神15g 炒枣仁10g 生甘草5g

7付水煎服日一付早晚分服
医师签名：孙光荣 2012年12月28日

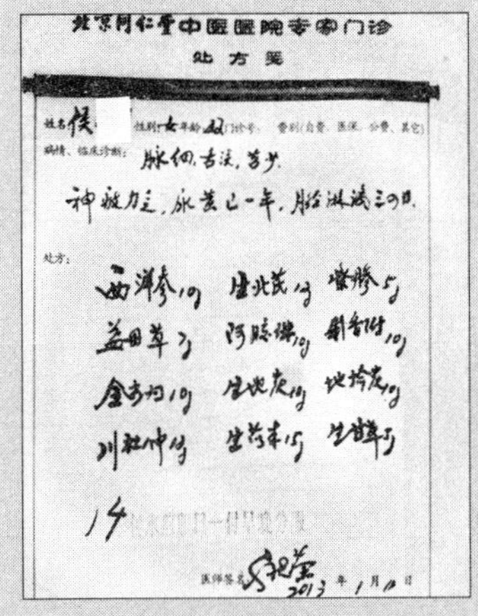

北京同仁堂中医医院专家门诊

处方笺

姓名：侯 性别：女 年龄：[illegible] 门诊号： 费别（自费、医保、公费、其它）

病情、临床诊断：脉细，舌淡，苔少。

神疲乏力，脉[illegible]一年，月经淋漓三日。

处方：

西洋参10g 生北芪10g 紫胎5g

益母草5g 阿胶珠10g 制香附10g

全当归10g 生地炭10g 地榆炭10g

川杜仲10g 生芍药15g 生甘草5g

14 付 水煎服日一付早晚分服

医师签名：孙光荣 2013年1月10日

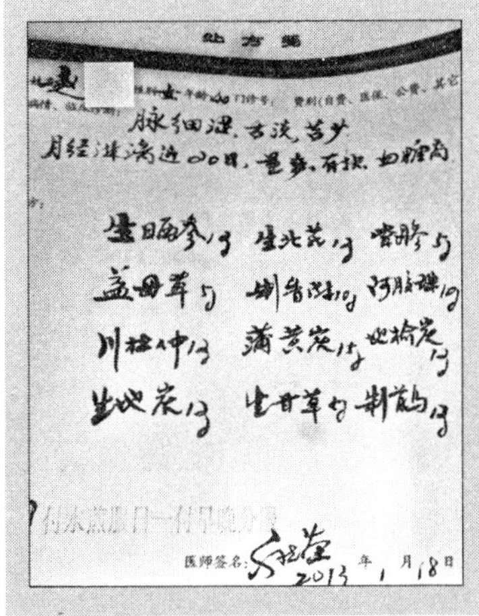

处方笺

姓名：袁 性别：女 年龄：40 门诊号： 费别（自费、医保、公费、其它）

病情、临床诊断：脉细涩，舌淡，苔少。

月经淋漓近20日，量少，有块，白带多。

处方：

生晒参10g 生北芪10g 紫胎5g

益母草5g 制香附10g 阿胶珠10g

川杜仲10g 蒲黄炭15g 地榆炭15g

生地炭10g 生甘草5g 制首乌10g

7 付 水煎服日一付早晚分服

医师签名：孙光荣 2013年1月18日

处方笺

姓名：魏 性别：女 年龄：40 门诊号： 费别（自费、医保、公费、其它）

病情、临床诊断：脉细涩，舌淡紫，苔白厚。

停经九年、未孕，服前方后，精神佳，但[illegible]，口干，消瘦。

处方：

西洋参10g 生北芪10g 紫胎10g

法半夏10g 广陈皮10g 佩兰10g

云茯神10g 炒枣仁10g 龙眼肉10g

川红花10g 制香附10g 当归身10g

阿胶珠10g 紫河车10g 生甘草5g

川杜仲10g 益母草10g

7 付 水煎服日一付早晚分服

医师签名：孙光荣 2013年2月22日

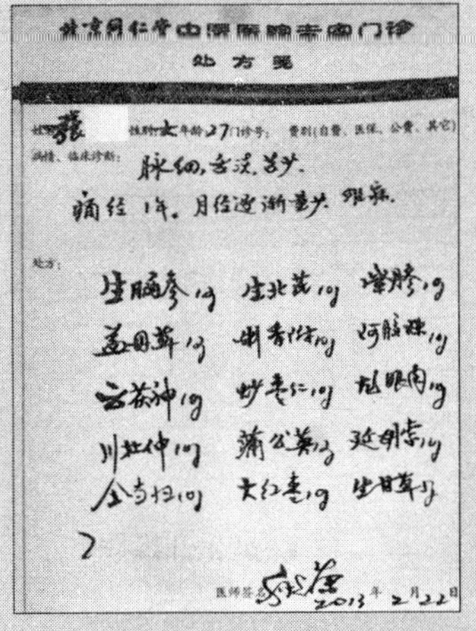

北京同仁堂中医医院专家门诊

处方笺

姓名：袁 性别：女 年龄：27 门诊号： 费别（自费、医保、公费、其它）

病情、临床诊断：脉细，舌淡，苔少。

痛经1年，月经逐渐量少，[illegible]。

处方：

生晒参10g 生北芪10g 紫胎10g

益母草10g 制香附10g 阿胶珠10g

云茯神10g 炒枣仁10g 龙眼肉10g

川杜仲10g 蒲公英10g 延胡索10g

全当归10g 大红枣10g 生甘草5g

7

医师签名：孙光荣 2013年2月22日

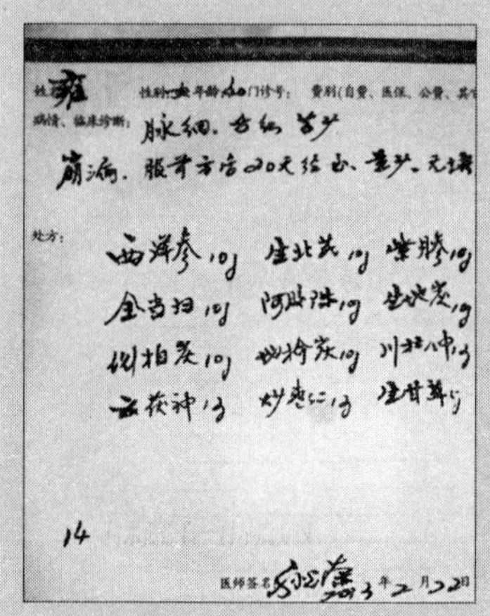
姓名： 性别：女 年龄：40 门诊号： 费别（自费、医保、公费、其它）
病情、临床诊断：脉细，舌红，苔少
崩漏，服前方后20天经至、量少、无块
处方：
西洋参10g 生北芪10g
14
医师签名：

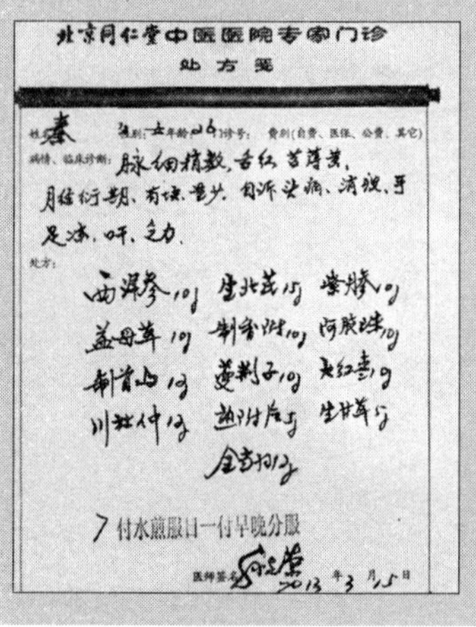
北京同仁堂中医医院专家门诊
处方笺
姓名：秦 性别：女 年龄：40 门诊号： 费别（自费、医保、公费、其它）
病情、临床诊断：脉细稍数，舌红，苔薄黄，
处方：
西洋参10g 生北芪15g
7 付水煎服日一付早晚分服
医师签名： 2013年3月5日

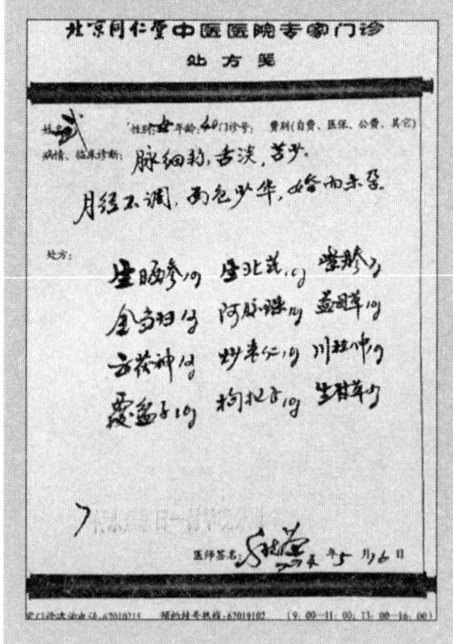
北京同仁堂中医医院专家门诊
处方笺
姓名： 性别：女 年龄：40 门诊号： 费别（自费、医保、公费、其它）
病情、临床诊断：脉细弱，舌淡，苔少，
月经不调，
处方：
生晒参10g 生北芪10g
7
医师签名： 年5月16日

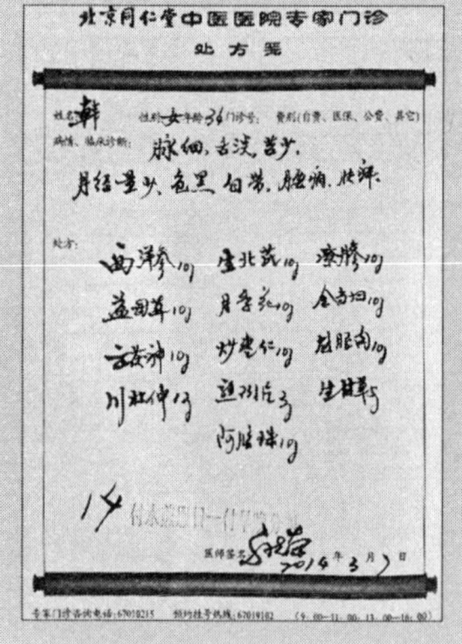
北京同仁堂中医医院专家门诊
处方笺
姓名：韩 性别：女 年龄：36 门诊号： 费别（自费、医保、公费、其它）
病情、临床诊断：脉细，舌淡，苔少，
处方：
西洋参10g 生北芪10g
14
医师签名： 2014年3月7日

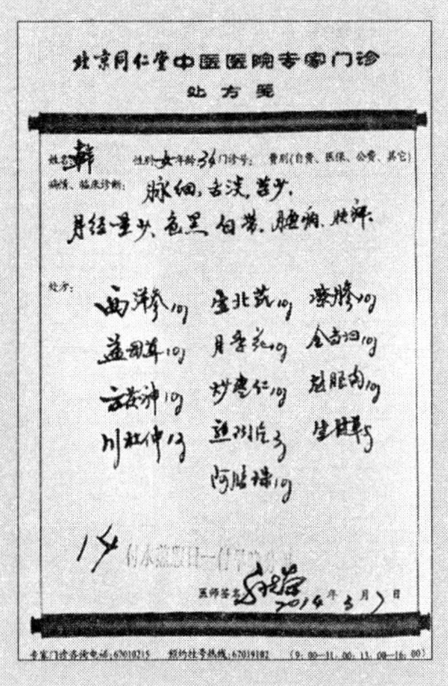

北京同仁堂中医医院专家门诊

处方笺

姓名：韩 性别：女 年龄：36 门诊号： 费别(自费、医保、公费、其它)

病情、临床诊断：脉细，舌淡，苔少，

月经量少，色黑，白带，腰痛，腹胀。

处方：

西洋参10g 生北芪10g [illegible]膝10g

益母草10g 月季花10g 全当归10g

云茯神10g 炒枣仁10g 龙眼肉10g

川杜仲10g [illegible]5g 生甘草5g

阿胶珠10g

14付 水煎服日一付早晚分服

医师签名：孙光荣 2014年3月7日

专家门诊咨询电话：67010215 预约挂号热线：67019102 (9:00—11:00，13:00—16:00)

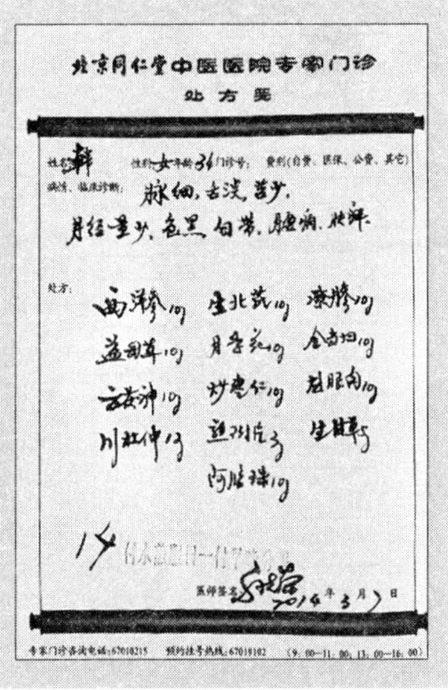

北京同仁堂中医医院专家门诊

处方笺

姓名：韩 性别：女 年龄：36 门诊号： 费别(自费、医保、公费、其它)

病情、临床诊断：脉细，舌淡，苔少，

月经量少，色黑，白带，腰痛，腹胀。

处方：

西洋参10g 生北芪10g [illegible]膝10g

益母草10g 月季花10g 全当归10g

云茯神10g 炒枣仁10g 龙眼肉10g

川杜仲10g [illegible]5g 生甘草5g

阿胶珠10g

14付 水煎服日一付早晚分服

医师签名：孙光荣 2014年3月7日

专家门诊咨询电话：67010215 预约挂号热线：67019102 (9:00—11:00，13:00—16:00)

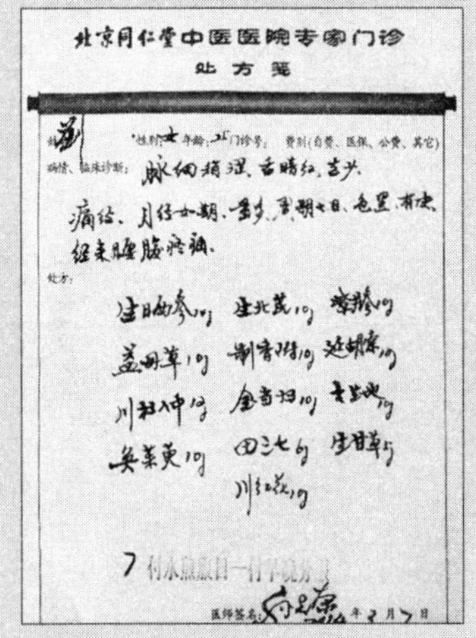

北京同仁堂中医医院专家门诊

处方笺

姓名：刘 性别：女 年龄：25 门诊号： 费别(自费、医保、公费、其它)

病情、临床诊断：脉细稍涩，舌暗红，苔少。

痛经，月经先期，量少，[illegible]，色黑，有块，经来腰腹疼痛。

处方：

生晒参10g 生北芪10g [illegible]膝10g

益母草10g 制香附10g 延胡索10g

川杜仲10g 全当归10g [illegible]10g

吴茱萸10g 田三七6g 生甘草5g

川红花10g

7付 水煎服日一付早晚分服

医师签名：孙光荣 2014年3月7日

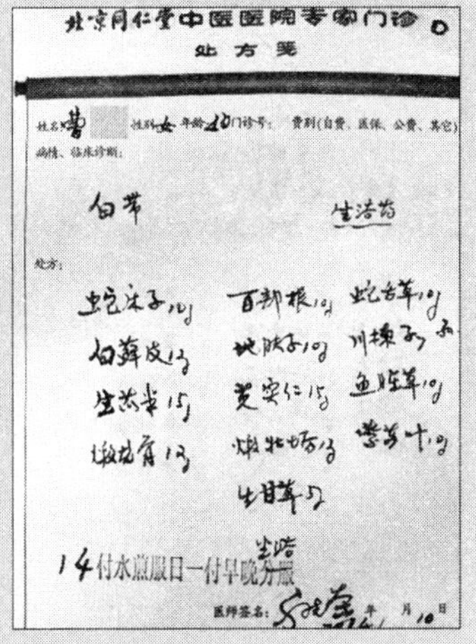

北京同仁堂中医医院专家门诊

处方笺

姓名：曹 性别：女 年龄：40 门诊号： 费别(自费、医保、公费、其它)

病情、临床诊断：

白带 生活[illegible]

处方：

蛇床子10g 百部根10g 蛇舌草10g

白鲜皮15g 地肤子10g 川楝子[illegible]

生[illegible]15g 芡实仁15g 鱼腥草10g

煅龙骨15g 煅牡蛎15g [illegible]10g

生甘草5g

14付 水煎服日一付早晚分服

医师签名：孙光荣 年 月 10日

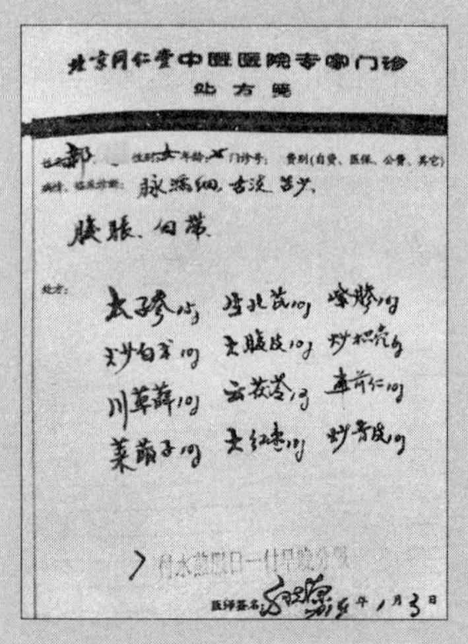

北京同仁堂中医医院专家门诊
处方笺

姓名：郭 性别：女 年龄： 门诊号： 费别（自费、医保、公费、其它）
病情、临床诊断：脉沉细，舌淡，苔少。
腰胀，白带。

处方：
太子参15g 生北芪10g
炒白术10g 大腹皮10g
川萆薢10g 云茯苓15g 车前仁10g
莱菔子10g 大红枣15g 炒青皮10g

7 付水煎服日一付早晚分服

医师签名：孙光荣 年1月3日

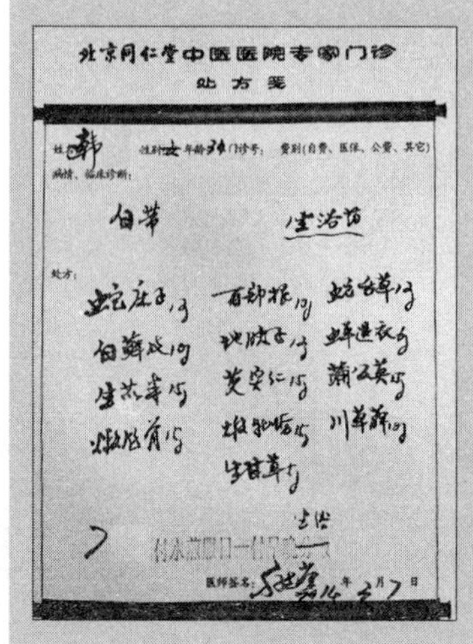

北京同仁堂中医医院专家门诊
处方笺

姓名：郭 性别：女 年龄： 门诊号： 费别（自费、医保、公费、其它）
病情、临床诊断：

白带 坐浴方

处方：
蛇床子15g 百部根10g
白鲜皮10g 地肤子15g 蝉退衣6g
生苦参15g 苡仁15g 蒲公英15g
川萆薢10g
生甘草5g

7 外洗 付水煎服日一付早晚分服

医师签名：孙光荣 年2月7日

医疗机构名称：同仁堂中医院 科
就诊日期：2015年3月27日9时55分

高 女 35岁
脉虚细，舌暗红，苔少。
白带、现面色无华，眠食均减，畏冷腰酸、潮汗蜂起。

西洋参10g 生北芪10g
云茯神15g 炒枣仁10g 灯芯草5g
川杜仲15g 川萆薢10g 金狗脊10g
蒲公英15g 金银花10g 生苡米15g
阿胶珠10g 金当归10g 生甘草5g

7剂。 孙光荣

·3·

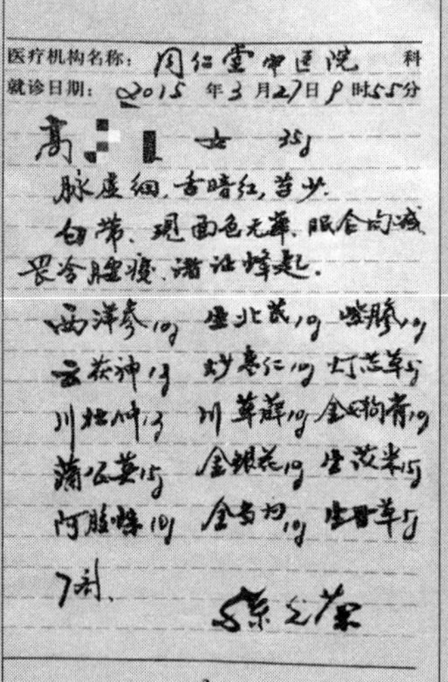

医疗机构名称：同仁堂中医院 科
就诊日期：2015年3月27日9时55分

高 女 35岁
脉虚细，舌暗红，苔少。
白带、现面色无华，眠食均减，畏冷腰酸、潮汗蜂起。

西洋参10g 生北芪10g
云茯神15g 炒枣仁10g 灯芯草5g
川杜仲15g 川萆薢10g 金狗脊10g
蒲公英15g 金银花10g 生苡米15g
阿胶珠10g 金当归10g 生甘草5g

7剂。 孙光荣

·3·

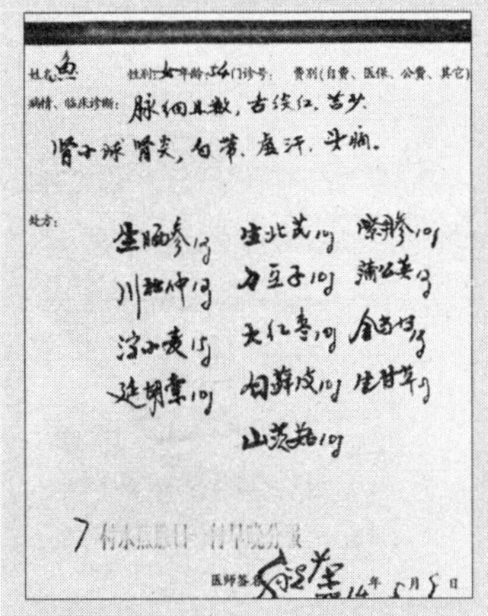

姓名：鱼 性别：女 年龄：34 门诊号： 费别（自费、医保、公费、其它）

病情、临床诊断：脉细且数，舌淡红，苔少。

肾小球肾炎，白带，盗汗，头痛。

处方：

生晒参10g 生北芪10g 紫丹参10g

川杜仲10g 刀豆子10g 蒲公英10g

浮小麦15g 大红枣10g 金樱子10g

延胡索10g 白鲜皮10g 生甘草5g

山茱萸10g

7付水煎服日一付早晚分服

医师签名：孙光荣 14年5月5日

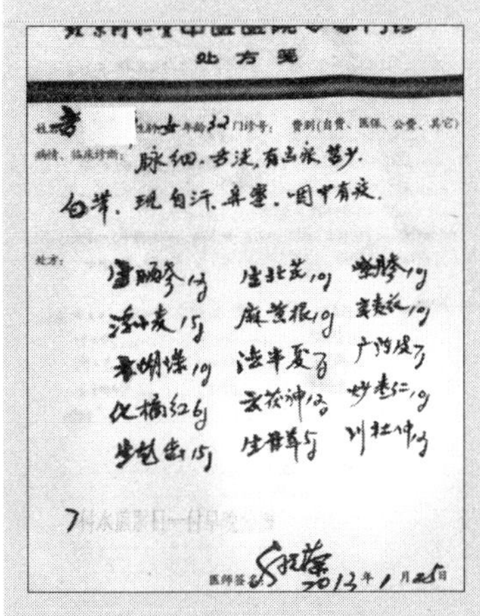

北京同仁堂中医医院 门诊

处方笺

姓名：李 性别：女 年龄：32 门诊号： 费别（自费、医保、公费、其它）

病情、临床诊断：脉细，舌淡，有齿痕，苔少。

白带，现白汗，鼻塞，咽中有痰。

处方：

生晒参15g 生北芪10g 紫丹参10g

浮小麦15g 麻黄根10g 云茯苓10g

黄明胶10g 法半夏5g 广陈皮5g

化橘红6g 云茯神15g 炒枣仁10g

生龙齿15g 生甘草5g 川杜仲15g

7付水煎服日一付早晚分服

医师签名：孙光荣 2013年1月25日

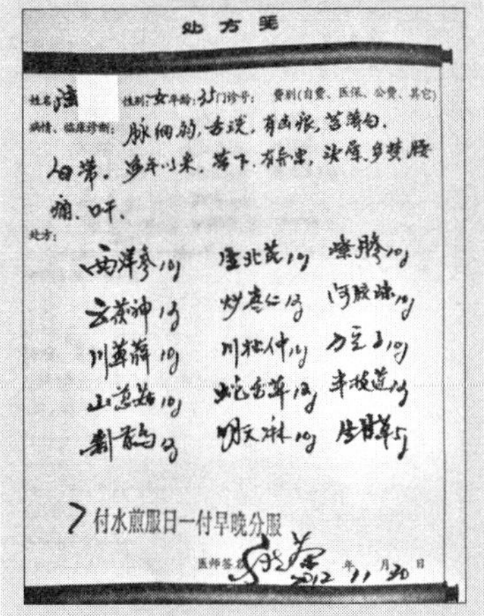

处方笺

姓名：沈 性别：女 年龄：31 门诊号： 费别（自费、医保、公费、其它）

病情、临床诊断：脉细弱，舌淡，有齿痕，苔薄白。

白带，多年以来，带下，有异味，头昏，多梦，腰痛，口干。

处方：

西洋参10g 生北芪10g 紫丹参10g

云茯神15g 炒枣仁15g 阿胶珠10g

川萆薢10g 川杜仲10g 刀豆子10g

山茱萸10g 蛇舌草15g 车前草10g

仙鹤草10g 明天麻10g 生甘草5g

7付水煎服日一付早晚分服

医师签名：孙光荣 2012年11月30日

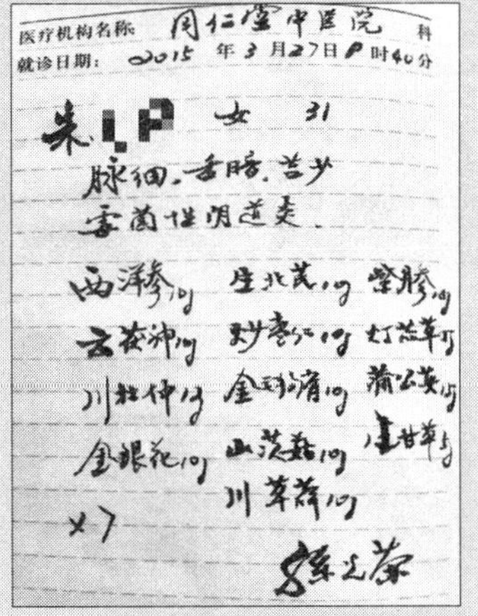

医疗机构名称：同仁堂中医院 科

就诊日期：2015年3月27日 P时40分

朱 女 31

脉细，舌暗，苔少。

霉菌性阴道炎。

西洋参10g 生北芪10g 紫丹参10g

云茯神10g 炒枣仁10g 灯芯草3g

川杜仲15g 金刚藤10g 蒲公英15g

金银花10g 山茱萸10g 生甘草5g

川萆薢10g

×7

孙光荣

二十三、求嗣方

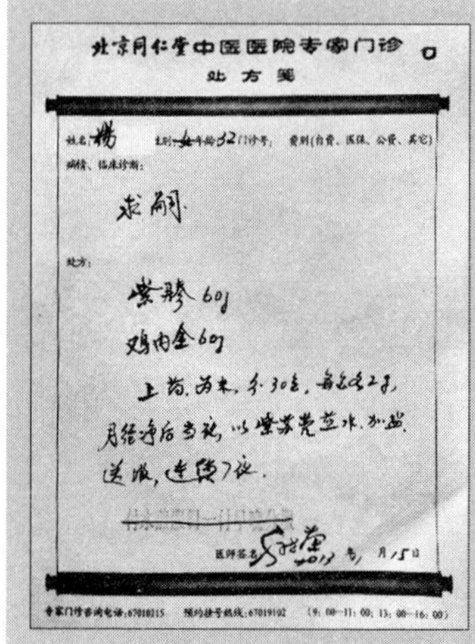

北京同仁堂中医医院专家门诊

处方笺

姓名：杨　性别：女　年龄：32　门诊号：　费别(自费、医保、公费、其它)

病情、临床诊断：

求嗣。

处方：

紫河车60g

鸡内金60g

上药共末，分30包，每次2包，月经净后当天，以紫苏梗煎水，加盐送服，连服7天。

医师签名：孙光荣　2013年　月15日

专家门诊咨询电话：67010215　预约挂号热线：67019102　(9:00—11:00；13:00—16:00)

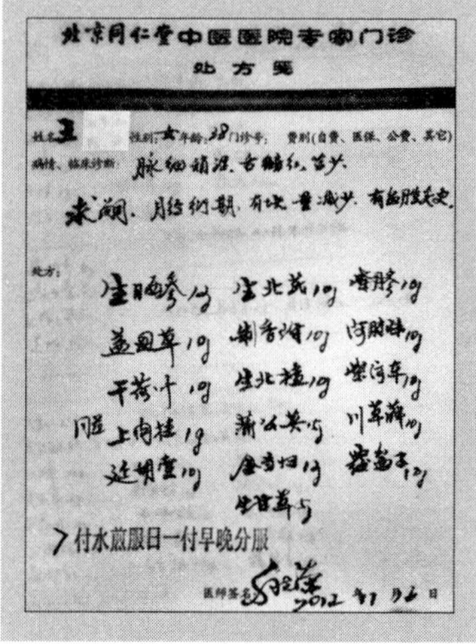

北京同仁堂中医医院专家门诊

处方笺

姓名：王　性别：女　年龄：38　门诊号：　费别(自费、医保、公费、其它)

病情、临床诊断：脉细稍涩，舌稍红，苔少。

求嗣。月经衍期，有块，量减少，有盆腔炎史。

处方：

生晒参10g　生北芪10g　丹参10g

益母草10g　制香附10g　阿胶珠10g

干荷叶10g　生北楂10g　紫河车10g

冲服 上肉桂1g　蒲公英15g　川萆薢10g

延胡索10g　全当归10g　覆盆子10g

生甘草5g

7付水煎服日一付早晚分服

医师签名：孙光荣　2012年7月26日

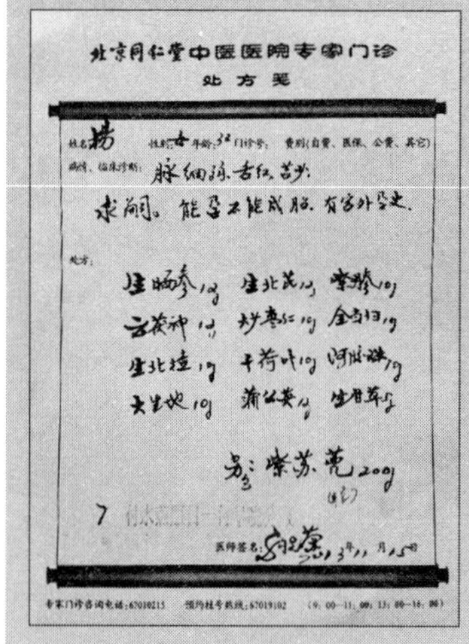

北京同仁堂中医医院专家门诊

处方笺

姓名：杨　性别：女　年龄：32　门诊号：　费别(自费、医保、公费、其它)

病情、临床诊断：脉细弦，舌红，苔少。

求嗣。能孕不能成胎，有宫外孕史。

处方：

生晒参10g　生北芪10g　紫河车10g

云茯神10g　炒枣仁10g　全当归10g

生北楂10g　干荷叶10g　阿胶珠10g

大生地10g　蒲公英10g　生甘草5g

另：紫苏梗20g (后下)

7付水煎服日一付早晚分服

医师签名：孙光荣　2013年　月15日

专家门诊咨询电话：67010215　预约挂号热线：67019102　(9:00—11:00；13:00—16:00)

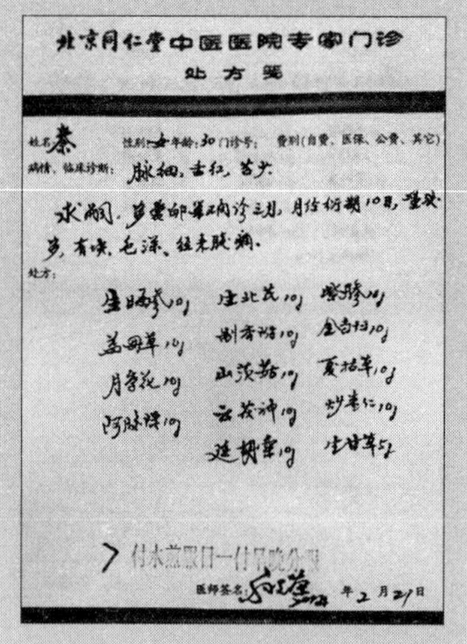

北京同仁堂中医医院专家门诊

处方笺

姓名：秦　性别：女　年龄：30　门诊号：　费别(自费、医保、公费、其它)

病情、临床诊断：脉细，舌红，苔少。

求嗣。多囊卵巢确诊三月，月经衍期10日，量较少，有块，色深，经来腹痛。

处方：

生晒参10g　生北芪10g　紫河车10g

益母草10g　制香附10g　全当归10g

月季花10g　山慈菇10g　夏枯草10g

阿胶珠10g　云茯神10g　炒枣仁10g

延胡索10g　生甘草5g

7付水煎服日一付早晚分服

医师签名：孙光荣　2012年2月21日

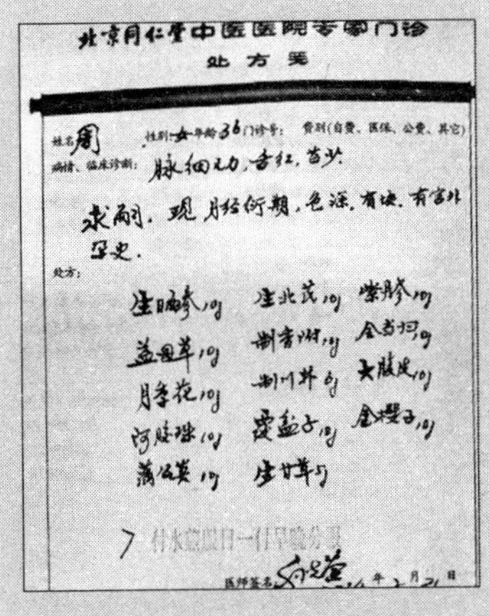
北京同仁堂中医医院专家门诊
处方笺

姓名：周　性别：女　年龄：36　门诊号：　费别（自费、医保、公费、其它）

病情、临床诊断：脉细无力，舌红，苔少。

求嗣。现月经衍期，色深，有块，有宫外孕史。

处方：

生晒参10g　生北芪10g　紫胗10g
益母草10g　制香附10g　全当归10g
月季花10g　制川芎6g　大腹皮10g
阿胶珠10g　覆盆子10g　金樱子10g
蒲公英10g　生甘草5g

7付水煎服日一付早晚分服

医师签名：孙光荣　……年2月21日

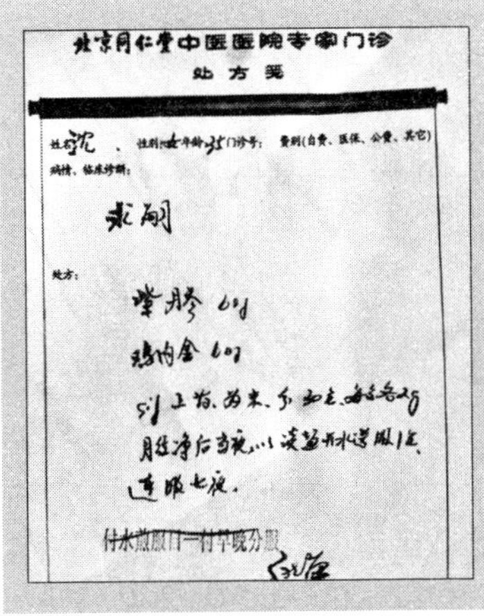
北京同仁堂中医医院专家门诊
处方笺

姓名：沈　性别：女　年龄：35　门诊号：　费别（自费、医保、公费、其它）

病情、临床诊断：

求嗣

处方：

紫胗60g
鸡内金60g

以上药，共为末，每次各6g，月经净后当晚以淡盐开水送服1次，连服七夜。

付水煎服日一付早晚分服

孙光荣

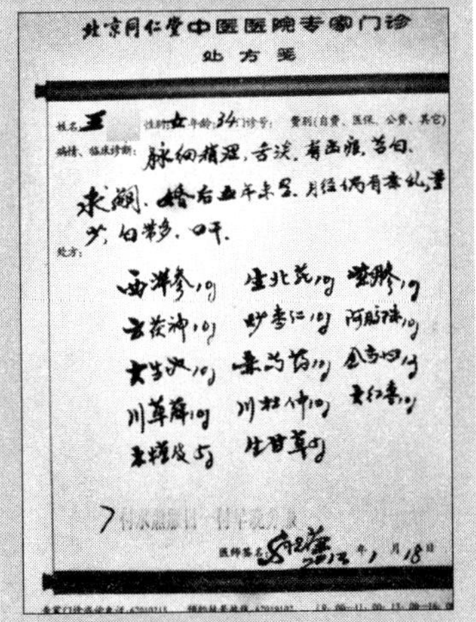
北京同仁堂中医医院专家门诊
处方笺

姓名：王　性别：女　年龄：34　门诊号：　费别（自费、医保、公费、其它）

病情、临床诊断：脉细稍涩，舌淡，有齿痕，苔白。

求嗣。婚后五年未孕，月经偶有延期，量少，白带多，口干。

处方：

西洋参10g　生北芪10g　紫胗10g
云茯神10g　炒枣仁10g　阿胶珠10g
大生地10g　赤芍药10g　全当归10g
川萆薢10g　川杜仲10g　[illegible]10g
陈橘皮5g　生甘草5g

7付水煎服日一付早晚分服

医师签名：孙光荣　2013年1月18日

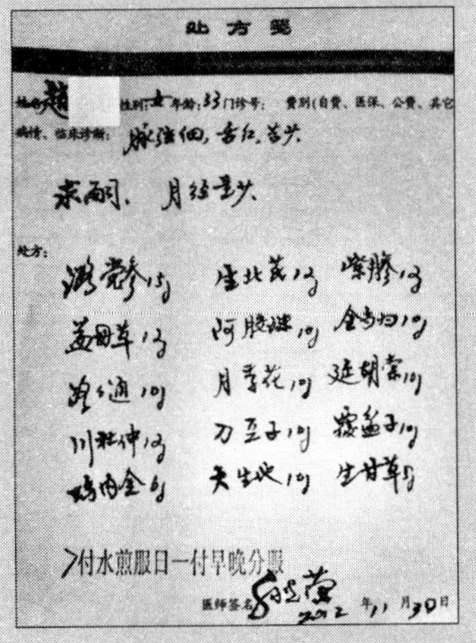
处方笺

姓名：赵　性别：女　年龄：33　门诊号：　费别（自费、医保、公费、其它）

病情、临床诊断：脉弦细，舌红，苔少。

求嗣。月经量少。

处方：

潞党参15g　生北芪15g　紫胗15g
益母草15g　阿胶珠10g　全当归10g
路路通10g　月季花10g　延胡索10g
川杜仲15g　刀豆子10g　覆盆子10g
鸡内金6g　大生地10g　生甘草5g

7付水煎服日一付早晚分服

医师签名：孙光荣　2012年11月30日

二十四、男科方

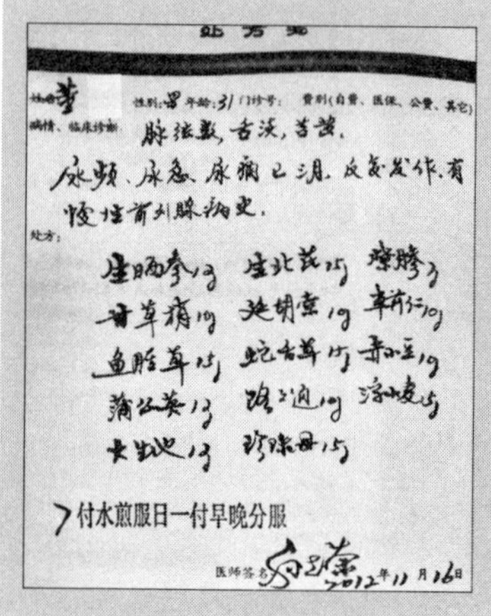

处方笺

姓名：李　性别：男　年龄：31　门诊号：　费别（自费、医保、公费、其它）

病情、临床诊断：脉弦数，舌淡，苔黄。

尿频、尿急、尿痛已3月，反复发作，有慢性前列腺病史。

处方：

生晒参15g　生北芪15g　[illegible]7g

甘草梢10g　延胡索10g　车前仁10g

鱼腥草15g　蛇舌草15g　赤小豆10g

蒲公英15g　路路通10g　浮小麦15g

[illegible]15g　珍珠母15g

付水煎服日一付早晚分服

医师签名：孙光荣　2012年11月16日

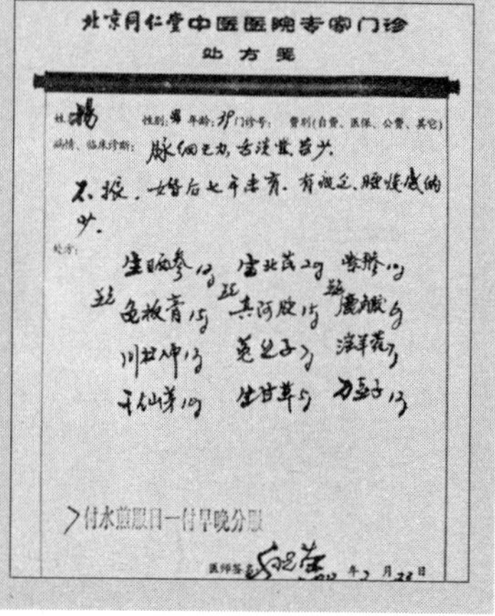

北京同仁堂中医医院专家门诊

处方笺

姓名：杨　性别：男　年龄：38　门诊号：　费别（自费、医保、公费、其它）

病情、临床诊断：脉细无力，舌淡黄，苔少。

不孕，婚后七年未育，有腰乏、腰酸感[illegible]。

处方：

生晒参15g　生北芪20g　[illegible]10g

另包 龟板胶15g　另包 阿胶15g　另包 鹿角胶6g

川杜仲15g　菟丝子7g　淫羊藿7g

千仙茅10g　生甘草5g　女贞子15g

付水煎服日一付早晚分服

医师签名：孙光荣　[illegible]年7月22日

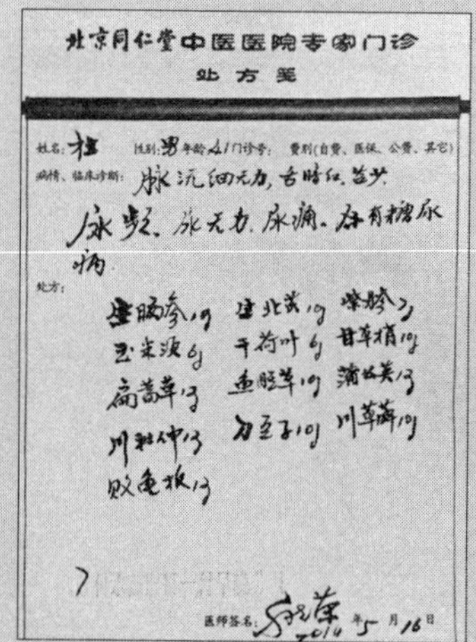

北京同仁堂中医医院专家门诊

处方笺

姓名：杜　性别：男　年龄：46　门诊号：　费别（自费、医保、公费、其它）

病情、临床诊断：脉沉细无力，舌暗红，苔少。

尿频、尿无力、尿痛，存有糖尿病。

处方：

生晒参10g　生北芪10g　[illegible]7g

玉米须6g　干荷叶6g　甘草梢10g

扁蓄草15g　鱼腥草10g　蒲公英15g

川杜仲15g　女贞子10g　川萆薢10g

败龟板15g

医师签名：孙光荣　2014年5月16日

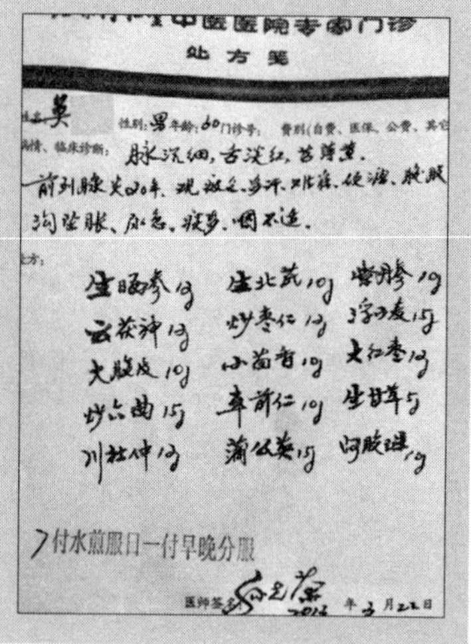

北京同仁堂中医医院专家门诊

处方笺

姓名：莫　性别：男　年龄：60　门诊号：　费别（自费、医保、公费、其它）

病情、临床诊断：脉沉细，舌淡红，苔薄黄。

前列腺炎20年，现[illegible]、多汗、[illegible]、便溏、膀胱胀、尿急、夜多、眠不适。

处方：

生晒参15g　生北芪10g　[illegible]10g

云茯神15g　炒枣仁15g　浮小麦15g

大腹皮10g　小茴香10g　大红枣15g

炒六曲15g　车前仁10g　生甘草5g

川杜仲15g　蒲公英15g　[illegible]10g

付水煎服日一付早晚分服

医师签名：孙光荣　[illegible]年3月22日

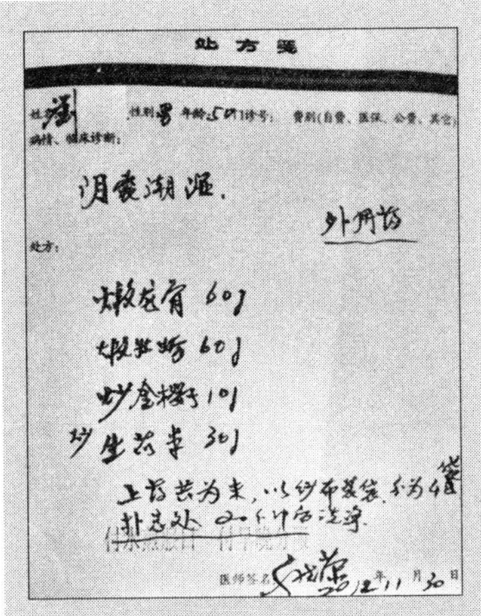

处方笺

姓名：刘 性别：男 年龄：5[illegible] 门诊号： 费别（自费、医保、公费、其它）

病情、临床诊断：

阴囊潮湿。

外用药

处方：

煅龙骨 60g

煅牡蛎 60g

炒金樱子 10g

炒生苡米 30g

上药共为末，以纱布装袋，分为4袋，扑患处 [illegible]

医师签名：孙光荣 2012年11月30日

二十五、皮肤病方

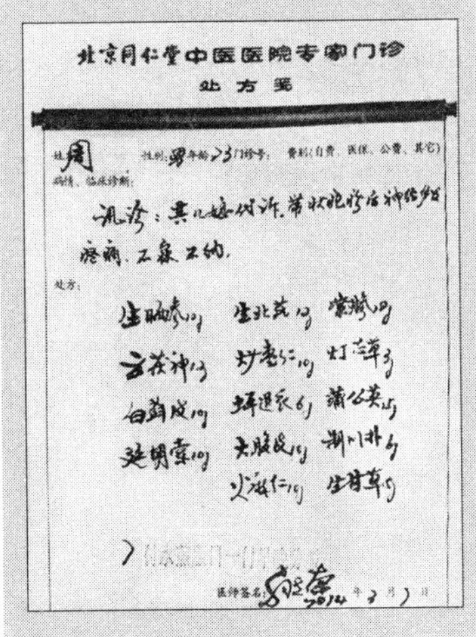

北京同仁堂中医医院专家门诊

处方笺

姓名：周 性别：男 年龄：73 门诊号： 费别（自费、医保、公费、其它）

病情、临床诊断：

[illegible]

处方：

[illegible] 10g 生北芪 10g [illegible] 10g

[illegible] 10g 炒枣仁 10g 灯芯草 3g

白鲜皮 10g 蝉退衣 6g 蒲公英 15g

[illegible] 10g 大腹皮 10g [illegible] 6g

火麻仁 10g 生甘草 5g

7付水煎服日一付早晚分服

医师签名：孙光荣 2014年3月7日

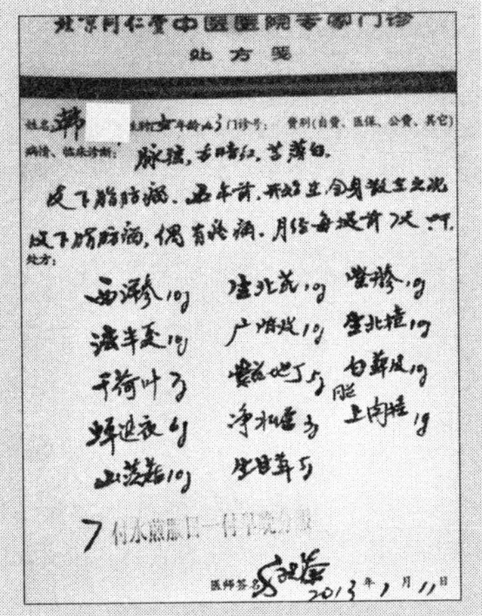

北京同仁堂中医医院专家门诊

处方笺

姓名：韩 性别：女 年龄：43 门诊号： 费别（自费、医保、公费、其它）

病情、临床诊断：脉弦，舌暗红，苔薄白。

皮下脂肪瘤 [illegible]

处方：

西洋参 10g 生北芪 10g [illegible] 10g

法半夏 10g 广陈皮 10g 生北楂 10g

干荷叶 3g 紫花地丁 5g 白鲜皮 10g

蝉退衣 6g [illegible] 3g [illegible] 1g

山慈菇 10g 生甘草 5g

7付水煎服日一付早晚分服

医师签名：孙光荣 2013年[illegible]月11日

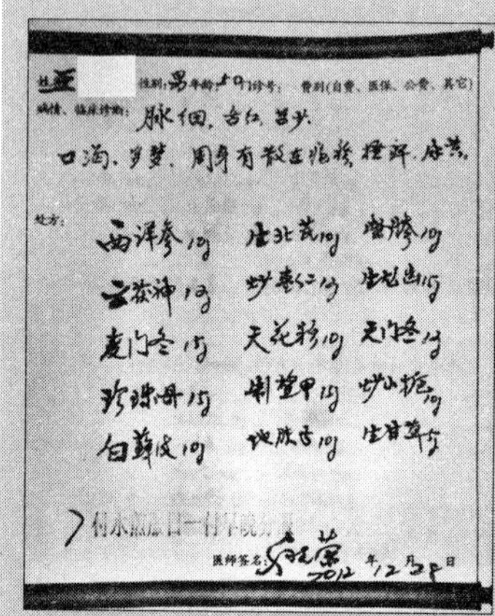

姓名： 性别：男 年龄：40 门诊号： 费别（自费、医保、公费、其它）
病情、临床诊断：脉细，舌红，苔少。
口渴，少梦，周身有散在性瘙痒，痒……
处方：
西洋参10g 生北芪10g 蝉蜕10g
云茯神10g 炒枣仁15g 生龙齿15g
麦门冬15g 天花粉10g 天门冬15g
珍珠母15g 制鳖甲15g 炒山栀10g
白鲜皮10g 地肤子10g 生甘草5g
付水煎服日一付早晚分服
医师签名：孙光荣 2012年12月28日

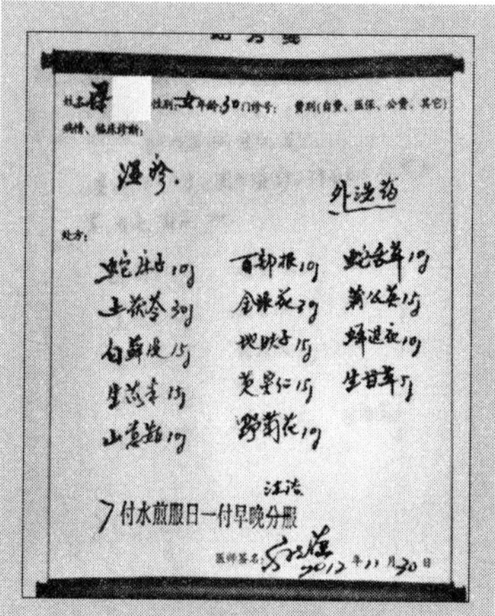

处方笺
姓名： 性别：女 年龄：30 门诊号： 费别（自费、医保、公费、其它）
病情、临床诊断：
湿疹。 外洗药
处方：
蛇床子10g 百部根10g 蛇舌草10g
土茯苓30g 金银花30g 鲜仙姜15g
白鲜皮15g 地肤子15g 蝉退衣10g
生苡米15g 苋麦仁15g 生甘草5g
山慈菇10g 野菊花10g
洗浴
付水煎服日一付早晚分服
医师签名：孙光荣 2012年11月30日

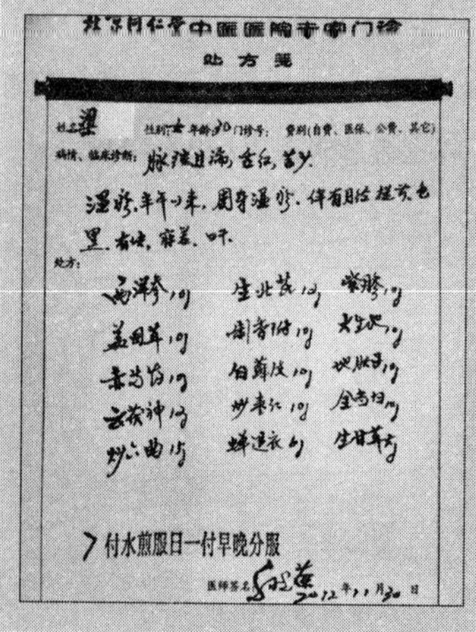

北京同仁堂中医医院专家门诊
处方笺
姓名： 性别：女 年龄：30 门诊号： 费别（自费、医保、公费、其它）
病情、临床诊断：脉弦且涩，舌红，苔少。
湿疹半年以来，周身湿疹，伴有月经提前色黑，有块，痛甚，叶。
处方：
西洋参10g 生北芪10g 蝉蜕10g
益母草10g 制香附10g 大生地10g
当归尾10g 白鲜皮10g 地肤子10g
云茯神15g 炒枣仁10g 全当归10g
炒六曲15g 蝉退衣6g 生甘草5g
付水煎服日一付早晚分服
医师签名：孙光荣 2012年11月30日

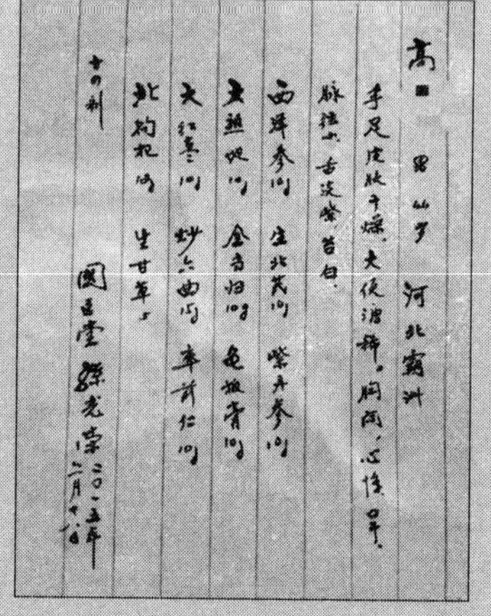

高■ 男 仙岁 河北霸州
手足皮肤干燥，大便溏稀，胸闷，心悸，口干。
脉弦小，舌淡紫苔白。
西洋参10g 生北芪10g 紫丹参10g
生熟地10g 全当归10g 龟板胶10g
大红枣10g 炒六曲15g 车前仁10g
北枸杞15g 生甘草5g
十四剂
国医堂 孙光荣 二〇一五年二月十日

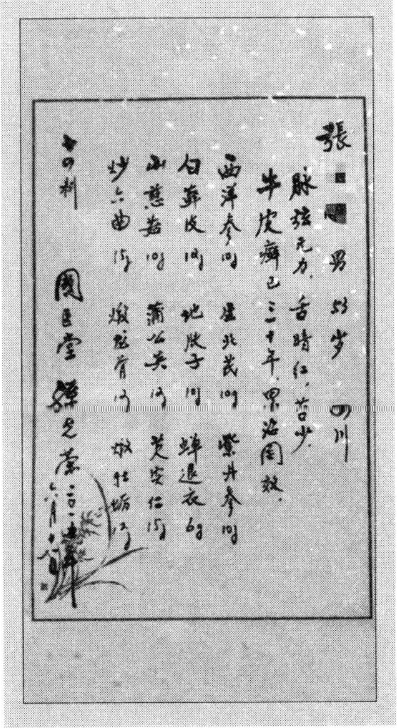

張■■ 男 53岁 四川
脉弦无力，舌暗红，苔少。
牛皮癣已三十年，屡治罔效。
西洋参10g 生北芪10g 紫丹参10g
白鲜皮10g 地肤子10g 蝉退衣6g
山慈菇10g 蒲公英15g 薏苡仁15g
炒六曲15g 煅龙骨10g 煅牡蛎15g
十四剂
国医堂 孙光荣

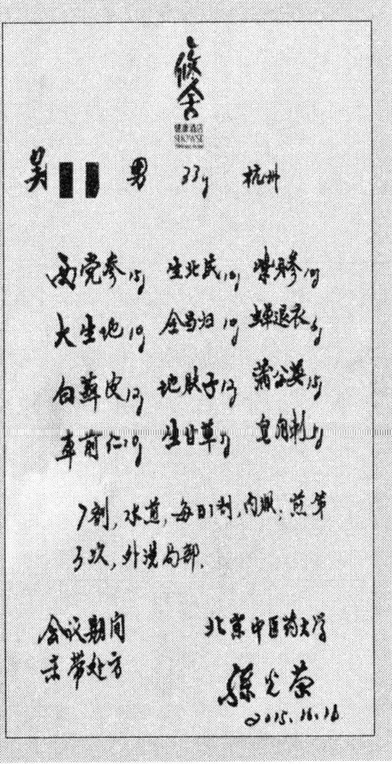

吴■■ 男 33岁 杭州
西党参15g 生北芪10g 紫丹参10g
大生地10g 全当归10g 蝉退衣6g
白鲜皮15g 地肤子15g 蒲公英15g
车前仁10g 生甘草5g 皂角刺10g
7剂，水煎，每日1剂，内服；煎第3次，外洗局部。
会议期间 北京中医药大学
录带处方 孙光荣
2015.11.18

二十六、其他

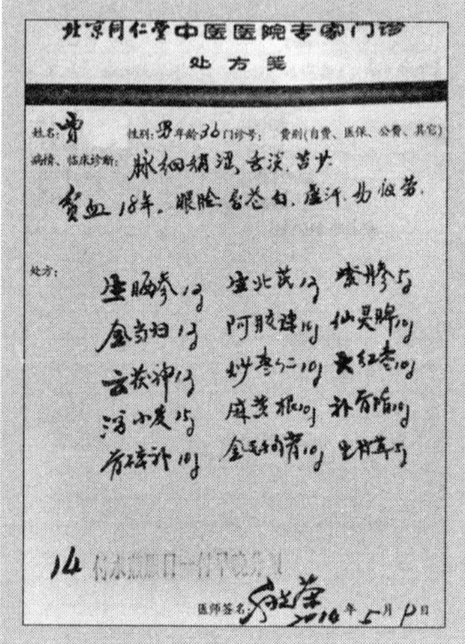

北京同仁堂中医医院专家门诊
处方笺

姓名：贾 性别：男 年龄：36 门诊号： 费别（自费、医保、公费、其它）

病情、临床诊断：脉细弱涩，舌淡，苔少
贫血18年，眼睑苍白，虚汗，易疲劳。

处方：

生晒参12g 生北芪12g 紫丹参15g
全当归12g 阿胶珠10g 仙灵脾10g
云茯神15g 炒枣仁10g 大红枣10g
浮小麦15g 麻黄根10g 补骨脂10g
[illegible]10g 金毛狗脊10g 生甘草5g

14

医师签名：孙光荣 2010年5月10日

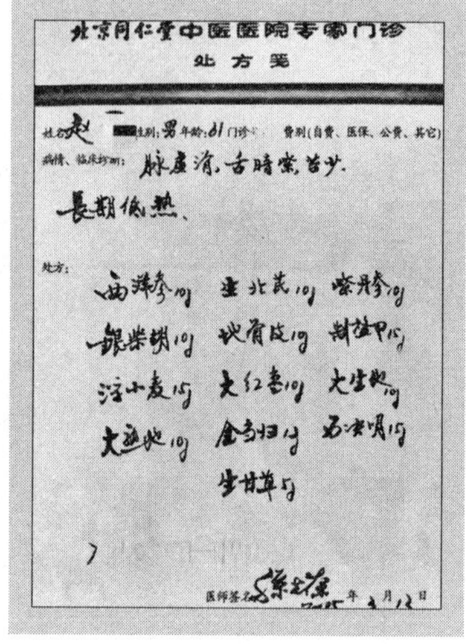

北京同仁堂中医医院专家门诊
处方笺

姓名：赵 性别：男 年龄：61 门诊号： 费别（自费、医保、公费、其它）

病情、临床诊断：脉虚滑，舌暗紫，苔少。
长期低热。

处方：

西洋参10g 生北芪10g 紫丹参10g
银柴胡10g 地骨皮10g 制鳖甲15g
浮小麦15g 大红枣10g 大生地10g
大熟地10g 全当归12g 石决明15g
生甘草5g

7

医师签名：孙光荣 年 月13日

主要参考文献

[1] 黄帝内经·素问 [M]. 北京：人民卫生出版社，2012.

[2] 灵枢经 [M]. 北京：人民卫生出版社，2012.

[3] 张仲景. 金匮要略方论 [M]. 北京：人民卫生出版社，2012.

[4] 吴瑭. 温病条辨 [M]. 北京：人民卫生出版社，2012.

[5] 刘渡舟. 伤寒论校注 [M]. 北京：人民卫生出版社，2013.

[6] 李聪甫. 中藏经校注 [M]. 北京：人民卫生出版社，2013.

[7] 李东垣. 东垣医集 [M]. 北京：人民卫生出版社，2015.

[8] 丁光迪. 诸病源候论校注 [M]. 北京：人民卫生出版社，2013.

[9] 孙光荣. 论中医临床的思维模式——中医辨治六步程式解析 [J]. 中医药通报，2017，16 (04)：1-5.

[10] 孙光荣. 中医临床思维模式——中医辨治六步程式 [N]. 中国中医药报，2017-05-10 (004).

[11] 尚志钧. 名医别录（辑校本）[M]. 北京：人民卫生出版社，1986.